ÉTUDES

DE

MÉDECINE HOMOEOPATHIQUE.

Ouvrages du docteur Hahnemann.

EXPOSITION DE LA DOCTRINE MÉDICALE HOMOEOPATHIQUE, ou Organon de l'art de guérir, par S. HAHNEMANN ; suivie d'Opuscules de l'auteur, comprenant : 1° Des formules en médecine ; 2° les effets du café ; 3° la médecine de l'expérience ; 4° Esculape dans la balance ; 5° urgence d'une réforme en médecine ; 6° valeur des systèmes en médecine ; 7° conseils à un aspirant au doctorat ; 8° trois méthodes accréditées de traiter les maladies ; 9° l'allopathie ; 10° les obstacles à la certitude et à la simplicité de la médecine pratique sont-ils insurmontables ? 11° la belladone, préservatif de la scarlatine ; traduit de l'allemand, sur la dernière édition, par le docteur A.-J.-L. JOURDAN. *Troisième édition*, augmentée et précédée d'une notice sur la vie, les travaux et la doctrine de l'auteur par le docteur LÉON SIMON. Accompagnée du portrait de HAHNEMANN, gravé sur acier, Paris, 1845, in-8.   8 fr.

DOCTRINE ET TRAITEMENT HOMOEOPATHIQUE DES MALADIES CHRONIQUES, par le docteur S. HAHNEMANN ; traduit de l'allemand, sur la dernière édition, par A.-J.-L. JOURDAN, membre de l'Académie nationale de médecine. *Seconde édition* entièrement refondue et considérablement augmentée. Paris, 1846, 3 vol. in-8, de chacun 600 pages.   23 fr.

Le *Traité des maladies chroniques* est, de tous les ouvrages de Hahnemann, celui auquel il attachait le plus d'importance. Il a consacré les dernières années de sa vie à la composition de ce livre ; car c'est à Paris qu'il a refait, du moins en grande partie, la seconde édition allemande, dont nous publions aujourd'hui une nouvelle traduction.

Cette seconde édition est en réalité un ouvrage nouveau. Non seulement l'auteur a refondu l'histoire de chacun des *vingt-deux* médicaments dont se composait la première, et a presque doublé pour chacun d'eux le nombre des symptômes, mais encore il a ajouté *vingt-cinq* substances nouvelles, de sorte que le nombre total des médicaments antipsoriques se trouve porté aujourd'hui à *quarante-sept*.

TRAITÉ DE MATIÈRE MÉDICALE OU DE L'ACTION PURE DES MÉDICAMENTS HOMOEOPATHIQUES, par le docteur S. HAHNEMANN, avec des tables proportionnelles de l'influence que diverses circonstances exercent sur cette action, par C. BOENNINGHAUSEN ; traduit de l'allemand par A.-J.-L. JOURDAN. Paris, 1834. 3 forts vol. in-8. 24 fr.

PORTRAIT DE HAHNEMANN, fondateur de la doctrine homœopathique ; très belle gravure sur acier, in-4, papier de Chine, 1844. 2 f. 50 c.

Paris. — Imprimerie de L. MARTINET, rue Mignon, 2.

ÉTUDES

DE

MÉDECINE HOMŒOPATHIQUE

PAR

LE DOCTEUR S. HAHNEMANN.

OPUSCULES SERVANT DE COMPLÉMENT

A CEUX QUI FONT SUITE A LA 5e ÉDITION DE L'*ORGANON*

SUIVIS

DE LA CLINIQUE MÉDICALE HOMOEOPATHIQUE

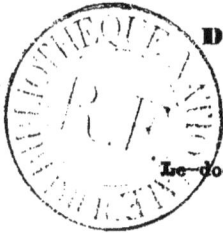

Du docteur HARTUNG;

TRADUITS DE L'ALLEMAND

PAR

Le docteur SCHLESINGER - RAHIER.

A PARIS,

CHEZ J.-B. BAILLIÈRE,

LIBRAIRE DE L'ACADÉMIE NATIONALE DE MÉDECINE,

RUE HAUTEFEUILLE, 19 ;

A Londres, chez H. BAILLIÈRE, 219, Regent-Street ;

A New-York, chez H. BAILLIÈRE, libraire.

A MADRID, CHEZ C. BAILLY-BAILLIÈRE, CALLE DEL PRINCIPE, 11.

1850

AVERTISSEMENT.

A la suite de la troisième édition de l'*Organon*, le docteur Jourdan a donné la traduction de onze mémoires ou opuscules de Hahnemann, tirés du recueil de Stapf (1). L'importance de ces travaux, l'accueil qu'ils ont trouvé auprès des vrais amis de la doctrine homœopathique, donnaient droit de regretter que les lecteurs français ne possédassent point l'ensemble d'une collection si intéressante.

C'est pour combler cette lacune que nous publions, sous le titre d'*Études de médecine homœopathique*, le reste des écrits de Hahnemann, recueillis par Stapf ou disséminés dans les journaux : ce sont douze morceaux divers et quatorze lettres.

Nous aurions désiré y joindre quelques travaux inédits qui ont occupé les dernières années du célèbre fondateur de l'homœopathie. Malheureusement nos démarches auprès de madame Hahnemann n'ont obtenu aucun résultat. Nous n'avons pas été plus heureux auprès d'un des premiers apôtres de la doctrine nouvelle, qui a eu longtemps avec Hahnemann une correspondance suivie ; nous n'avons pu obtenir communication des précieuses lettres du maître. La science homœopathique, la gloire de Hahnemann gagneront-elles beaucoup à cette discrétion rigoureuse ?

Un des homœopathes les plus éminents de l'Allemagne, M. le docteur Rath de Magdebourg, a fait, pour nous procurer des documents, des efforts qui sont restés infructueux, mais qui

---

(1) *Kleine medicinische Schriften* von Samuel Hahnemann. Gesammelt und herausgegeben von Dr Ernst Stapf. Dresden und Leipzig, 1829. 2 vol. in-8.

méritent tous nos remerciements. M. le docteur Rummel nou
aurait volontiers confié les lettres de Hahnemann, dont il pos
sède une riche collection ; mais il se réserve de les insérer dan
son *Histoire de l'homœopathie*.

Nous terminerons ce volume par la *Clinique médicale homœopathique* du docteur Hartung. Cet ouvrage, fruit d'une longue
pratique, embrasse une série de cent soixante-six observations.
Le manuscrit a été soumis par l'auteur au jugement de Hahnemann, et il a reçu l'approbation du maître (1).

Le public, qui a toujours accueilli avec tant de faveur les
œuvres de l'illustre réformateur de la médecine, accordera,
nous l'espérons, ses suffrages au livre que nous publions
aujourd'hui ; il forme le complément indispensable de tous les
travaux de Hahnemann.

(1) Voyez p. 315.

Paris, 12 juin 1850.

ÉTUDES

DE

MÉDECINE HOMOEOPATHIQUE.

I

DU CHOIX D'UN MÉDECIN (1).

———◦———

Mon cher docteur,

Depuis que je suis éloigné de vous, j'éprouve un besoin qu'il dépend de vous de satisfaire, et qui me force de faire appel à votre obligeance. Quand je me sens incommodé, je ne sais à quel médecin m'adresser, et cependant vous m'avez vivement recommandé de surveiller avec un soin minutieux l'état de ma santé. Nous avons ici une foule de docteurs, qui, je le suppose, ne vous sont pas tous connus. Quelques uns ont fait des démarches auprès de moi en se présentant eux-mêmes, ou appuyés par des recommandations de tout genre. Ce que valent les recommandations des personnes de mon rang, je ne le sais que trop, malheureusement; ce sont précisément les gens les plus hardis, les plus

(1) Publié en 1795.

1

effrontés, les plus impudents, qui, en dépit de leur
ignorance et de leur immoralité, trouvent chez nous le
plus de protection. Quand un orgueil excessif, qui, vous
le savez, a toujours l'ignorance pour sœur, ne donne
pas à un de ces sots personnages l'audace de briguer,
sans crainte de refus, les places les plus importantes,
et de les réclamer hautement avec toute l'assurance des
droits acquis, la suffisance et la cupidité suggèrent à
l'ambitieux les plus habiles artifices pour se créer des
appuis et des protecteurs. Ainsi se font, dans le monde,
les recommandations ; je le sais et je suis devenu mé-
fiant. Je veux que mon choix soit éclairé ; mais comment
m'éclairer en pareille circonstance ? D'après quels
principes choisirai-je un médecin, pour échapper au
leurre de ces recommandations banales qui peuvent
mettre en défaut notre vigilance et notre attention ?
J'attends avec impatience, mon cher docteur, vos
conseils intelligents, etc.

Le prince de ***.

Mon cher prince,

Vous avez raison de croire que je ne connais pas assez
les médecins de votre résidence pour vous en recommander un ; d'un autre côté, je vois avec plaisir que
vous n'aimez pas à remettre le soin de votre santé aux
mains d'un homme qui n'aurait pas à votre confiance
des titres particuliers.

Il est impossible de porter sur un médecin un jugement immédiat, sans être soi-même un homme de l'art.

Étranger, comme vous l'êtes, à la science médicale, il
vous faut donc suivre des voies détournées pour arriver
à un choix convenable ; mais il faut aussi que ces
voies, pour être indirectes, n'en soient pas moins sûres.

Vous pouvez juger, sur leurs dehors, certaines classes
de médecins ; il est certains signes extérieurs, certains
procédés de leur conduite, qui les trahissent et les
caractérisent.

Voyez, par exemple, M. A*** : il entre à pas lents et
mesurés, la tête haute, dans le salon, où la société l'attend
avec respect. La dignité du personnage se révèle à sa
gravité, mêlée de grâce. C'est par monosyllabes, et sur
le ton le plus dédaigneux, qu'il traite les questions les
plus importantes. Dans la société qui l'entoure, il ne
voit que les personnes de distinction ; il a pour elles
des paroles flatteuses, à charge de revanche ; il montre
pour les hommes les plus illustres de la science le mépris le plus superbe. Que le mérite soit récompensé ou
méconnu, que lui importe ? Les scènes les plus émou-
vantes, le danger à combattre, le bonheur qui chasse le
péril, la vie et la mort, rien ne le fait sortir de cette
froide indifférence. Il y trouve tout au plus l'occasion
de quelque trait d'esprit que la foule ignorante de ses
flatteurs et de ses clients accueille avec des applaudissements. Il parle plusieurs langues avec un accent irréprochable ; sa maison est le modèle du bon ton, de
l'élégance, et l'ameublement est du dernier goût.

Prince, vous ne serez jamais tenté, je l'espère, de
recourir aux services d'un tel médecin. Le rôle qu'il
joue réclame et absorbe toute son intelligence ; il veut
être appris, essayé et répété. Vous lui parlez de mala-

die : vous l'ennuyez. Voici un malade dont les symptômes appellent les soins les plus empressés, c'est
l'appui unique de sa famille : à demain les affaires sérieuses ! Un noble comte, en passant par la ville, a
déposé sa carte chez M. le docteur ; vous étonnerez-vous
que M. le docteur s'occupe plus de ses devoirs d'homme
du monde que de ses occupations de médecin ? Esclave
de la mode, il n'a guère le temps de se dévouer à la
science. Des connaissances superficielles et de brillants
dehors, lui en faut-il davantage pour attirer la foule ?
Le soin unique de sa vie, l'unique secret de son art,
c'est d'empêcher l'œil indiscret des importuns de pénétrer, sous l'éclat trompeur des apparences, la profondeur de son ignorance trop réelle.

Vous conseillerai-je de vous adresser à M. B*** ? Je
serais presque tenté de le faire. Celui-là, dès sept heures
du matin, il se met en route. Il va, dans la matinée,
visiter une trentaine de malades ; ses chevaux sont cou-
verts d'écume ; au bout de quelques heures, il faut qu'il
change d'attelage. Assis dans sa voiture, il regarde d'un
air profond et méditatif une longue liste où se trouvent
inscrits le nom et le domicile des malades qui atten-
dent, en soupirant, son arrivée. Il a soigneusement
marqué à l'avance la minute précise qu'il doit passer
chez chacun de ses clients. Il regarde sa montre à secondes, fait un signe et le cocher s'arrête. Il saute hors
de la voiture, monte l'escalier avec la rapidité de l'é-
clair ; en deux pas, se trouve à côté du malade, lui
adresse deux questions, lui tâte le pouls sans attendre
sa réponse, demande du papier et une plume, réfléchit
de son air le plus grave pendant quelques secondes,

écrit brusquement l'ordonnance, la remet au malade
avec quelques mots solennels, se frotte les mains et
disparaît, pour se trouver bientôt auprès d'un autre
sujet et consacrer deux minutes encore à une nouvelle
visite. C'est la mesure ordinaire de ses consultations ;
comme il n'a pas le don d'ubiquité, il y supplée par la
promptitude, et se multiplie en divisant son temps à
l'infini. Voyez-le s'essuyer le front, se plaindre de ses
nombreuses occupations, se faire appeler six fois par
un domestique dans une soirée où il n'est venu que
pour une demi-heure. Quand il reçoit, son salon et son
antichambre sont remplis de monde : malades, parents
des malades, garde-malade, sages-femmes ; il y distribue à profusion, et comme on fait les billets au théâtre,
ordonnances, conseils, consultations, etc.

Ce praticien est le plus célèbre de la ville ; il n'est
pas un enfant qui ne connaisse sa maison ; et cette immense réputation, le jugement unanime de tout le public vous dira qu'elle est due à un travail infatigable ,
à l'expérience infinie qui est le fruit d'un exercice si
actif et si étendu de la médecine. Eh bien, prince, hé-
siterez-vous à vous confier en de telles mains ? Vous
m'objecterez peut-être que le nombre de ses clients
l'empêche de donner à aucun d'eux les soins convenables et qu'il ne saurait en quelques minutes peser,
examiner les circonstances graves du cas à traiter,
moins encore découvrir les remèdes nécessaires, puisqu'il faut aux meilleurs médecins, pour de tels cas, des
demi-heures, des heures entières ; vous serez peut-être
tenté de le regarder comme un être sans consistance,
dont la vie fuit et s'échappe dans un mouvement per-

pétuel, sans autre mérite que d'être très occupé et très
affairé, sans autre valeur que d'avoir la main légère, le
pied agile et des chevaux ailés. Vous le dites, je le crois :
cherchons ailleurs.

Voici son émule. M. C*** réunit dans sa personne tous
les avantages qui peuvent donnner à un médecin l'apparence d'une grande supériorité. Il a l'air distingué,
une mise élégante, des habits du drap le plus fin, et
qu'il change au besoin trois fois par jour, des gilets
brodés, dont toutes les dames admirent le dessin, et
une coiffure irréprochable : voilà M. C***. Il connaît l'art
de montrer avec grâce le petit doigt de la main gauche
et de présenter aux regards la pointe du pied : les mé-
disants prétendent qu'il veut ainsi faire ressortir les
brillants de ses bagues et la richesse de ses boucles. Il
sait déposer avec grâce un baiser sur une main blanche
et potelée, s'asseoir sur un canapé près d'une dame pour
lui tâter le pouls avec une délicatesse inimitable. Il sait
engager la conversation avec des paroles séduisantes, la
continuer sur le ton le plus charmant, et, quand elle
commence à languir, la réveiller par les anecdotes pi-
quantes de la chronique scandaleuse, exploitant à la fois
et le mensonge et les confidences de ses autres malades qui
fournissent tous les frais de son esprit. Pour gagner les
bonnes grâces d'une femme curieuse, il n'hésite pas à
lui dévoiler toutes les infirmités de ses connaissances
et de ses voisines ; il est vrai qu'il lui fait jurer solen-
nellement une discrétion absolue ; mais c'est un ser-
ment banal, toujours prêté, jamais tenu. Si le malade
est peu soucieux de ces petits secrets, M. C*** n'est pas à
court de médisances ; il passe charitablement en revue

tous ses confrères ; il montre, avec une précision ma-
thématique, les qualités qui leur manquent et les travers
qui ne leur manquent pas : il manque à l'un l'usage du
monde, à l'autre les connaissances anatomiques, au troisième un extérieur avenant ; un autre est sans esprit ;
celui-ci a la voix désagréable, celui-là n'a pas de talent
pratique, et ainsi de suite de tous les autres. Qu'un de
ses confrères ait échoué dans le traitement d'une maladie,
il n'attend pas que l'accident soit constaté ; il s'en empare ;
il en porte partout la nouvelle, et saisit en même temps
l'occasion de mettre en relief sa propre infaillibilité. Une
dame se plaint de son mari : il trouve, pour lui donner
raison, des arguments ingénieux. Avec le mari, il est du
parti de monsieur contre madame, et il l'assure de la
part bien vive qu'il prend à ses chagrins domestiques.
Les familles qui l'admettent dans leur sein doivent le
préférer à tous ses confrères ; car il n'a que des éloges à
la bouche pour tout ce qui les touche et les approche.
Les enfants de la maison sont des anges ; il admire le
bon goût de l'ameublement, le dessin élégant des ta-
pisseries, la coupe et la façon de la robe ; il écoute le
jeu sans expression de mademoiselle, et le compare à
l'harmonie des sphères ; les saillies les plus sottes et
les plus niaises d'un enfant gâté sont des étincelles de
génie. Il montre pour ses malades une complaisance extrême ; il leur permet de prendre, quand ils veulent, les
eaux minérales, les médicaments qu'ils préfèrent, et il
se conforme à leurs désirs quand ils demandent des
poudres, des pilules, des électuaires ; au besoin, il
transforme, à leur goût, tous les remèdes en liqueurs,
en tablettes ou en confitures. Il a, au besoin, des propos

grivois pour la femme de chambre, et nul ne donne de meilleurs pour-boire aux domestiques qui lui apportent les cadeaux du jour de l'an. C'est avec une pleine conscience de ses immenses talents qu'il parle aux dames de ses études grecques et latines; au magistrat, de sa connaissance en botanique; au curé, de sa science en anatomie; à M. le bourgmestre, de sa supériorité dans l'art de formuler.

Il est impossible, me direz-vous, qu'un homme aussi médisant ait dans le cœur beaucoup d'amour pour l'humanité, qu'un médecin si préoccupé des soins de la toilette, si bouffi d'importance, si prompt à recourir aux moyens les moins honorables pour se faire valoir, possède un mérite véritable. J'en demeure d'accord.

Vous me dispensez volontiers de continuer cette revue de caricatures. Heureusement leur nombre tend à diminuer de jour en jour, et vous n'aurez pas de peine à trouver un bon médecin, si vous suivez vos inspirations. Cherchez un homme simple, un homme de bon sens, qui mette de la conscience dans ses études et dans ses enseignements, qui sache répondre avec clarté et précision sur toutes les questions de sa compétence, qui ne se prononce jamais hors de propos et sans être interrogé, un homme enfin qui ne demeure étranger à rien de ce qui touche essentiellement l'humanité. Mais choisissez de préférence un médecin qui ne montre jamais de brusquerie, qui ne s'irrite jamais, si ce n'est à la vue de l'injustice; qui n'ait de mépris pour personne, si ce n'est pour les flatteurs; qui ait peu d'amis, mais, pour amis, des hommes de cœur; qui laisse à ceux qui souffrent, la liberté de se plaindre; qui n'é mette jamais une opinion avant d'avoir bien réfléchi ; qui prescrive peu de médicaments, le plus souvent un seul, et en substance ; qui se tienne modestement à l'écart, loin du bruit de la foule ; qui ne se taise pas sur le mérite de ses confrères, et ne fasse point son propre éloge ; enfin, un ami de l'ordre, de la tranquillité, un homme d'amour et de charité.

Agréez, etc.

Docteur H.

P. S. Un mot encore : avant de le choisir, observez bien comment il se comporte avec les malades pauvres, et si, dans son cabinet, quand il est seul, il s'occupe de travaux sérieux.

II

ESSAI SUR UN NOUVEAU PRINCIPE

POUR DÉCOUVRIR LES VERTUS CURATIVES DES SUBSTANCES
MÉDICINALES , SUIVI DE QUELQUES APERÇUS SUR LES
PRINCIPES ADMIS JUSQU'A NOS JOURS (1).

C'est l'Académie des sciences de Paris qui, au commencement de ce siècle, fit, une des premières , à la
chimie l'honneur immérité de convier ses recherches
à la découverte des propriétés curatives des médicaments et, en particulier, des plantes. On soumettait ces
dernières à l'action du feu dans des cornues, le plus souvent sans eau , et on obtenait ainsi, des plantes les plus
vénéneuses et les plus innocentes , des produits à peu
près identiques, savoir : de l'eau , un acide, des huiles
empyreumatiques , du charbon , et , de celui-ci, de
la potasse carbonatée. On mit en usage, pour cette
destruction des plantes , des procédés très coûteux,
jusqu'au moment où l'on reconnut leur insuffisance
pour obtenir les principes constituants essentiels des
végétaux, et que l'on constata qu'on devait, en conséquence , encore moins induire de ces expériences les
propriétés thérapeutiques des plantes. Cette erreur,

(1) Publié en 1796.

qui, avec quelques modifications, a duré pendant plus
d'un demi-siècle, influença d'une manière si fâcheuse
les opinions des médecins plus instruits sur la chimie
et ses limites étroites, qu'ils adoptèrent presque una-
nimement une manière de voir tout opposée, en con-
testant à la chimie la moindre valeur dans la recherche
des vertus curatives des médicaments et dans la découverte d'agents propres à combattre les incommodités qui affligent le genre humain.

C'était aller trop loin. Sans généraliser, plus qu'il
ne le faut, l'influence de cette science sur la matière
médicale, il faut reconnaître que celle-ci lui est re-
devable de plusieurs découvertes importantes, qui ne
seront pas sans doute ses dernières.

C'est la chimie qui a appris au médecin cherchant à
remédier aux troubles que causent dans la santé les
aigreurs d'estomac, que les sels alcalins et quelques
terres pouvaient être utilement employés contre elles.
Un poison venait d'être porté dans les premières voies, il
fallait le neutraliser : c'est à la chimie que la médecine
s'adressait pour qu'elle lui indiquât des antidotes capables d'en arrêter l'action, avant qu'il eût eu le temps
de corroder le tube digestif et de porter une atteinte
profonde à l'organisme. C'est encore à cette science
qu'il fallait emprunter ses lumières pour apprendre
que les sels alcalins et le savon renferment les antidotes
des acides, de l'huile de vitriol, de l'acide nitrique, de
l'arsenic, ainsi que des poisons métalliques ; que les
acides, à leur tour, neutralisent les sels alcalins, la
chaux vive, etc., et qu'en général le foie de soufre et
surtout l'acide sulfhydrique sont spécialement propres

à dompter promptement l'action des poisons métalliques.

On sait aujourd'hui qu'en introduisant dans l'économie du mercure vif, on parvient à la débarrasser de certains métaux, tels que le plomb et l'étain qui s'y trouvent accidentellement. On sait, de plus, qu'en saturant l'estomac d'acides, on dissout, dans l'intérieur du viscère, du fer qui a été ingéré, et même du verre et des cailloux, au moyen des acides fluorique et phosphorique. Les expériences faites ont prouvé que cela avait lieu manifestement pour ce dernier acide dans l'estomac des poules.

C'est la chimie qui dégage l'oxygène des composés qui l'enveloppent, et qui l'isolent dans toute sa pureté. Les physiologistes et les pathologistes avaient observé la propriété qu'il a de conserver et d'exalter les forces vitales ; la chimie est venue démontrer que ce caractère distinctif était dû en partie au calorique spécifique si abondamment contenu dans ce gaz; de plus, elle l'a fait sortir d'une foule de sources avec un degré de pureté de plus en plus marqué, ce que ni la matière médicale ni l'expérience clinique n'avaient pu faire.

Contre l'asphyxie par le gaz acide carbonique, la chimie seule pouvait trouver un remède dans les vapeurs de l'ammoniaque caustique. C'est elle qui, dans l'asphyxie par les vapeurs du charbon, apprit à insuffler dans les poumons l'oxygène, comme l'un des principes constituants de l'air respirable.

Reste-t-il, dans les secondes voies, quelques traces d'une substance toxique? Elle a su trouver le moyen de les faire entièrement disparaître par l'emploi de l'acide sulfhydrique sous forme de boissons et de bains.

N'est-ce point la chimie qui, à l'aide de l'éther ni-trique et du sel acétique, a appris à dissoudre les cal-culs biliaires qui causent une foule de maladies des plus graves, incurables avant la renaissance de cette science ?

A qui, depuis des siècles, la médecine s'adresse-t-elle, si ce n'est à la chimie, pour combattre les calculs de la vessie ? Si elle a échoué contre cette affection, en pro-posant la solution sursaturée de gaz acide carbonique, elle trouvera néanmoins un moyen plus efficace dans l'acide phosphorique.

Devra-t-on, à titre d'essai, appliquer à tour de rôle tous les médicaments existants sur les seins qu'un lait caillé rend douloureux ? Ce serait aussi fastidieux qu'i-nutile. Mais la chimie, en apprenant à liquéfier ce lait, a découvert un véritable moyen curatif dans l'ap-plication sur les seins de fomentations d'alcali volatil.

D'après des expériences chimiques, l'action de la ra-cine de colombo sur la bile altérée devait porter à es-sayer cette plante comme moyen de combattre l'alté-ration de cette humeur dans l'économie ; et la pratique médicale a confirmé la justesse de cette conception chimique.

La thérapeutique veut-elle savoir si un nouveau mé-dicament enflamme le sang ? C'est la chimie qui, dans la plupart des cas, répond à cette question, en faisant reconnaître, à l'aide de la distillation, la présence ou l'absence d'une huile éthérée dans cette substance.

Souvent, dans la pratique, les caractères physiques d'une plante ne suffisent pas pour y révéler l'existence d'un principe astringent; la chimie découvre cet agent, même dans ses divers degrés, à l'aide du vitriol martial.

La diététique ignore-t-elle si une plante nouvelle renferme des éléments de nutrition? La chimie en démontre la présence, en extrayant le gluten et l'amidon; elle peut même, par la quantité de ces éléments, indiquer le degré de ses qualités nutritives.

Elle nous rend encore des services indirects, soit en expliquant l'inefficacité des médicaments énergiques en eux-mêmes, mais devenus impuissants par des mélanges, soit en signalant le danger de médicaments d'ailleurs innocents, rendus nuisibles par l'addition d'autres substances.

Quand on veut produire des vomissements par le tartre stibié, elle défend de le combiner avec des substances contenant de l'acide gallique qui le décomposerait.

Espère-t-on tirer quelque avantage des parties astringentes du quinquina? Elle défend de boire de l'eau de chaux qui en neutraliserait l'effet. C'est elle qui défend d'associer dans une boisson le quinquina et le fer, dont la combinaison formerait une encre; qui proscrit l'alun dans l'emploi de l'eau de Goulard, pour ne pas priver celle-ci de sa puissance médicamenteuse; qui prohibe le mélange d'un acide quelconque avec les sels neutres qui ont la crème de tartre pour base, et qu'on emploie comme laxatifs contre les aigreurs des premières voies. C'est elle qui interdit de combiner deux substances innocentes en elles-mêmes, mais qui, réunies, formeraient un poison, comme, par exemple, la crème de tartre et l'antimoine diaphorétique, surtout quand il a vieilli ; qui, dans la diète lactée, rejette l'usage des acides végétaux susceptibles de former une matière caséeuse insoluble, et, dans les cas où l'emploi d'un acide est indispensable, conseille de recourir à l'acide sulfurique.

Enfin, elle fournit des signes certains pour reconnaître la sophistication des médicaments ; elle extrait le sublimé corrosif du calomélas, et apprend à distinguer cette substance du précipité blanc qui offre une si grande ressemblance avec elle.

Tels sont les exemples qu'il suffit de citer pour réfuter l'opinion de ceux qui contestent à la chimie, d'une manière absolue, la découverte des propriétés curatives des médicaments.

Toutefois, si cette science peut nous faire connaître des moyens de guérison dans les cas où des substances nuisibles renfermées dans l'économie doivent être immédiatement décomposées ; c'est en vain qu'on l'interrogera pour des affections où le concours des fonctions de l'organisme sera nécessaire. Pour prouver cette vérité, il n'a fallu que mettre à l'essai les antiseptiques auxquels on attribuait une fonction aussi puissante dans l'organisme humain qu'ils en montrent dans le laboratoire du chimiste. Ainsi, l'expérience a démontré que le nitre, par exemple, qui, hors de l'économie, est doué d'une si grande vertu antiseptique, produit un effet précisément contraire dans la fièvre putride et dans la gangrène, par la raison qu'il affaiblit les forces vitales. Doit-on, dès lors, s'en servir pour combattre la nature des matières putrides renfermées dans l'estomac ? A

l'aide d'un vomitif, celles-ci seront évacuées avec une
grande certitude.

Ceux qui ont voulu découvrir les vertus médicinales
en mêlant les médicaments inconnus au sang tiré des
veines, pour voir si le sang deviendrait ainsi plus clair
ou plus foncé, plus liquide ou plus coagulable, ont
rendu de plus mauvais services encore à la matière médicale. Comme s'il était possible d'introduire les médicaments dans le sang d'une matière aussi immédiate
qu'on le pratique dans une capsule ; comme si les substances médicamenteuses ne devaient pas subir préalablement des changements considérables dans le tube
digestif avant de pénétrer, par de nombreux détours,
dans le sang ? Quelle différence ne présente pas déjà
l'aspect du sang lui-même que l'on extrait de la veine,
selon que le sujet est plus ou moins échauffé, que l'ouverture est large ou petite, qu'il coule en jet ou par
gouttes, dans un appartement chaud ou froid, qu'il a
été recueilli dans un vase étroit ou à large surface !

Des procédés aussi grossiers, employés pour rechercher les vertus médicinales, portent déjà en eux-mêmes
le cachet de la nullité.

C'est pour le même motif, que l'injection des médicaments dans les veines des animaux est une méthode
très étrange et tout à fait incertaine. Je vais me contenter de citer un seul fait : une cuillerée d'eau de
laurier-cerise concentrée, introduite dans l'estomac,
tue presque toujours un lapin, tandis que, injectée dans
la veine jugulaire, elle ne produit aucun changement;
l'animal continue à jouir d'une bonne santé. Au contraire, l'introduction des substances médicinales dans

la bouche des animaux fournira certainement des données précises sur leurs vertus ? Loin de là. Quelle différence entre leur organisation et la nôtre ! Un cochon supporte, sans éprouver le moindre inconvénient, une grande quantité de noix vomique, tandis qu'il suffit de 15 grains de cette substance pour tuer une homme. Un chien n'est pas incommodé par une once des feuilles fraîches, des fleurs et des semences d'aconit : quel est l'homme qui n'en mourrait pas ? Les chevaux mangent cette herbe sèche, sans le moindre dérangement. Les animaux domestiques s'engraissent avec les feuilles de l'if commun, tandis que les hommes qui en mangent succombent. Et comment peut-on conclure des effets des médicaments sur les animaux, à ceux qu'ils exerceraient sur l'homme, alors qu'ils présentent des diffé- rences aussi marquées, même chez les animaux ? A l'ouverture du cadavre d'un loup empoisonné par l'aconit, on a trouvé l'estomac enflammé; on n'a pas observé le même phénomène chez deux chats tués par la même plante. Les conclusions qu'on pourrait tirer de ces faits sont peu importantes, pour ne pas dire nulles. Ce qu'il y a de certain, c'est que l'animal ne peut pas rendre compte des changements qui s'opèrent en lui et des sensations qu'il éprouve, et que l'homme est à même d'exprimer par la parole.

Si dans la recherche des effets très violents ou dangereux d'une substance, on expérimente en même temps sur différents animaux, on arrive à quelques observations générales : on obtient des faits perceptibles aux sens, des résultats généraux sur les mouvements des membres, la température du corps, les

vomissements, les évacuations alvines, etc., mais dan
la coordination de tous ces éléments on ne trouv
jamais rien de décisif quant à la détermination exact
des propriétés curatives des substances chez l'homme.
Pour de semblables déductions, ces expériences son
trop obscures et, si je puis dire, trop vulgaires.

L'insuccès de ces recherches a nécessairement con
duit les hommes systématiques à suivre une autre
voie qui leur semblait beaucoup plus sûre. Ils s'a-
dressaient aux médicaments eux-mêmes, espérant y
trouver un point de départ quelconque ; mais ils ou-
bliaient que les caractères physiques des agents thérapeutiques sont souvent aussi trompeurs que l'est la
physionomie dans la révélation des pensées intimes.

Les plantes à couleurs ternes sont loin d'être toujours toxiques, tandis que les couleurs brillantes des
plantes ne prouvent pas constamment en faveur de leur
innocuité. Les propriétés particulières des drogues,
que le goût et l'odorat peuvent distinguer, ne permettent pas non plus de tirer des conséquences certaines
lorsqu'il s'agit de substances qui n'ont pas encore été
expérimentées. Sans contester l'utilité de ces deux sens
pour constater des propriétés médicales déjà connues
ou supposées de toute autre manière, je n'en recommande pas moins la plus grande circonspection à ceux
qui veulent baser leur jugement sur leurs propres expériences. S'il est vrai que le principe amer est un
tonique pour l'estomac, pourquoi la scille l'affaiblit-
elle ? S'il est vrai que les substances aromatiques amères
excitent l'organisme, pourquoi le lédon des marais di-
minue-t-il à un si haut degré la chaleur vitale ? S'il

est vrai que les plantes seules qui , associées au vitriol martial, donnent une encre, sont astringentes, pourquoi le principe si astringent des coings, des nèfles, etc., ne produit-il pas le même résultat ? Si la saveur astringente indique un tonique, pourquoi l'oxyde de zinc provoque-t-il des vomissements ? Le principe sucré du sucre de saturne serait-il par hasard nutritif ? Si des huiles éthérées et les substances qui provoquent sur la langue une saveur brûlante, échauffent le sang, pourquoi l'éther, le camphre, l'huile de cajeput, l'huile de menthe poivrée et l'huile volatile des amandes amères et du laurier-cerise produisent-elles un effet contraire ? Si les plantes vénéneuses doivent exhaler une odeur nauséabonde, pourquoi est-elle si peu prononcée dans l'aconit, la belladone et la digitale ? Pourquoi est-elle presque imperceptible dans la noix vomique, la gomme-gutte ? Si la saveur des plantes vénéneuses est désagréable, pourquoi le suc du manioc, dont l'action toxique est si prompte, est-il seulement douceâtre et nullement âcre ? Si les huiles grasses exprimées sont le plus souvent des émollients, s'ensuit-il qu'elles le soient toutes , et même celle que l'on retire de la semence du ricin d'Amérique, qui détermine une inflammation ? Si les substances peu sapides ou tout à fait insipides et inodores sont sans vertu , comment se fait-il que l'ipécacuanha, le tartre stibié, le venin de la vipère et la racine de Lopez jouissent de propriétés médicinales ? La bryone, qui contient une grande quantité de fécule, est-elle considérée comme un aliment ?

Les analogies botaniques peuvent-elles permettre de

conclure avec certitude à une similitude dans les effets?
Elles s'y opposent d'autant plus qu'il existe un plus
grand nombre d'exceptions, de vertus opposées ou au
moins très différentes, dans une même famille de
plantes et dans la plupart de ses espèces. Suivons
sous ce point de vue le système naturel le plus parfait, celui de Murray. Dans la famille des conifères,
l'écorce intérieure du pin des forêts fournit aux peuples
des pays les plus septentrionaux une sorte de pain,
tandis que l'écorce de l'if commun est vénéneux. Quel
rapport y a-t-il entre la racine brûlante de la camomille pyrèthre et la laitue vireuse délétère qui produit
une sensation de froid, entre le séneçon qui provoque
des vomissements et la scorsonère qui a une saveur si
agréable, entre l'herbe des blés, dépourvue de toute
vertu, et l'arnique des montagnes qui est un remède si
héroïque, plantes qui se trouvent toutes dans la famille
des composées? Qu'est-ce que la globulaire, plante purgative, a de commun avec la statice qui ne possède
aucune vertu médicinale, bien que l'une et l'autre soient
classées dans la famille des synchonées? La bruyère
produit-elle les mêmes effets que la racine si vénéneuse
de la filipendule aquatique ou de la ciguë d'eau, parce
qu'elle appartient, comme ces dernières, à la famille
des ombellifères? Dans la famille des hédéracées,
l'hédéra, qui n'est nullement une plante innocente,
présente-t-elle quelque autre point de ressemblance
avec la vigne, qui fournit le vin, que sa conformation
extérieure? Pourquoi a-t-on rangé dans la famille des
sarmentacées, le petit houx, dont la vertu curative est
absolument nulle, à côté de la narcotique coque du

Levant, de l'aristoloche excitante et de l'asaret d'Europe? Le caille-lait aurait-il les mêmes effets que la spigèle du Maryland, souvent mortelle, parce qu'ils se trouvent tous deux parmi les étoilées? Quelle ressemblance trouve-t-on entre le melon et la momordique balsamine, qui appartiennent l'un et l'autre à la famille des cucurbitacées? Et dans la famille des solanées, comment le bouillon-blanc, qui n'a aucune saveur, peut-il être comparé au poivre de Cayenne qui fait naître des spasmes dans les premières voies, à la noix vomique qui arrête le mouvement péristaltique du tube intestinal? Dans la famille des contorsées, comment la pervenche peut-elle être placée à côté du laurier-rose qui est narcotique?

La lysimache nummulaire jouit-elle de propriétés semblables à celles du trèfle d'eau, ou la primevère inefficace a-t-elle la même vertu que le pain de pourceau, classées cependant toutes dans la famille des rosacées? Les propriétés du raisin d'ours, qui est un tonique des voies urinaires, présentent-elles quelque analogie avec celles du rosage à fleurs blanches, de la famille des bicornes? Dans la famille des verticillées, la brunelle ordinaire, qui est légèrement astringente, ou la petite consoude majeure, plante très innocente, peuvent-elles être mises à côté de la germandrée maritime, qui renferme un principe éthéré, ou de l'origan qui est si échauffant? Quelle est, dans la famille des personnées, l'affinité de la puissance médicinale de la verveine commune avec la gratiole, plante excessivement active? Quoique appartenant l'une et l'autre aux papillonacées, quelle différence entre le bois du réglisse et celui de la geoffroya? Quel parallèle établir, dans la famille des lomentacées, entre les propriétés du caroubier et celles de la fumeterre officinale, de la polygale de Virginie ou du buccinier du Pérou? Existe-il, par hasard, une ressemblance quelconque entre les vertus de la nigelle cultivée, de la rue des jardins, de la pivoine et de la renoncule scélérate, bien que toutes ces plantes appartiennent à la famille des multisiliquées?

La famille des senticosées renferme la filipendule et la tormentille, et cependant quelle différence entre leurs propriétés! Le groseiller rouge et le laurier-cerise, le sorbier sauvage et le pêcher, ne présentent-ils pas des dissemblances dans leurs vertus, et cependant ils sont tous dans la famille des pomacées? La famille des succulentées réunit le sédon âcre et le pourpier cultivé, mais certainement ce n'est pas parce qu'ils exercent une action semblable.

Comment le géranium se trouve-t-il dans la même famille que le lin cathartique, l'oxalide des bois avec la casse amère? Quelle différence de puissances médicinales entre toutes les variétés de la famille des ascyroïdées, entre celles des dumosées, entre celles des trihilatées! Dans la famille des euphorbiacées, qu'y a-t-il de commun entre l'euphorbe officinal, si corrosif, et le buis toujours vert qui n'est pas sans action sur les nerfs? La herniole glabre, insipide, la phytoloque âcre, l'ansérine odorante avec ses propriétés rafraîchissantes, et le poivre d'eau, quelle singulière réunion dans la famille des oléracées! Que de différences dans l'action des scabridées! Dans la famille des liliacées, comment peut-on placer le lis blanc, mucilagineux de sa nature, à côté de l'ail ou de la scille ; l'asperge à côté du varaire blanc, qui est vénéneux ?

Loin de moi l'intention de méconnaître combien le système naturel des plantes peut donner des indices importants aux médecins philosophes qui s'occupent de matière médicale, ainsi qu'à ceux qui sentent en eux la vocation de découvrir de nouveaux médicaments ; mais ces indices ne servent qu'à confirmer ou à commenter des faits déjà connus, ou bien, quand une plante n'a pas encore été expérimentée, ils ne roulent que sur des hypothèses qui se rapprochent plus ou moins de la vérité.

Comment peut-on croire à une ressemblance parfaite entre les effets de plantes qu'on n'a souvent groupées ensemble dans la méthode dite naturelle que parce qu'elles offraient quelques caractères extérieurs communs, tandis que des plantes, entre lesquelles il existe une affinité bien plus grande, jouissent quelquefois de propriétés médicinales tout à fait opposées ? Telles sont les espèces des genres impatiens, serapias, cytise, renoncule, roseau, guimauve, prunier, joubarbe, casse, polygoné, convallaire, lin, sumac, séséli, coriandre, æthuse, sium, angélique, chénopode, asclépias, solanium, ivraie, ail, nerprun, amandier, framboise, sisymbre, polygala, germandrée, hyacinthe, concombre, persil, pimpinelle, aneth, cerfeuil, valériane, camomille, armoise, centaurée, genièvre.

Quelle différence entre le bolet amadouvier insipide, et le bolet blanc, amer et drastique ; entre l'agaric délicieux, et l'agaric moucheté ; entre le lichen des

rochers qui est ligneux, et le lichen d'Islande doué de
propriétés toniques !

J'en conviens, en général l'analogie des effets se
trouve plus souvent dans les différentes espèces d'un
même genre de plantes , que parmi les variétés innombrables d'une famille, variétés qui , dans la méthode
naturelle, sont groupées ensemble, parce qu'elles
présentent quelques points de ressemblance. Cependant, ma conviction me porte à dire que, quel que soit
le nombre des familles dont les espèces présentent
quelque analogie d'action , le nombre beaucoup
moindre de celles qui possèdent des vertus différentes,
doit nous mettre en garde contre cette manière de
tirer des inductions : car il s'agit ici de la question
la plus importante et la plus délicate, la santé de
l'homme (1). Ainsi donc, il ne faut pas non plus considérer ce moyen comme le plus certain pour arriver à
la connaissance des propriétés médicinales des plantes.

Il ne nous reste donc pas d'autre ressource que l'expérience? Mais laquelle? Est-ce celle qui procède au
hasard, ou bien celle qui s'appuie sur un principe
rationnel?

La plupart des facultés curatives des agents théra-

---

(1) On doit d'autant plus hésiter à admettre , parmi les espèces d'un
même genre, des propriétés médicinales identiques, que souvent la même
espèce , la même plante , montre quelquefois, dans ses diverses parties,
des facultés curatives différentes. Quelle dissemblance, par exemple, entre
les effets de la tête et des semences de pavot ; entre la manne extraite du
sapin mélèze et la térébenthine que l'on tire du pistachier ; entre le
camphre, remède calmant que l'on extrait de la racine du laurier can-
nellier, et l'huile irritante de cannelle; entre le suc astringent des fruits
de plusieurs mimosés et la résine insipide exsudée par le tronc ; entre
la tige corrosive de la renoncule scélérate et sa racine si douce.

peutiques, je dois bien l'avouer ici, ont été découvertes par l'empirisme, par le hasard, et observées souvent par des personnes tout à fait étrangères à l'art de guérir. Des médecins entreprenants, souvent beaucoup trop hardis, en firent alors insensiblement l'essai.

Je n'ai nullement l'intention de contester la valeur de ce procédé qui a servi à toutes ces découvertes : les faits parlent assez d'eux-mêmes ; mais nous n'avons qu'y faire, car le hasard exclut toute intention, toute activité propre. Il est pénible de voir que la science la plus noble et la plus utile de toutes, dépend du hasard, qui fait toujours supposer un grand nombre de personnes exposées à des dangers. Maintenant ces découvertes suffisent-elles pour perfectionner la matière médicale et pour remplir le vide qui y existe? Tous les jours nous apprenons à connaître des maladies nouvelles, des modifications et des complications autres que celles qui se montrent ordinairement; et si, pour rechercher les moyens propres à les combattre, nous n'avons pour tout auxiliaire que le hasard, le parti le plus sage que l'on puisse prendre, c'est d'avoir recours à des remèdes généraux, ou à ceux qui nous ont semblé être utiles dans des maladies certainement ou probablement analogues. Nous manquons souvent notre but, parce que deux cas ne sont jamais absolument identiques. Nous regardons avec tristesse l'avenir, en songeant que c'est *peut-être* le hasard seul qui fera découvrir des spécifiques pour telle ou telle maladie ou même pour ses formes diverses, comme le quinquina contre la fièvre intermittente, ou le mercure contre la syphilis.

La providence, dans son immense sagesse, n'a pas

pu vouloir que l'art le plus important reste toujours dans un état aussi précaire. Il serait, en effet, funeste pour le genre humain, que sa conservation dépendît uniquement du hasard. Non, c'est une consolation que de croire qu'il existe pour chaque malade, pour chaque état morbide particulier, des remèdes spécifiques, et qu'il y a un moyen rationnel d'arriver à leur découverte.

Je n'appelle pas découverte *rationnelle* des puissances médicinales encore inconnues, les essais empiriques tentés généralement dans les hôpitaux, lorsque dans le traitement des maladies graves souvent insuffisamment observées, les remèdes connus échouent. Dans ces cas, on a recours à une substance qui n'a été employée jusqu'alors que d'une manière empirique ou générale; on se laisse guider par un hasard aveugle, ou au moins par des considérations dont on ne peut rendre compte ni à soi ni aux autres. Ce procédé n'est, pour me servir de termes indulgents, qu'une loterie insensée.

Je passe sous silence les essais, tant soit peu plus rationnels, faits avec les remèdes vantés çà et là empiriquement, mais que l'on n'a pas expérimentés ultérieurement contre tels ou tels phénomènes pathologiques dans la pratique ordinaire ou dans celle des hôpitaux. A moins de se baser sur certaines règles de l'art, ces expériences se font aussi, il est vrai, en partie aux dépens de la santé et des jours du malade; mais la prudence et le tact peuvent faire revenir le praticien de beaucoup d'écarts, résultat de sa méthode en quelque sorte empirique.

Comme nous possédons déjà un grand nombre de substances médicamenteuses dont nous connaissons l'efficacité, sans cependant savoir au juste quelles sont les maladies qu'elles peuvent guérir, et comme il y a encore d'autres médicaments qui se sont montrés utiles ou nuisibles dans des cas déterminés, et dont nous ignorons l'emploi exact et opportun, ce serait une inconséquence que de vouloir augmenter pour le moment le nombre des agents qui constituent la matière médicale. Il est probable que ceux que nous possédons, nous offrent presque tous les secours dont nous pouvons avoir besoin.

Avant d'entrer plus avant dans les détails, je crois de mon devoir de déclarer que je ne pense pas qu'il existe ou qu'il puisse exister un remède absolument spécifique contre telle ou telle maladie nominale, avec toutes ces modifications, complications et maux accessoires que les pathologistes considèrent comme ses attributs invariables, essentiels. La grande simplicité et le caractère fixe de la fièvre intermittente et de la maladie vénérienne ont seuls permis de trouver des antidotes qui, aux yeux d'un grand nombre de médecins, ont pu être qualifiés de spécifiques, parce que, dans ces maladies, les variétés sont généralement beaucoup plus rares ou plus insignifiantes que dans d'autres, et que, par conséquent, le quinquina et le mercure ont plus souvent réussi qu'échoué. Mais, dans l'acception la plus large du mot (1), le quinquina n'est pas le spé-

(1) Il est seulement fâcheux qu'on n'ait pas compris la raison pour laquelle souvent les sept quinzièmes, par exemple, de toutes les prétendues fièvres intermittentes contre lesquelles le quinquina échouait, trois de-

cifique de la fièvre intermittente, pas plus que le mercure ne l'est dans les affections syphilitiques. Ils guérissent l'un et l'autre lorsqu'ils sont pris simplement,
à l'état pur et sans être associés à d'autres substances.
Les praticiens éclairés ont trop bien compris cette vérité pour que j'aie besoin d'entrer dans de plus longs
détails à cet égard.

Bien que je ne nie pas qu'il existe des spécifiques
absolus pour des maladies particulières, selon le plus
ou moins d'extension que leur assigne la pathologie
ordinaire (1), je suis, d'un autre côté, convaincu qu'il
y a autant de spécifiques qu'il y a de maladies, c'est-
à-dire des spécifiques contre la maladie simple, et des

mandaient, pour être guéries, la noix vomique ou les amandes amères;
deux, l'opium; un, une émission sanguine; un autre enfin, l'ipécacuanha à faibles doses. On se contentait de dire : « Le quinquina n'a été
d'aucun secours, mais la fève saint Ignace s'est montrée utile ». Mais on
ne dit pas le pourquoi! Quand la fièvre intermittente était franche, le
quinquina devait la guérir; quand, au contraire, elle était compliquée
d'une irritabilité excessive, surtout des premières voies, alors ce n'était
plus une fièvre intermittente simple, le quinquina n'était plus indiqué,
et il fallait rationnellement choisir comme moyen curatif ou comme
adjuvant la fève saint Ignace, la noix vomique ou les amandes amères,
selon les circonstances.

(1) L'histoire des maladies n'est pas encore arrivée à un tel point qu'on
se soit efforcé de séparer convenablement l'essentiel de l'accidentel, le
caractère principal de l'accessoire, qui appartient à l'idiosyncrasie, au
genre de vie, aux passions, au génie épidémique et aux autres influences
extérieures. Il n'y a que quelques nosologistes modernes qui, dans la
description des maladies, aient osé séparer quelquefois le caractère isolé,
abstrait, pur de la maladie. Nous devons, avant tout, porter notre attention sur l'affection principale; les variétés et les symptômes accessoires
ne demandent des secours particuliers que lorsqu'ils sont graves et qu'ils
mettent un obstacle à la guérison. On doit, au contraire, les traiter de
préférence à la maladie primitive, lorsque celle-ci, passée à l'état chronique, est devenue plus insignifiante et moins grave, et que ces modifications et ces symptômes accessoires forment l'affection principale.

spécifiques contre les variétés et les autres états anormaux de l'organisme.

Si je ne me trompe, la médecine pratique a procédé ordinairement de trois manières différentes pour adapter des moyens curatifs aux maux du corps humain.

La *première* voie et la plus élevée consistait à détruire ou à enlever les causes fondamentales des maladies. Toutes les pensées et tous les efforts des meilleurs praticiens seront de tout temps dirigés vers ce but, qui est le plus conforme à la dignité de l'art : mais ils n'ont jamais pu arriver à découvrir les causes fondamentales de toutes les maladies, qui resteront, pour la plupart, éternellement cachées à l'esprit humain. Cependant on classait et on réunissait dans la thérapeutique générale ce que l'expérience de tous les temps avait pu en abstraire. Ainsi, dans la gastralgie chronique, on remédiait d'abord à la faiblesse générale; on combattait les spasmes occasionnés par le ténia en tuant ce lombric; on faisait disparaître, par des vomitifs énergiques, les fièvres produites par des saburres; quand il y avait un refroidissement, on rétablissait la transpiration cutanée; on extirpait la balle qui déterminait la fièvre traumatique. Ce but est et sera toujours très louable, bien que les moyens auxquels on eut recours ne fussent pas toujours les plus convenables.

D'après la *seconde* méthode, les médecins cherchaient à supprimer les symptômes existants par des médicaments qui produisent un effet contraire; par exemple, la constipation au moyen des purgatifs; l'inflammation du sang au moyen des saignées, de la glace

et du nitre ; les aigreurs d'estomac par des alcalins ;
les douleurs par de l'opium. Dans les maladies aiguës,
où la nature triomphe le plus souvent par elle-même,
lorsque nous éloignons, pendant quelques jours seulement, les obstacles à la guérison, ou dans celles qui
se terminent fatalement, lorsque nous ne pouvons pas
le faire ; dans ces maladies, dis-je, il sera juste, convenable, suffisant, de recourir à une médication semblable, tant que nous ne posséderons pas la pierre
philosophale dont nous avons parlé plus haut, c'est-à-
dire la connaissance de la cause fondamentale de toute
maladie et les moyens d'y remédier, ou tant que nous
ne pourrons pas disposer d'un spécifique à action
prompte, qui anéantisse, dès le début, l'infection vario-
lique, par exemple. Dans ces cas, j'appellerai ces
moyens *temporaires*.

Mais, si la cause fondamentale de l'affection et les
moyens propres à la combattre directement sont évi-
dents, et que, malgré cela, nous opposions à ces symptômes seulement des remèdes de la deuxième sorte,
ou que nous combattions avec eux des maladies chroniques, alors cette méthode curative (celle qui consiste
à combattre des symptômes par des moyens qui produisent un effet contraire) prend le nom de *palliative*
et doit être rejetée. Dans les affections chroniques,
elle ne calme qu'au début ; plus tard, il faut augmenter
les doses des remèdes qui ne peuvent pas écarter la
maladie principale, et alors ils font d'autant plus de
mal qu'ils ont été employés pendant un temps plus
long. Nous en indiquerons les raisons plus loin.

Je sais que l'on continue toujours à opposer à la prédisposition habituelle à la constipation, des doses souvent répétées d'aloès, de sels purgatifs; mais que d'échecs ! On s'efforce toujours de remédier aux congestions chroniques des sujets hystériques, cachectiques et hypochondriaques par de petites saignées souvent renouvelées, par le nitre, etc. ; mais combien compte-t-on d'insuccès ! On prescrit constamment le sel d'Epsom contre les affections chroniques de l'estomac, avec rapports aigres, qu'on observe chez les sujets qui mènent une vie sédentaire; mais avec quelle faible chance de succès ! On combat toujours les douleurs chroniques de toute sorte par l'usage continué d'opium; mais que d'espérances déçues ! Lors même que le plus grand nombre de médecins contemporains serait encore fidèle à cette méthode, je n'hésiterais pas un seul instant à la qualifier de nuisible et de pernicieuse.

J'engage mes confrères à abandonner cette voie (*contraria contrariis*) dans le traitement des maladies chroniques et de celles qui viennent de signaler leur passage à l'état chronique : c'est une route fausse dans laquelle on s'égare. L'empirique orgueilleux la considère comme excellente, et se vante du triste privilége qu'il a de pouvoir soulager les malades pendant quelques heures, sans s'inquiéter si, sous ces apparences trompeuses, le mal ne prend pas des racines plus profondes.

Je ne suis pas le seul qui se permette de donner de semblables avertissements. Des médecins éclairés, intelligents, consciencieux, ont employé, d'après une *troisième* méthode, dans des maladies chroniques et dans celles qui prennent ce caractère, des moyens nullement destinés à voiler les symptômes, mais au contraire, à guérir radicalement; en un mot, ils ont eu recours à des *spécifiques*. Ces efforts étaient certainement les plus dignes d'éloges. Ainsi, par exemple, ils ont essayé l'arnique dans la dyssenterie, et ils en ont reconnu l'utilité spécifique dans quelques cas.

Mais sur quoi se basaient-ils? Quelles étaient les raisons qui les déterminaient à essayer ces moyens? Malheureusement, rien si ce n'est l'empirisme, la pratique domestique, quelques cas de guérisons fortuites opérées par ces substances, souvent dans des complications isolées, que l'on ne rencontrera probablement plus jamais, quelquefois aussi dans des maladies franches, simples. Quel malheur, si le hasard et la routine devaient seuls nous guider dans la recherche et l'emploi des agents véritables des affections chroniques, qui, certes, forment la plus grande classe des maladies qui affligent le genre humain!

Pour approfondir les effets des médicaments, pour les adapter aux maux, on devrait s'en rapporter le moins possible au hasard, mais, au contraire, procéder toujours rationnellement. Nous venons de voir que, pour atteindre ce but, la chimie ne nous offre qu'un secours incomplet et qu'elle doit être consultée avec une grande circonspection; que les analogies, reconnues entre les familles des plantes d'après la méthode naturelle, ou entre les espèces d'une même famille, ne nous fournissent que des données très vagues; que l'aspect du sang, tiré de la veine, ne nous apprend rien sur les altérations produites par son mélange avec les médicaments; que l'injection des substances médi-

cinales dans les veines des animaux, et les résultats
observés sur ces derniers après l'ingestion expérimen-
tale des médicaments constituent un procédé trop
grossier pour qu'on puisse en induire des applications
plus élevées des agents thérapeutiques.

Il ne nous reste donc plus qu'à *expérimenter sur
l'organisme humain les médicaments dont on veut connaître
la puissance médicinale*. De tout temps on a compris cette
nécessité; mais on s'est également égaré dans une fausse
voie, en ne les employant, comme nous l'avons dit
plus haut, que d'une manière empirique et au hasard. La réaction qui s'opère chez un malade par un
médicament dont on ne connaît pas encore suffisamment les effets offre des phénomènes si compliqués,
que le médecin le plus perspicace arrive très difficilement à les apprécier. Ou le remède ne produit aucun
effet, ou il fait naître des aggravations, des changements, à la suite desquels la maladie diminue, ou la
mort arrive, sans que le talent le plus pratique puisse
deviner le rôle qu'a joué le corps malade ou l'agent
thérapeutique (employé à des doses trop fortes ou trop
faibles?). Cette manière d'agir n'apprend rien et conduit à de fausses conjectures. Les médecins ordinaires
gardaient le silence sur les résultats fâcheux, et ne
désignaient que par un mot le nom de la maladie (qu'ils
avaient souvent confondue avec une autre) dans laquelle
telle ou telle substance s'était montrée utile. De là l'origine des nombreux ouvrages inutiles de Schrœder,
Rutty, Zorn, Chomel, Pomet, etc., gros volumes qui
renferment un nombre considérable de médicaments
pour la plupart inefficaces et que l'on préconise contre

une et même plusieurs affections (1). Le véritable médecin qui veut sincèrement perfectionner son art doit
fixer toute son attention sur les deux points suivants, les
seuls qu'il lui importe de connaître :

1° Quels sont les effets simples produits par chaque
substance, prise individuellement, dans l'organisme
humain ?

2° Que résulte-t-il des observations de leurs effets
dans telle ou telle maladie, simple ou compliquée?

Les ouvrages pratiques des meilleurs auteurs de
tous les temps, et notamment les modernes, atteignent
en partie le dernier but. Ces livres renferment, bien
que disséminés, les matériaux jusqu'à présent uniques
de la véritable connaissance des vertus médicinales des
médicaments dans les maladies. Les substances pharmaceutiques les plus simples ayant été adaptées aux
cas décrits avec une grande précision, on y trouve
relatés, avec la fidélité la plus scrupuleuse, les cas où
elles se sont montrées utiles, à quoi elles ont servi, et
ceux dans lesquels elles ont été nuisibles ou moins salutaires. Plût à Dieu que leur nombre ne fût pas trop
petit! mais, comme ces auteurs se contredisent aussi
très fréquemment, que l'un regrette dans un cas ce

(1) Ce qui me semble le plus surprenant dans ces détails sur les vertus
des drogues, c'est qu'à l'époque où ces hommes ont vécu, on portait
à un tel excès la méthode qui, de nos jours, est encore une honte pour
la médecine (à savoir d'associer ensemble *lege artis* plusieurs substances),
qu'il aurait même été impossible à un OEdipe d'attribuer à l'un des ingrédients du mélange une partie de l'effet, et qu'alors, plus rarement encore qu'aujourd'hui, on prescrivait un médicament seul. Comment, dans
une pratique aussi compliquée, les puissances thérapeutiques de chacun
des remèdes peuvent-elles ressortir de manière à pouvoir être différen-
ciées l'une de l'autre?

que l'autre a trouvé excellent dans une circonstance analogue, on s'aperçoit facilement que nous sommes dépourvus d'une règle empruntée à la nature, d'après laquelle nous puissions peser la valeur et le degré d'exactitude de leurs observations.

Cette règle, ce me semble, peut uniquement être basée sur les effets qu'une substance médicamenteuse, administrée à telle ou telle dose, a déterminés chez l'homme sain.

C'est ici qu'il faut ranger les histoires des médicaments et des poisons avalés imprudemment et involontairement, ainsi que de ceux que l'on s'est administrés soi-même pour les expérimenter, ou qu'on a fait prendre à des individus jouissant d'ailleurs d'une parfaite santé, tels que des criminels condamnés à mort, etc. Il faut y ajouter encore une partie des récits qui ont trait à une substance employée mal à propos, ou à une substance violente ou administrée à dose trop forte, comme médecine domestique ou comme médicament, dans les affections légères ou dans celles qui sont faciles à diagnostiquer.

Un recueil complet de ces observations, auquel on ajouterait toutefois une notice sur le plus ou moins de confiance que chacune d'elles mérite, serait, si je ne me trompe, le code fondamental de la matière médicale, le livre sacré de sa révélation (1).

C'est en parcourant ce recueil qu'on pourrait découvrir d'une manière rationnelle la nature réelle, les

(1) *Voy.* notre traduction du *Manuel pour servir à l'étude critique de la médecine homœopathique*, par Griesselich. Paris, 1849, in-12, p. 36 et suiv.

effets véritables des substances pharmaceutiques ; c'est là seulement qu'on pourrait apprendre à quel genre de maladies elles peuvent être opposées avec succès et avec certitude.

Dans la supposition qu'on manque ici d'une clef, je m'efforcerai dans ce travail d'exposer le principe d'après lequel on pourrait procéder pour arriver insensiblement à reconnaître et à employer d'une manière rationnelle, parmi les médicaments connus et inconnus, un moyen curatif spécifique (1) approprié à chaque maladie et surtout aux affections chroniques. Ce principe repose sur les données suivantes :

Tout médicament efficace provoque chez l'homme une espèce de maladie d'autant plus spécifique , plus caractérisée et plus intense, que le médicament est plus efficace (2).

Aussi faut-il imiter la nature, qui guérit quelquefois une maladie chronique par une affection nouvelle qui survient , en employant contre l'état surtout chronique qu'on veut faire disparaître le remède qui est propre à créer une maladie artificielle aussi semblable que possible à l'affection naturelle. Cette dernière sera alors guérie.

Il ne faut pour cela que connaître parfaitement, d'une part, les maladies du corps humain d'après leurs

(1) Dans ce mémoire , j'ai presque toujours en vue la recherche des remèdes spécifiques qui exercent une action constante dans les maladies et principalement dans les affections chroniques. Je laisse ici de côté les médicaments des maladies aiguës qui écartent la cause fondamentale et ceux qui exercent une influence temporaire : dans quelques cas , ces derniers portent le nom de palliatifs.

(2) Les personnes étrangères à l'art de guérir appellent poisons les médicaments les plus énergiques qui provoquent des affections spéciales , et qui sont, par conséquent, les plus salutaires.

caractères pathognomoniques et les accidents qui peuvent survenir ; de l'autre, les effets purs des médicaments, c'est-à-dire le caractère distinctif de la maladie artificielle spéciale, produite généralement par eux, ainsi que les symptômes qui sont la conséquence de la variation des doses, de la forme, etc. ; alors, en choisissant contre un cas pathologique donné un moyen qui produit une maladie artificielle aussi identique que possible, on pourra guérir les affections les plus graves (1).

Cette proposition a, je l'avoue, trop l'apparence d'une formule analytique, généralement stérile, pour que je ne me croie pas obligé de l'expliquer d'une manière synthétique ; mais je ferai d'abord précéder cette explication de quelques remarques.

1° Le plus grand nombre des médicaments produisent un double effet : d'abord ils agissent directement, et provoquent d'une manière insensible un effet consécutif, indirect. Ce dernier est généralement un état

(1) Si, comme il convient à un médecin prudent, on veut procéder graduellement, on administrera ce remède à une dose telle qu'il manifeste d'une manière presque imperceptible la maladie artificielle qu'il provoque (car il agit dans ce cas à cause de la tendance qu'il a à évoquer une affection artificielle semblable); on augmente insensiblement la dose, de manière à être certain que le changement intérieur de l'économie qu'on se propose de produire se fasse avec un degré suffisant d'énergie, bien qu'avec des manifestations beaucoup moins vives que les symptômes de la maladie naturelle. De cette façon, on obtient une guérison douce et certaine. Mais si, lorsque le remède a été bien choisi, on veut agir rapidement, on pourra également atteindre son but, quoiqu'on fasse courir un certain danger à la vie, et obtenir, comme les empiriques font quelquefois chez les habitants de la campagne, une cure merveilleuse ou cure de cheval : guérir en quelques jours une maladie qui a duré des années. Ce résultat prouve la justesse de mon principe, mais en même temps la hardiesse de celui qui l'obtient.

tout à fait opposé au premier (1). Telle est l'action de
la plupart des végétaux.

2° Il n'y a qu'un petit nombre de substances médicinales qui fassent une exception à cet égard, en continuant leur effet primitif sans interruption, d'une manière uniforme, mais diminuant insensiblement ; enfin,
au bout d'un certain espace de temps, cet effet cesse
et le corps rentre dans son état normal. C'est à cette
catégorie qu'appartiennent les substances métalliques
et les minéraux, comme le mercure, le plomb, l'arsenic.

3° Lorsqu'on adapte à un état chronique un remède
qui offre une grande analogie avec lui sous le rapport
de son principal effet primitif direct, alors l'effet consécutif indirect est quelquefois précisément la disposition dans laquelle on cherche à amener le malade.
D'autres fois, au contraire (surtout lorsqu'on s'est
trompé sur les doses), il s'ensuit dans l'effet consécutif
un désaccord qui ne passe quelquefois qu'après quelques heures. Ainsi une très forte dose de jusquiame
laisse facilement après elle, comme effet consécutif, une
grande disposition à la peur. Lorsque ce désaccord
incommode le malade et qu'il faut en abréger la durée,
alors une petite dose d'opium exerce une action spécifique et presque instantanée : la peur disparaît. Il est
vrai de dire que, dans ce cas, l'opium ne produit qu'un
effet contraire, palliatif ; mais il ne faut qu'un remède

---

(1) Prenons pour exemple l'opium. Une dose modérée produit en
partie, comme premier effet direct, un sentiment d'énergie, de courage,
d'intrépidité, de joie, de fécondité dans les idées ; mais, huit à douze
heures après, on observe peu à peu l'état opposé, l'effet consécutif indirect : il survient de l'affaissement, de la mélancolie, de la morosité, de la
faiblesse de mémoire, du malaise, de la peur.

palliatif et temporaire pour supprimer pour toujours un mal passager : c'est ce qui arrive également pour les affections aiguës.

4° Si les palliatifs sont si nuisibles dans les maladies chroniques, et s'ils les rendent plus opiniâtres, la cause en est probablement due à ce que, après leur premier effet opposé aux symptômes, ils laissent après eux un effet consécutif qui ressemble à l'affection principale.

5° Plus le médicament provoque, dans son effet direct, des symptômes pathologiques qui concordent avec ceux de la maladie qu'on observe, plus le mal artificiel se rapproche de celui qu'on veut écarter, plus le succès est assuré.

6° Comme on peut presque admettre à l'égal d'un axiome cette proposition, que les symptômes de l'effet consécutif sont opposés à ceux de l'effet direct, il est permis à un maître de l'art, dans les cas où les renseignements qu'il a obtenus sur les symptômes des effets directs sont incomplets, de suppléer à ce qui manque par des inductions, c'est-à-dire par le contraire des symptômes de l'effet consécutif. Le résultat qu'il obtiendra ainsi l'aidera à fixer son opinion, sans cependant devoir lui servir de base absolue.

Après ces remarques préliminaires, j'expliquerai, par des exemples, mon principe, suivant lequel, *pour découvrir les véritables propriétés médicinales d'une substance dans les affections chroniques, on doit porter son attention sur la maladie artificielle particulière qu'elle provoque ordinairement dans l'organisme, afin de l'adapter alors à un état pathologique très analogue qu'il importe d'écarter.*

Il en résultera en même temps la confirmation de

cette autre proposition, qui présente beaucoup d'analogie avec la précédente, savoir : *que pour guérir radicalement certaines affections chroniques, on doit chercher
des remèdes qui provoquent ordinairement dans l'organisme
humain une maladie analogue et le plus analogue qu'il est
possible.*

Dans les articles que j'ai ajoutés à la *Matière médicale* de Cullen, j'ai déjà fait observer que le *quinquina*
administré à fortes doses provoque chez les sujets im-
pressionnables, jouissant d'ailleurs d'une bonne santé,
un véritable accès de fièvre qui offre beaucoup de
ressemblance avec celui de la fièvre intermittente, et
que c'est probablement à cette propriété qu'il doit de
surmonter et de guérir ainsi cette espèce de fièvre.
L'expérience que j'ai maintenant me permet d'affirmer
positivement cette assertion.

J'ai vu une femme bien portante, nerveuse, d'une
fibre très contractile, arrivée vers le milieu de sa grossesse, prendre cinq gouttes d'*huile éthérée de camomille*
pour faire disparaître des crampes dans les jambes.
La dose étant beaucoup trop forte pour elle, il
en résulta la faiblesse de mémoire ; les crampes
augmentèrent, il survint des mouvements convulsifs
des membres, des paupières, etc. Une espèce de mouvement hystérique au-dessus du nombril, et des douleurs qui ressemblaient assez à celles de l'enfantement,
mais plus incommodes, persistèrent pendant plusieurs
jours. C'est ce qui explique l'utilité de la camomille
dans les douleurs consécutives à l'accouchement, dans
l'excès de mobilité de la fibre musculaire et dans l'hystérie, lorsqu'elle est administrée à des doses auxquelles

elle ne peut produire ces divers phénomènes d'une manière manifeste (par conséquent à des doses beaucoup plus faibles que celle qu'a avalée cette femme).

Un homme atteint de constipation, mais assez bien portant du reste, éprouvait de temps à autre des accès de vertige qui persistaient des semaines et même des mois. Tous les apéritifs ne remédièrent pas au mal. Sachant que l'*arnica* produit le vertige, je lui administrai cette racine pendant une semaine, en augmentant constamment la dose, et j'obtins le résultat que je désirais. Cette substance étant apéritive, elle tenait, pendant son emploi, le ventre libre par son effet contraire, comme palliatif ; c'est pourquoi la constipation revenait dès que j'en cessais l'emploi, mais le vertige avait disparu pour toujours. J'ai remarqué sur d'autres sujets que cette racine, outre un grand nombre d'autres effets, provoque des nausées, de l'agitation, de l'anxiété, de la morosité, des maux de tête, de la pesanteur à l'estomac, des renvois à vide, des tranchées et des selles fréquentes, peu abondantes, avec ténesme. C'étaient ces effets, et non l'exemple de Stoll, qui me décidèrent à l'employer dans des cas de dyssenterie simple (bilieuse). Les symptômes étaient : agitation, anxiété, grande morosité, maux de tête, nausées, absence de goût, odeur rance, amertume de la langue (qui était nette), renvois fréquents à vide, pesanteur à l'estomac, tranchées continuelles, selles sans matières fécales et qui consistent en mucosités grises, transparentes, quelquefois dures et comme des caroncules blanches, mêlées soit intimement avec du sang, soit avec des stries de sang, ou bien sans ce liquide, au nombre d'une ou de deux tout au plus par jour, accompagnées du ténesme le plus persistant et le plus douloureux, et d'efforts extrêmement pénibles.

Bien que ces évacuations fussent rares, la prostration des forces arrivait rapidement, mais elle augmentait bien plus encore (et sans amélioration, mais plutôt avec aggravation de la maladie principale) quand on avait eu recours à des purgatifs. C'étaient presque tous des enfants même au-dessous d'un an, mais il y avait également des adultes. Le régime et le genre de vie ne laissaient généralement rien à désirer. En comparant les symptômes de maladie produits par l'arnique avec ceux que provoque la dyssenterie, la ressemblance frappante qui existe entre eux m'autorisait à opposer l'ensemble des effets de cette substance à la totalité des symptômes de la maladie. Aussi le résultat favorable ne se fit-il pas attendre, et je ne me vis pas dans la nécessité d'avoir recours à d'autres remèdes. Avant de prescrire la racine, j'administrai un vomitif énergique (1) que je ne renouvelai que dans deux cas, parce que l'arnica modifie généralement la bile sans l'altérer. Ce phénomène a lieu même hors du corps, quand on la fait agir sur de la bile gâtée. Le seul inconvénient que présenta l'emploi de cette racine dans la dyssenterie fut d'agir comme médicament contraire contre l'absence des matières fécales dans les évacuations alvines, et de déterminer des déjections fréquentes, quoique peu abondantes, de matières stercorales, c'est-à-dire de n'agir que comme palliatif. C'est pourquoi, lorsque je

(1) Sans l'emploi de l'arnica, les vomitifs n'enlevèrent le goût rance, amer, que pour deux ou trois jours ; quelque suivie que fût leur administration, tous les autres accidents restèrent stationnaires.

cessai l'usage de la racine, il survenait une constipation constante (1).

C'est pour cette dernière propriété que l'arnica
conviendra probablement mieux contre une autre
espèce de dyssenterie moins simple, qui serait accompagnée de diarrhées fréquentes; car, dans ce cas,
cette propriété, agissant comme moyen curatif d'un
effet analogue, et par conséquent permanent, manifesterait, dans le premier effet direct, sa tendance à provoquer des évacuations fréquentes des féces, et, par son
effet primitif indirect, arrêterait effectivement la diarrhée. C'est ce que l'expérience a déjà confirmé : l'arnica s'est montrée déjà très salutaire dans les diarrhées
les plus rebelles. Elle les arrête, parce qu'elle tend
elle-même à provoquer des évacuations fréquentes (et
cela principalement sans affaiblir le malade). Pour
qu'elle soit d'un bon secours dans les diarrhées muqueuses, il faut l'administrer seulement à des doses tellement minimes, qu'elle n'augmente pas d'une manière
évidente les évacuations. Dans les diarrhées caractérisées par l'évacuation de matières âcres, corrosives, il
faut, au contraire, la prescrire à des doses plus fortes.

J'ai vu se produire des tumeurs glandulaires par
suite de l'abus d'une infusion de *fleurs d'arnica;* je

(1) Il me fallait aussi augmenter tous les jours les doses, plus rapidement qu'on ne le pratique ordinairement avec tout autre remède efficace.
Un enfant de quatre ans prit d'abord quatre grains par jour en une seule
fois, puis sept, huit et neuf grains. Les malades âgés de six et sept ans
ne purent d'abord supporter que six grains, et il fallut aller enfin jusqu'à
douze et quatorze. Un enfant, âgé de neuf mois, qui ne prit pas le médicament par la bouche, ne put d'abord supporter que deux grains, mêlés
avec de l'eau chaude, en lavement; il fallut ensuite porter la dose à six
grains.

crois ne pas me tromper en disant qu'elle pourra également les guérir lorsqu'on la donnera à des doses modérées.

La *millefeuille*, à doses modérées, est d'un excellent usage contre les hémorrhagies chroniques, tandis qu'employée à des doses plus élevées, elle est capable d'en provoquer.

Il n'y a rien d'étonnant à ce que la *valériane*, à doses faibles, guérisse les affections provenant d'une trop grande irritabilité, puisqu'à doses plus fortes elle exalte à un si haut degré l'irritabilité du corps. J'ai eu souvent l'occasion de me convaincre de ce fait.

Le *mouron des champs* et l'écorce de la *glu blanche* possèdent-ils ou non de grandes propriétés médicales? En les expérimentant à fortes doses sur des sujets bien portants, on saurait s'ils produisent une maladie artificielle semblable à celle contre laquelle on les a ·prescrits jusqu'à présent d'une manière empirique.

La maladie artificielle spécifique et les incommodités particulières déterminées par la *grande ciguë* sont loin d'être décrites avec toute l'exactitude nécessaire; loin de là, au contraire, des ouvrages entiers renferment des éloges de cette plante et des critiques de l'emploi empirique qu'on en a fait. Il est vrai qu'elle a provoqué la salivation, c'est-à-dire qu'elle jouit de la faculté d'exciter le système lymphatique, et qu'elle pourra rendre de grands services dans les cas où il s'agit de limiter l'activité excessive et permanente des vaisseaux absorbants (1). Comme, lorsqu'elle est admi-

---

(1) Lorsqu'on veut l'employer contre l'inertie de ces vaisseaux, elle n'exerce d'abord qu'un effet palliatif; mais insensiblement son action di-

nistrée à des doses fortes, elle produit, en outre, des
douleurs très vives dans les glandes, il est permis de
croire qu'employée à doses moins élevées, elle doit être,
dans les indurations douloureuses des glandes, dans
le cancer, et dans les tumeurs douloureuses occasionnées par l'abus du mercure, le meilleur moyen, non
seulement pour apaiser, d'une manière presque spécifique, cette espèce de douleurs chroniques, avec plus
d'efficacité et de durée que l'opium et tous les autres
palliatifs qui ont aussi une certaine tendance à les provoquer, mais encore pour fondre les tumeurs glandulaires elles-mêmes, soit qu'elles dépendent, comme nous
venons de le dire, d'un excès d'activité locale ou générale des vaisseaux lymphatiques, soit qu'elles se manifestent dans un corps d'ailleurs robuste, en sorte qu'il
ne soit, pour ainsi dire, nécessaire que de faire disparaître les douleurs pour mettre la nature à même de
vaincre seule le mal. Telles sont les tumeurs glandulaires douloureuses qui reconnaissent pour cause des
contusions extérieures (1).

minue ou devient même nulle, et elle nuit alors aussi en produisant un
état contraire à celui qu'on veut provoquer.

(1) Un enfant bien portant de la campagne eut, à la suite d'une chute
grave, une tumeur douloureuse à la lèvre inférieure. Au bout de quatre
semaines, la tumeur augmenta considérablement en dureté, en grosseur
et en sensibilité douloureuse. L'application du suc épaissi de la ciguë
d'eau opéra une guérison radicale au bout de quinze jours, sans récidive.
— Une servante robuste et bien portante, ayant porté un lourd fardeau,
éprouva une très forte pression du sein gauche, occasionnée par les bre-
télles de la hotte; il se forma une petite tumeur qui, au bout de six mois,
à chaque apparition des règles, augmentait de volume, de dureté et devenait plus douloureuse. L'emploi externe du suc épaissi de la ciguë d'eau
triompha du mal au bout de cinq semaines. La guérison aurait eu lieu
plus tôt, si le remède n'avait pas entamé la peau et produit des pustules

Dans le véritable cancer du sein, quand un état opposé du système glandulaire paraît prédominer, et qu'il y a inertie, la ciguë d'eau doit en effet être nuisible (malgré le soulagement qu'elle procure dès le début); elle doit principalement aggraver le mal si, comme cela arrive souvent, le corps est affaibli par de longues souffrances. Son action nuisible doit être d'autant plus prompte que son usage seul, continué pendant quelque temps, a plus généralement pour effet consécutif l'affaiblissement de l'estomac et de tout le corps. C'est précisément parce qu'elle excite d'une manière toute particulière, comme beaucoup d'ombellifères, le système glandulaire, qu'elle peut, ainsi que les anciens médecins l'ont déjà observé, restreindre la sécrétion abondante du lait. Si, prescrite à des doses élevées, elle montre une certaine tendance à déterminer la paralysie des nerfs de la face, on comprend pourquoi elle a été d'une utilité incontestable dans l'amaurose. Elle a fait disparaître des accidents spasmodiques, la coqueluche et l'épilepsie, parce qu'elle est portée à occasionner des convulsions. Elle rend encore des services plus marqués dans les convulsions des yeux et dans le tremblement général, parce que, prise à forte dose, elle peut provoquer ces mêmes symptômes. Il en est de même du vertige.

. Parmi les accidents qu'amène la *petite ciguë*, se trouvent les vomissements, la diarrhée, les coliques, le choléra et quelques autres sur lesquels je ne puis rien dire de positif (une tuméfaction générale, etc.), et

douloureuses, ce qui força d'en discontinuer l'emploi pendant quelques jours.

d'une manière tellement spécifique, l'idiotie, alternant
même avec la fureur, que les médecins prudents de-
vraient tâcher de tirer parti de cette plante dans cette
affection d'ailleurs si peu curable. J'avais chez moi un
extrait (suc épaissi) que j'avais préparé moi-même ; j'en
pris un grain, un jour que des travaux de tête fatigants
m'avaient rendu distrait et incapable de lire. Le résultat
fut une très grande disposition pour des travaux intel-
lectuels pendant plusieurs heures jusqu'à mon coucher.
Le lendemain, j'étais moins bien disposé.

La *ciguë d'eau* produit une ardeur vive dans l'œsophage et dans l'estomac, du tétanos, des spasmes
toniques de la vessie, du trismus, un érysipèle de la
face (maux de tête) et une véritable épilepsie. Toutes
ces maladies, contre lesquelles nous manquons encore
de moyens efficaces, trouveront très probablement leur
remède dans cette racine dont l'effet est si énergique,
lorsqu'elle est prescrite par un médecin prudemment
hardi.

Le Portugais Amatus a observé que la *coque du
Levant*, employée à la dose de quatre grains, produit
des nausées, des hoquets et de l'anxiété chez un adulte.
Chez les animaux, elle provoque un engourdissement
prompt, violent, qui disparaît bientôt lorsque la dose
n'a pas été mortelle. Nos successeurs trouveront en
elle un médicament très efficace, dès que les accidents
spasmodiques qu'elle occasionne auront été mieux
appréciés. Les Indiens se servent, entre autres substances, de la racine de cet arbre contre les fièvres
malignes (par conséquent, accompagnées d'engourdissement).

On a trouvé la *parisette à quatre feuilles* salutaire contre les spasmes. D'après les observations, encore incomplètes, que nous possédons sur les phénomènes pathologiques que ses feuilles peuvent déterminer, nous savons du moins qu'elle occasionne des crampes d'estomac.

Le *café*, à forte dose, produit des maux de tête ; aussi, employé à des doses modérées, les apaise-t-il, à moins qu'ils ne proviennent d'un embarras gastrique ou d'aigreurs des premières voies. Pris en forte quantité, il favorise le mouvement péristaltique des intestins ; c'est pourquoi, administré en petite quantité, il guérit les diarrhées chroniques (1). Sans l'abus que nous faisons de cette substance, les autres effets extraordinaires qu'elle produit pourraient très bien être adaptés à d'autres états morbides semblables du corps. Comme remède palliatif, d'une action contraire, il est l'antidote de l'opium, dont il combat les propriétés narcotiques qui irritent la fibre musculaire ; ses effets sont, à cet égard, convenables et suffisants, puisqu'il n'a que des symptômes fugaces à combattre, et non pas une disposition permanente du corps. De même dans les différentes fièvres intermittentes, où l'absence d'irritabilité et la rigidité excessive de la fibre ne permettent pas l'emploi d'ailleurs spécifique du quinquina, celui-ci, pris en grande quantité, semble les faire disparaître, mais il n'agit que comme palliatif, et, dans ce cas, la durée de son action directe n'est que de deux jours.

(1) *Voy.* le Mémoire de S. Hahnemann, *Les effets du café*, publié à la suite de l'*Organon*, traduit par A.-J.-L. Jourdan. Paris, 1845, pages 290 à 318.

La *douce-amère*, à forte dose, produit entre autres accidents, une forte tuméfaction des parties malades, et des douleurs vives ou de l'insensibilité dans ces parties, et même la paralysie de la langue (et du nerf facial?). Il n'est donc pas étonnant que, à doses modérées, cette plante ait triomphé des accidents paralytiques, de l'amaurose et de la surdité, et qu'elle soit d'un secours plus grand encore dans la paralysie de la langue. C'est par suite de ces deux premières qualités qu'elle est un des principaux moyens contre le rhumatisme chronique et les douleurs ostéocopes qui sont la conséquence de l'abus des préparations mercurielles. Par suite de la propriété dont elle jouit d'exciter la strangurie, elle a été d'un bon secours dans la gonorrhée rebelle, et, en vertu de sa disposition à provoquer dans la peau des démangeaisons et du fourmillement, elle se montre salutaire contre beaucoup d'affections cutanées et de vieux ulcères, même contre ceux qui proviennent de l'abus du mercure. Comme elle produit, quand on la donne à des doses élevées, des mouvements convulsifs aux mains, aux lèvres et dans les paupières, ainsi qu'un tremblement dans les membres, on comprend facilement pourquoi elle a été d'une si grande utilité dans les affections spasmodiques. Dans la fureur utérine, elle sera probablement salutaire, puisqu'elle excite d'une manière spécifique les nerfs des organes de la génération, et qu'administrée à forte dose, elle y provoque des démangeaisons et des douleurs.

Les *baies de la morelle noire* ont produit des contorsions bizarres des membres et du délire : il est donc probable que cette plante se montrera d'une grande utilité dans la démonomanie (folie avec contorsions des membres

et propos singuliers, emphatiques, souvent inintelli-
gibles, regardés jadis comme des prophéties et des
langues étrangères), surtout lorsqu'il existe en même
temps des douleurs à l'épigastre, douleurs que ces baies
déterminent à forte dose, et qu'elles font par conséquent disparaître si elles sont prescrites à petite dose.
Comme cette plante produit l'érysipèle de la face, elle
pourrait être utile contre cette affection : c'est ce qu'a
démontré son emploi externe. Prise à l'intérieur, la
morelle noire détermine à un degré plus élevé que la
douce-amère, dans son effet direct, un gonflement des
parties externes du corps, c'est-à-dire qu'elle entrave
momentanément l'action du système absorbant, de
sorte que sa grande propriété diurétique n'est que l'effet consécutif indirect. On comprendra facilement
de cette manière, en l'expliquant par l'analogie de
son action, sa faculté curative dans l'hydropisie, faculté d'autant plus précieuse que la plupart des substances que nous possédons contre cette affection
n'exercent qu'un effet contraire (en excitant d'une manière lente et passagère le système lymphatique), et
sont par conséquent des palliatifs incapables d'opérer
une guérison durable. Comme en outre, donnée à forte
dose, elle occasionne non seulement de l'œdème, mais
aussi un gonflement général avec inflammation, douleurs pruriteuses et brûlantes insupportables, roideur
des membres, éruption pustuleuse, desquamation de
la peau, ulcères, croûtes gangréneuses, etc., il ne faut
pas s'étonner si, appliquée à l'extérieur, elle a guéri
différentes douleurs et certaines inflammations. Mais
en rassemblant tous les symptômes pathologiques que

provoque la morelle noire, on ne saurait méconnaître
une ressemblance frappante avec les convulsions céréa-
les dont elle sera très probablement le moyen spécifique.

Il est presque certain que la *belladone* se montrera
très utile, sinon dans le tétanos, au moins dans le
trismus (qu'elle peut elle-même provoquer) et dans
la dysphagie spasmodique (qu'elle détermine également d'une manière spécifique); l'un et l'autre résultat appartient à son action directe. Je n'ose affirmer que son pouvoir de calmer la rage, si toutefois
elle le possède, provienne de la dernière propriété
que je viens de citer, ou bien en même temps de
la vertu palliative dont elle est douée, de supprimer pendant quelques heures l'irritabilité et la sensibilité si excessives dans l'hydrophobie. La faculté
qu'elle a de diminuer et de fondre des glandes indurées,
douloureuses, ulcérées, s'explique par sa propriété de
faire naître directement, dans ces tumeurs glandulaires, une douleur térébrante, rongeante. Il me semble
cependant que, dans celles qui proviennent d'un excès
d'irritation du système lymphatique, elle n'agit que
d'une manière opposée, c'est-à-dire palliative et seulement pour un temps très court (avec aggravation ul-
térieure, comme cela arrive pour tous les palliatifs des
affections chroniques); mais, au contraire, par un produit pathologique semblable, c'est-à-dire d'une manière
permanente et durable, dans celles qui reconnaissent
pour cause une atonie du système lymphatique. Elle
serait donc utile dans les cas d'induration glandulaire
où la grande ciguë ne saurait trouver son emploi, et

vice versâ. Cependant comme, prise pendant un certain temps, elle épuise, par son effet consécutif indirect, tout le corps et que même des doses peu élevées ou administrées à des intervalles trop rapprochés, peuvent facilement provoquer une fièvre gangréneuse, il s'ensuit que tout le bien qu'elle peut faire est effacé par ces inconvénients qui résultent de son emploi, et que la maladie se termine d'une manière fâcheuse (surtout chez les sujets affectés de cancer et dont les forces ont été quelquefois épuisées par plusieurs années de souffrances), à moins qu'elle ne soit employée avec prudence et chez des sujets robustes. Elle suscite directement le délire furieux (de même qu'une sorte de spasmes toniques, dont nous avons parlé plus haut); d'un autre côté, des spasmes cloniques (convulsions) seulement comme effet consécutif, résultat de son action directe, qui consiste à suspendre les fonctions animales et naturelles. C'est pourquoi, dans l'épilepsie avec délire, elle a toujours été très efficace contre celui-ci, tandis que l'action contraire (palliative) du remède s'est bornée, à l'égard de l'épilepsie, à la modifier simplement en la faisant passer au tremblement et à d'autres accès spasmodiques semblables, propres à des organisations affaiblies et irritables. Tout spasme que la belladone détermine par son action directe et première est une sorte de spasme tonique; il est vrai de dire que les muscles sont dans un état de relâchement approchant de celui qu'on observe dans la paralysie; cependant le manque d'irritabilité amène une espèce d'immobilité et un sentiment de constriction. Le délire qu'elle excite prenant un caractère furieux, elle calme ce délire en lui enlevant au moins ce caractère. Elle supprime, par son effet direct, le souvenir ; elle aggrave, ou bien même elle détermine la nostalgie, ce dont j'ai eu maintes fois l'occasion de me convaincre par l'expérience (1).

L'augmentation des sécrétions urinaire et cutanée, du flux menstruel et de la salive, est uniquement la suite de l'état opposé du corps, que laisse après lui un excès d'irritabilité ou au moins de sensibilité, pendant l'état consécutif indirect, lorsque s'est épuisé l'effet primitif direct de la belladone. Pendant celui-ci, toutes ces sécrétions, comme je l'ai observé plusieurs fois, sont souvent complétement supprimées durant dix heures et plus, surtout après de fortes doses. Ainsi donc, dans le cas où ces sécrétions se font difficilement et occasionnent une maladie grave, la belladone, en sa qualité de médicament qui jouit d'une propriété analogue, éloigne cette difficulté d'une manière durable et énergique, quand elle a pour cause la roideur de la fibre musculaire et le manque d'irritabilité et de sensibilité. Je dis à dessein, maladies graves : car c'est uniquement contre celles-ci qu'il est permis de prescrire des remèdes aussi violents et qui exigent tant de circonspection. Plusieurs espèces d'hydropisie, de chlorose, etc., sont dans ce cas. La tendance qu'a la belladone à amener la paralysie des nerfs optiques la rend, comme médicament semblable, très importante dans l'amaurose (2). Dans son action directe, elle détermine

_____

(1) C'est pour cette raison qu'elle sera utile contre l'affaiblissement de la mémoire.

(2) J'ai constaté plusieurs fois sa grande utilité dans le traitement de cette maladie.

de l'insomnie, et le sommeil profond qui lui succède n'est que la conséquence de l'état opposé produit par la cessation de cette action. Par conséquent, la belladone, à l'aide de cette maladie artificielle, surmontera d'une manière plus durable qu'aucun autre palliatif une insomnie habituelle.

On affirme qu'elle s'est montrée très salutaire dans le traitement de la dyssenterie, probablement parce que, par son action directe, elle suspend les évacuations alvines dans la dyssenterie la plus simple, caractérisée par l'absence de matières stercorales et par la rareté des déjections, mais nullement dans ces diarrhées dyssentériques, lientériques dans lesquelles elle est très nuisible.

Elle provoque l'apoplexie, et si, comme on le prétend elle s'est montrée d'un bon effet dans l'apoplexie séreuse, c'est à cette propriété qu'elle le doit. En outre, dans son action indirecte, elle détermine de l'ardeur à l'intérieur, avec une augmentation de la température des parties externes. Cette action persiste pendant douze, vingt-quatre et quarante-huit heures. C'est pourquoi on ne devrait pas répéter la dose avant deux jours. Si on la renouvelle fréquemment, même à faible dose, d'une manière prompte, cela équivaut pour le danger à l'action d'une forte dose. L'expérience confirme cette assertion.

La *jusquiame*, à forte dose, diminue, dans son action directe, à un haut degré la chaleur vitale, et relâche, pour quelque temps, la tonicité : aussi, à dose modérée, est-elle un excellent palliatif externe et interne dans les accidents subits, occasionnés par la tension et l'inflammation des fibres. Mais ce n'est pas le cas d'en

parler ici ; il s'agit seulement de remarquer que,
par suite de cette propriété, la jusquiame, n'importe
à quelle dose on l'emploie, n'exerce qu'une action
palliative fort incomplète contre les accidents chroniques qui proviennent de la contraction de la fibre, et
qu'en général, elle les augmente plutôt qu'elle ne les
diminue par son effet consécutif indirect, opposé à son
effet primitif. D'un autre côté, dans l'atonie chronique
des fibres, elle secondera parfaitement les propriétés
des toniques, puisque, dans son effet primitif, elle
affaiblit, et que, consécutivement, elle relève les forces
d'une manière beaucoup plus durable. Elle jouit, en
outre, de la faculté de déterminer, à forte dose, des
hémorrhagies, notamment l'épistaxis et le retour fréquent du flux menstruel : c'est ce que l'expérience m'a
appris. Un fait des plus remarquables est la maladie
artificielle que font naître les doses élevées de cette
plante : l'aliénation mentale qu'elle provoque est sans
sentiment de crainte (1), soupçonneuse, querelleuse,
vindicative, accompagnée de propos offensants, mé-
chants, et d'actes de violence (c'est pourquoi les
anciens désignaient la jusquiame par le nom d'*altercum*).
C'est cette espèce d'aliénation mentale qu'elle guérit
principalement, seulement la rigidité des fibres empêche quelquefois la guérison de se maintenir. Il
est possible aussi qu'elle guérisse la difficulté de
remuer les membres, l'insensibilité qui se déclare
dans ces parties, et les accidents apoplectiques qu'elle
détermine. Prescrite en grande quantité, elle provoque,

---

(1) L'effet consécutif indirect est une espèce de timidité et de crainte.

par son effet primitif direct, des convulsions ; de là son
utilité dans l'épilepsie et probablement aussi dans la
perte de la mémoire, qui complique généralement cette
dernière affection ; par elle-même, elle peut amener
une diminution des facultés intellectuelles.

Le pouvoir que possède la jusquiame de susciter directement de l'insomnie avec un penchant continuel
au sommeil en fait, dans la perte chronique de la mémoire, un remède beaucoup plus durable que l'opium,
qui n'est souvent qu'un palliatif, d'autant plus qu'elle
tient en même temps le ventre libre, quoique cela n'arrive que consécutivement et d'une manière indirecte à
la suite de chaque nouvelle dose ; par conséquent, son
action est seulement palliative. Elle occasionne , dans
son action directe , une toux sèche , la sécheresse de
la bouche et du nez, ce qui la rend très salutaire dans
la toux d'irritation et probablement aussi dans l'enchi-
frènement. L'écoulement chronique du nez et la salivation qu'elle détermine quelquefois n'appartiennent
qu'à son effet consécutif indirect. La semence donne
naissance à des spasmes des muscles de la face et des
yeux, et en opérant son action sur le cerveau, détermine
des vertiges et une douleur obtuse dans les méninges.
Le médecin praticien saura tirer parti de ces données.

L'effet direct dure à peine deux heures.

La *pomme épineuse* produit des rêves bizarres dans
l'état de veille : le malade ne remarque pas les objets
qui l'entourent ; souvent il confond les personnes , il
délire à haute voix comme ceux qui parlent pendant leur
sommeil. Elle guérit d'une manière spécifique cette
sorte de manie. Elle donne lieu d'une façon toute spé-

ciale à des convulsions, et devient de cette façon très salutaire dans l'épilepsie. Ces deux qualités en font un médicament utile dans la démonomanie.

La faculté de supprimer la mémoire pourrait engager les médecins à l'employer dans les cas de faiblesse de cette faculté intellectuelle. Elle sert principalement dans l'excès de mobilité des fibres, parce que par elle-même, si on la prescrit à forte dose, elle rend, pendant la durée de son effet direct, les fibres mobiles. Les symptômes qu'elle provoque directement sont : chaleur et dilatation de la pupille, espèce d'hydrophobie, rougeur et œdème de la face, convulsions dans les muscles des yeux, constipation, respiration difficile ; consécutivement : pouls lent, mou, sueurs, sommeil. L'effet direct des doses fortes dure à peu près vingt-quatre heures ; celui des doses faibles, trois heures seulement. Les acides végétaux, et surtout l'acide citrique, empêchent immédiatement toute son action de se manifester (1).

Les autres variétés de la pomme épineuse paraissent agir d'une manière analogue.

Les propriétés spécifiques du *tabac* résident, entre autres, dans le pouvoir qu'a cette substance d'affaiblir les sens extérieurs et d'obscurcir le sensorium ; aussi doit-on espérer arriver à en tirer quelque avantage dans l'idiotisme.

Pris en petite quantité, il excite déjà d'une manière

(1) Un malade que deux grains du suc épaissi de cette herbe avaient chaque fois beaucoup fatigué fut un jour sans en éprouver le moindre inconvénient : il avait mangé une grande quantité de petites groseilles ; une forte dose d'écaille d'huître pulvérisée rétablit immédiatement toute l'efficacité de la pomme épineuse.

assez forte la fibre musculaire des premières voies, propriété qui devient précieuse comme moyen temporaire à effet contraire (fait reconnu, mais dont il ne peut nullement être question ici); d'un autre côté, comme remède semblable, il rend probablement des services dans les espèces de vomissements qui tendent à la chronicité, dans la disposition à la colique et dans la constriction spasmodique du gosier. Ces phénomènes ont été déjà confirmés en partie par l'expérience. Il diminue la sensibilité des premières voies : de là sa faculté palliative à diminuer la faim (et la soif?). Administré à doses élevées, il dépouille de leur irritabilité les muscles soumis à la volonté, et suspend temporairement l'influence que le cerveau exerce sur eux. Il est possible que cette puissance donne au tabac, en sa qualité de remède à propriétés analogues, des vertus curatives dans la catalepsie; mais, c'est précisément à cause de cette faculté, que son emploi prolongé et excessif (chez les fumeurs et les priseurs, par exemple), exerce une influence tellement fâcheuse sur l'état des muscles qui président aux fonctions animales, qu'il en résulte, avec le temps, une disposition à l'épilepsie, à l'hypochondrie et à l'hystérie. L'usage du tabac est très avantageux pour les aliénés : cette bizarrerie s'explique par l'instinct qui porte ces malheureux à se procurer, d'une manière palliative, une certaine insensibilité dans les hypochondres (1) et dans le cerveau, les deux siéges ha-

_____

(1) Ici se rapporte aussi le sentiment, quelquefois insatiable, de faim qu'éprouvent un grand nombre d'aliénés, et qu'ils paraissent généralement combattre par l'usage du tabac. J'ai observé quelques maladies de ce genre, surtout chez des mélancoliques qui n'éprouvaient aucun désir de prendre du tabac, mais aussi qui avaient très peu faim.

bituels de leurs souffrances. Comme médicament contraire, il ne leur apporte qu'un soulagement temporaire ; le goût pour le tabac s'accroît sans cesse et ne
suffit plus pour atteindre le but ; dans ce cas, l'affection mentale fait d'autant plus de progrès que la durée
d'action de cette plante est plus courte. Celle-ci, si elle
est directe, n'est que de quelques heures, excepté pour
les doses très fortes : alors elle est tout au plus de vingt-
quatre heures.

Les graines de la *noix vomique* sont une substance
efficace ; mais les phénomènes morbides qu'elles provoquent ne sont pas suffisamment connus. La plupart
de ceux que j'ai gravés dans ma mémoire proviennent
de mes propres observations.

Ces graines produisent des vertiges, de l'anxiété, des
frissons, etc., dans l'effet consécutif, une certaine immobilité de toutes les parties du corps, au moins
des membres, des pandiculations, selon la quantité plus ou moins forte. C'est pourquoi elles sont d'un
grand usage, non seulement dans les fièvres intermittentes en général, mais dans les fièvres congestion-
nelles. Par suite de l'effet primitif direct, la fibre musculaire devient très mobile, la sensibilité s'exalte outre
mesure jusqu'à une sorte d'ivresse, avec timidité et
disposition à la frayeur. Il se manifeste des convulsions.
Cette action persistante sur la fibre musculaire semble
épuiser l'irritabilité pour les fonctions animales d'a-
bord, ensuite pour les fonctions vitales. Quand l'effet
consécutif indirect se déclare, il y a diminution de l'irritabilité, d'abord pour les fonctions vitales (sueurs générales), ensuite pour les fonctions animales, et, en

dernier lieu, pour les fonctions naturelles. Cet effet
consécutif persiste, surtout pour les dernières, pendant plusieurs jours : la sensibilité diminue pendant
l'effet consécutif. Je n'oserais pas affirmer que la tonicité des muscles soit affaiblie dans l'effet primitif direct; mais il est certain que la contractilité des fibres
diminue autant dans l'effet consécutif qu'elle a augmenté dans l'effet direct.

Ces faits admis, la noix vomique produit un accès qui
ressemble beaucoup aux paroxysmes hystériques et hypo-
chondriques, et l'on comprendra ainsi pourquoi elles se
sont montrées si souvent efficaces contre ces affections.

La tendance de cette substance à déterminer, dans
son action primitive directe, la contractilité des
muscles, montre une si grande analogie avec l'épilepsie, que dès lors on pourrait en tirer la conclusion
qu'elle doit la guérir, si l'expérience ne l'avait déjà
prouvé.

Outre les vertiges, l'anxiété et les frissons, elle amène
une sorte de délire qui consiste dans des visions bizarres, quelquefois effrayantes, et dans une tension dans
l'estomac; elle a dû en conséquence guérir très rapidement, chez un ouvrier laborieux et intelligent de la
campagne, une fièvre qui commençait par un sentiment
de tension à l'estomac, à laquelle se joignait bientôt un
vertige qui le faisait tomber à la renverse. A ce vertige
succédait une espèce de trouble de l'esprit avec visions
effrayantes, idées hypochondriaques, anxiété et lassitude. Dans la matinée, il se portait assez bien et il n'était
nullement accablé; l'accès ne commençait que vers deux
heures de l'après-midi. Il prit chaque jour une dose de

noix vomique, que l'on augmenta de plus en plus ; dès
la quatrième dose, qui était de quelques grains, il
survenait une grande anxiété avec immobilité et roideur des membres ; cette anxiété se terminait par une
sueur abondante. La fièvre et les accès nerveux avaient
disparu pour ne plus se reproduire, bien que, depuis
plusieurs années, il eût éprouvé de temps à autre de
ces paroxysmes subits, souvent sans fièvre.

Dans une fièvre dyssentérique (sans dyssenterie) que
je traitai chez des sujets qui habitaient une maison dans
laquelle se trouvaient des personnes atteintes de dyssenterie, j'ai utilisé la tendance qu'a la noix vomique à
provoquer des spasmes du bas-ventre, de l'anxiété et de
la pesanteur à l'estomac. Elle diminuait, dans ces cas,
d'une manière très efficace, le malaise général, la morosité, l'anxiété et la pesanteur à l'estomac. J'obtins
le même résultat chez des personnes affectées de dyssenterie ; mais comme cette maladie était simple, non
accompagnée de diarrhée, elle diminua le nombre des
évacuations, en vertu de la tendance qu'elle a à déterminer la constipation. Les signes de décomposition de la
bile ne tardèrent pas à se manifester, et les excrétions
dyssentériques, quoique rares, étaient accompagnées
d'un ténesme aussi opiniâtre qu'auparavant et d'une
aussi mauvaise nature. Le goût restait nul ou mauvais.
C'est pourquoi la disposition à diminuer le mouvement
péristaltique devient fâcheuse dans la vraie dyssenterie
simple ; elle sera, je pense, plus utile, au moins comme
palliatif, dans les diarrhées même dyssentériques. J'ai
vu se produire, pendant son emploi, des mouvements
cloniques, comme occasionnés par un animal vivant,

aux membres et principalement dans les muscles du
ventre.

On a vu la *fève Saint-Ignace* occasionner des tremblements qui persistaient pendant quelques heures, des
convulsions, des spasmes, une humeur acariâtre, un rire
sardonique, le vertige, des sueurs froides. On en a retiré
de bons effets dans des cas analogues. Elle provoque un
frisson fébrile et (dans son effet consécutif?) de la
roideur des membres. Aussi a-t-elle triomphé, par un
effet semblable, des fièvres intermittentes qui étaient
rebelles à l'action du quinquina. C'était probablement
des fièvres intermittentes simples, compliquées d'une
sensibilité et d'une irritabilité excessives (sans doute
des premières voies). Cependant les autres symptômes
qu'elle produit demanderaient à être observés plus minutieusement, pour l'adapter aux cas contre lesquels
elle convient par la similitude de ses manifestations.

La *digitale* occasionne les nausées les plus fatigantes;
son usage longtemps continué donne souvent naissance à une véritable boulimie. Elle amène une sorte
de trouble psychique, assez difficile à reconnaître,
puisqu'il ne se manifeste que par des mots incohérents,
par une sorte d'entêtement, d'opiniâtreté, de désobéis-
sance sournoise, par une propension à s'enfuir, etc.;
trouble qui empêche souvent d'en prolonger l'administration. Comme elle détermine, en outre, dans son
effet direct, des maux de tête violents, du vertige, des
maux d'estomac, une diminution considérable de la
force vitale, le sentiment d'une mort prochaine, le ralentissement du pouls et la diminution de la chaleur
vitale, on comprendra dans quelle espèce d'aliénation

mentale elle pourra rendre des services. En effet, elle a été utile dans plusieurs cas de cette affection ; il est seulement à regretter qu'on n'ait pas pris une note exacte des symptômes.

Elle provoque dans les glandes une sensation de prurit et de douleur, qui la fait recommander pour la guérison des tumeurs glandulaires.

Elle enflamme les glandes de Meïbomius, et partant elle guérira certainement les inflammations. En général, elle paraît ralentir le cours du sang, et, d'un autre côté, exciter le système des vaisseaux absorbants et se montrer surtout utile lorsqu'il y a inertie dans l'accomplissement de ces fonctions. Elle remédie à la première par un effet analogue à la seconde, par ses propriétés contraires. Mais comme son action directe persiste longtemps (il y a des exemples de cinq et six jours), elle peut aussi, comme remède contraire, agir comme moyen curatif durable. C'est cette dernière considération qui s'applique à sa propriété diurétique dans l'hydropisie ; elle est contraire et palliative, mais néanmoins persistante, et c'est tout ce qui constitue sa valeur.

Dans son effet consécutif, elle rend le pouls petit, dur, accéléré ; aussi convient-elle moins à des malades qui ont un pouls analogue (fébrile), qu'à ceux qui ont le pouls tel que le fait la digitale, dans son effet direct, c'est-à-dire, lent, large. Les convulsions qu'elle provoque, à forte dose, lui assignent une place parmi les antiépileptiques ; elle est probablement salutaire dans certaines conditions qui dépendent des autres symptômes morbides auxquels elle donne naissance. Par suite de son emploi, les malades voient souvent les objets autrement coloriés qu'ils ne le sont réellement, et la vue s'obscurcit. Elle guérira donc des maladies analogues de la rétine. — J'ai remarqué qu'en l'associant à des sels alcalins, on neutralise sa propriété de provoquer des diarrhées, ce qui empêche quelquefois la guérison.

Comme l'effet direct de la digitale persiste pendant plusieurs jours et quelquefois davantage (car il est un fait remarquable sur lequel on doit fixer son attention pendant le traitement, c'est que plus on en continue l'usage, plus l'effet direct de chaque dose persiste), on comprendra combien se trompent ceux qui la prescrivent à doses faibles, mais souvent répétées. De cette manière, la première dose n'a pas encore épuisé son action, quand déjà on administre la sixième et la huitième. Ils ignorent en effet qu'ils font prendre ainsi une énorme quantité de ce remède, qui amène souvent une terminaison funeste (1). Une seule dose suffit tous les trois jours, tous les deux jours au plus, et en général, plus on en poursuit l'emploi, plus les intervalles doivent être éloignés.

(Pendant qu'elle agit directement, il faut s'abstenir de prescrire du quinquina : cette substance augmente, jusqu'à l'agonie, l'anxiété produite par la digitale.)

La *pensée* commence par multiplier les éruptions cutanées, et montre ainsi le pouvoir qu'elle a de guérir celles-ci d'une manière efficace et durable.

(1) Une femme, à Édimbourg, prit pendant trois jours des feuilles de digitale en poudre, à la dose de 2 grains, trois fois par jour, et l'on fut surpris de la voir succomber à des doses aussi faibles après six jours de vomissements. Mais que l'on considère que c'était presque comme si elle avait pris dix-huit grains à la fois.

L'*ipécacuanha* s'emploie avec avantage dans les affections contre lesquelles la nature elle-même a déjà agi, sans être assez forte pour atteindre le but. Dans ce cas, l'ipécacuanha offre aux nerfs de l'orifice cardiaque, à la partie la plus sensible de l'organe de la force vitale, une substance à laquelle elle répugne absolument, et qui, en occasionnant du dégoût, des nausées, de l'anxiété, agit ainsi seulement d'une manière plus analogue que les matières morbides qu'il s'agit d'expulser. C'est contre cette double résistance que la nature emploie surtout ses forces d'une manière opposée, et les matières morbides sont ainsi plus facilement éloignées ; c'est ainsi que la crise se produit dans les fièvres, que les obstructions des viscères abdominaux, de la poitrine et de l'utérus sont dégagées, et les miasmes des maladies contagieuses transportés sur la peau ; le spasme produit par l'ipécacuanha l'emporte sur le spasme présent ; la racine donne du ton et de la liberté aux vaisseaux relâchés ou irrités par une matière âcre qui s'y est déposée, ou bien disposés à des hémorrhagies. Son action est surtout manifeste dans le penchant chronique aux vomissements sans matières. On l'administre alors à des doses très faibles pour provoquer de fréquentes nausées, et à chaque nouvelle dose les envies de vomir se reproduisent plus rarement, et finissent même par cesser pendant un temps plus long qu'après l'usage de tous les palliatifs.

Le *laurier-rose*, qui a la propriété de faire naître des palpitations, de l'anxiété et des défaillances, peut aussi amener de bons résultats dans certaines palpitations chroniques, et peut-être même dans l'épilepsie. Il occasionne le gonflement du bas-ventre, diminue la chaleur vitale ; en un mot, il semble être une des plantes les plus efficaces.

L'obscurité qui règne encore sur les symptômes morbides suscités par l'*écorce du Malabar* ne nous permet pas de rechercher d'une manière rationnelle sa véritable vertu médicinale. Cependant, comme elle augmente de prime abord les évacuations alvines, elle semble, par l'analogie de ses effets, propre à arrêter les diarrhées.

Le *raisin d'ours*, d'une âcreté perceptible aux sens, possède la vertu toute particulière d'amener assez souvent la dysurie, l'émission involontaire de l'urine, etc., ce qui annonce chez lui une certaine tendance à donner lieu par lui-même à de semblables résultats et à guérir d'une manière durable des maux de ce genre. C'est en effet ce qu'a prouvé l'expérience.

Le *rosage à fleurs blanches* montre, par la douleur brûlante, picotante et pongitive qu'il fait naître dans les parties affectées, qu'il peut en effet guérir, et l'expérience ne dément pas cette assertion, par un effet analogue, des douleurs de différente nature, et dont les membres sont le siége. Il détermine une certaine gêne de la respiration et des éruptions cutanées ; aussi est-il appelé à rendre des services dans des affections de ce genre, de même que dans les ophthalmies, puisqu'il produit du larmoiement et des démangeaisons dans l'œil.

Les observations que j'ai faites sur le *lédon des marais* m'ont conduit à reconnaître que, entre autres propriétés, il jouit de celle de rendre la respiration difficile, douloureuse ; de là son efficacité dans la co-

queluche. Il en est de même probablement pour la
dyspnée. Ne serait-il pas également d'un bon secours
dans le point de côté inflammatoire, puisque son pouvoir de diminuer à un aussi haut degré (dans son action consécutive?) la chaleur du sang, accélère la
guérison? Il occasionne une sensation de douleur lancinante dans toutes les parties du col; aussi est-il
d'une utilité très grande dans l'angine maligne et inflammatoire. J'ai pu reconnaître également la propriété
spécifique dont il jouit d'évoquer sur la peau un prurit
incommode, ce qui le rend très utile dans le traitement
des affections chroniques de la peau. L'anxiété et les
défaillances, qui sont le résultat de son administration,
recommanderaient son emploi dans des cas analogues.
Comme moyen diurétique, il exerce un effet passager
et opposé, et, donné en même temps comme diaphorétique, il peut probablement guérir l'hydropisie et surtout l'hydropisie aiguë. C'est sur quelques unes de ces
propriétés que se fonde le plus ou moins d'efficacité
qu'on lui attribue dans le traitement de la dysenterie.
Mais était-ce véritablement à la dysenterie qu'on avait
affaire, ou n'était-ce pas plutôt à ces diarrhées douloureuses qu'on a si souvent confondues avec elle? Il peut
probablement agir comme palliatif dans les diarrhées,
en accélérer la guérison et contribuer à l'achever ; je
l'ai vu, au contraire, continuellement échouer dans la
dysenterie simple, véritable. L'affaiblissement dans
lequel il jette le malade, s'opposait à ce que l'on en
continuât l'usage, et il ne changeait ni les selles ni le
caractère des excrétions, bien que celles-ci devinssent
plus rares. Les phénomènes de décomposition de la

bile se manifestaient pendant son emploi avec plus de
fréquence que lorsqu'on abandonnait les malades aux
seules forces de la nature. Il leur donne une mauvaise
humeur d'un caractère tout particulier, provoque des
maux de tête et de l'obnubilation ; les membres inférieurs vacillent, la pupille se dilate (ces deux derniers
symptômes , ou le dernier du moins, se montrent-ils
seulement dans l'effet consécutif?). Dix grains en infusion, dans les vingt-quatre heures, suffisaient pour
un enfant de six ans.

L'effet primitif direct de l'*opium* consiste à exalter
passagèrement les forces vitales et à donner une plus
grande tonicité aux vaisseaux et aux muscles , principalement à ceux qui président aux fonctions animales
et vitales. Il excite les organes de l'âme, la mémoire,
l'imagination et les passions. Administré à des doses
modérées, il provoque une certaine aptitude pour les
affaires, de la vivacité dans la parole, des saillies ; il
rappelle le souvenir des temps passés, excite à l'a-
mour, etc. Pris à des doses fortes, il donne de la hardiesse, de la bravoure, une gaieté folle, de la lascivité ;
à doses plus fortes encore, il occasionne des accès de
folie furieuse et des convulsions. Dans tous ces états,
la spontanéité, la liberté de l'esprit, sous le rapport du
sentiment, du jugement et de l'activité, sont d'autant
plus affectées que la dose a été plus élevée. De là vient
ce défaut de perception des influences étrangères désagréables, des douleurs, etc. Mais cet état ne dure pas
longtemps : peu à peu les idées se perdent, les images
s'évanouissent graduellement, la fibre se relâche et le
sommeil survient. Lorsqu'on en prolonge l'administra-

tion en augmentant les doses, les suites (de l'effet consécutif indirect) sont : faiblesse générale, somnolence,
paresse, malaise avec morosité, tristesse, perte de
mémoire, insensibilité, idiotisme, jusqu'à ce qu'une
nouvelle dose d'opium ou d'autres substances analogues
déterminent une nouvelle excitation. Dans l'effet direct,
l'irritabilité de la fibre semble diminuer à mesure que
la tonicité augmente ; dans l'effet consécutif, au contraire, celle-ci diminue tandis que la première l'emporte (1). L'effet direct accorde à l'esprit, moins que
l'effet consécutif, la liberté de sentir (la douleur, le
chagrin, etc.) ; de là sa propriété de calmer les douleurs.

(Dans les cas qui ne réclameront que l'action directe
comme cardiaque, il faudra répéter la dose toutes les
trois ou quatre heures, c'est-à-dire avant que survienne
chaque fois l'effet consécutif relâchant, qui exalte l'irritabilité. Dans toutes ces circonstances, il n'agit que
comme palliatif et d'une manière opposée. Employé
ainsi, il ne pourra jamais être un tonique, surtout
dans les cas de faiblesse chronique. Mais ce n'est pas de
cette affection qu'il s'agit en ce moment.)

Au contraire, si l'on veut affaiblir d'une manière
durable la tonicité de la fibre (j'appelle tonicité le

---

(1) Il se manifeste une sensibilité très prononcée aux influences désagréables, telles que la frayeur, le chagrin, la crainte, l'air vif, etc. Qu'on
regarde, dans ce cas, la mobilité de la fibre comme l'exaltation de l'irritabilité, peu importe, mais sa sphère est très bornée, que la fibre soit
trop relâchée et qu'elle ne puisse pas se contracter beaucoup, ou bien
que, trop contractée et très peu relâchée, elle soit impropre à accomplir
un acte grand, énergique. Dans un état pareil de la fibre, il y a évidemment tendance aux inflammations chroniques.

pouvoir dont elle jouit de se contracter aussi bien que
de se relâcher complétement), et diminuer, de la même
façon, son irritabilité trop faible, comme cela arrive
dans quelques cas de manie, alors on retire quelque
avantage de l'emploi de l'opium comme moyen à effet
analogue, en augmentant successivement la dose, et
l'on met à profit l'effet consécutif indirect. C'est
d'après le même principe qu'il faut juger les essais
faits avec l'opium contre les véritables inflammations,
le point de côté, par exemple. Dans ces cas, une dose
à peu près toutes les douze à vingt-quatre heures est
nécessaire.

Mais il paraît qu'on a même employé cet effet consécutif direct comme moyen curatif analogue; je ne
sache pas que cette épreuve ait été faite avec un autre
médicament. C'est qu'on a opposé l'opium avec le
plus grand succès, non pas à de véritables affections
syphilitiques (on se trompait en le croyant), mais aux
accidents si fréquents dus à l'abus du mercure dans les
maladies vénériennes, et qui sont souvent bien plus sérieux que la syphilis même.

Avant d'expliquer cette manière d'administrer
l'opium, je vais faire quelques observations sur la nature de la syphilis, et je ferai connaître en même temps
tout ce que j'ai à dire du mercure en général.

La syphilis reconnaît pour principe un virus qui,
outre les autres propriétés qu'il manifeste dans le corps
humain, a une tendance très marquée à donner naissance à des tumeurs glandulaires qui s'enflamment et
suppurent (à affaiblir la tonicité?), à relâcher les fibres
et à en diminuer tellement la cohésion, qu'il se produit

une foule d'ulcères qui s'étendent, et dont l'incurabilité
s'annonce pas leur forme arrondie; enfin à exalter l'irritabilité. Comme une affection aussi chronique ne
pouvait être guérie que par un moyen qui détermine
un état analogue à la syphilis, il était impossible de
découvrir un remède plus efficace que le mercure.

La propriété du mercure, d'opérer des changements
dans l'organisme humain, consiste principalement à
exciter, par son effet direct, le système glandulaire (et à
laisser après lui, par son effet indirect, des indurations
glandulaires); à diminuer tellement la tonicité de la fibre
et sa cohérence, qu'il se développe une foule d'ulcères
qui s'étendent, et dont l'incurabilité se manifeste par
la forme arrondie; enfin, à exalter à un haut degré
l'irritabilité et la sensibilité.

Ces propriétés spécifiques ont été constatées par
l'expérience. Mais comme il n'existe aucun remède à
effet aussi semblable que la maladie qu'on se propose
de guérir, l'affection mercurielle (les changements et
les symptômes ordinaires que le mercure produit dans
le corps) diffère toujours beaucoup de la nature de la
syphilis. Les ulcères syphilitiques ne se rencontrent
que dans les parties les plus superficielles, surtout les
ulcères deutéropathiques (les ulcères primitifs n'augmentent que très lentement en étendue); au lieu de
pus, ils sécrètent une humeur visqueuse; leurs bords
ne s'élèvent presque pas au-dessus du niveau de la peau
(excepté dans les ulcères protopathiques), et sont pour
ainsi dire tout à fait indolores (je veux dire les protopathiques, les ulcères qui proviennent de l'infection primitive, le chancre et le bubon en suppuration exceptés).

Les ulcères qui reconnaissent pour cause les préparations mercurielles pénètrent plus profondément dans
les tissus (ils augmentent rapidement de volume); ils
sont excessivement douloureux, et laissent en partie
suinter une sanie âcre, ténue, en même temps qu'ils
sont recouverts d'une matière sordide, caséeuse ; enfin,
les bords sont contournés. Les tumeurs glandulaires
de l'affection syphilitique ne persistent que quelques
jours, ou elles disparaissent rapidement, ou la glande
passe à la suppuration. L'activité des glandes affectées
par le mercure est excitée par l'effet direct de ce moyen
(c'est de cette manière que cette substance métallique
fait disparaître des tumeurs glandulaires produites par
d'autres causes), ou bien l'effet consécutif indirect les
laisse dans un état d'induration froide. Le virus syphilitique endurcit le périoste des parties les plus superficielles, qui ne sont pas recouvertes de muscles, et y
produit des douleurs violentes.

Aujourd'hui, ce virus ne devient jamais la cause de
la carie, comme me l'ont prouvé quelques recherches
que j'ai faites dans l'intention de m'assurer du contraire.
Le mercure anéantit la cohésion des parties solides,
non seulement des chairs, mais des os ; il frappe d'a-
bord les os les plus spongieux, les mieux recouverts
de muscles, et cette carie fait des progrès d'autant
plus rapides que l'usage de ce métal est plus longtemps
continué.

Les plaies dues à des causes traumatiques se transforment, pendant l'emploi du mercure, en vieux ulcères difficiles à guérir, ce que l'on n'observe pas
pour la syphilis. Les tremblements qui se déclarent

dans l'affection mercurielle ne se trouvent pas dans la syphilis. Les préparations mercurielles provoquent une fièvre lente, très épuisante, avec soif et amaigrissement considérable et rapide. L'amaigrissement et l'affaiblissement, suite de la syphilis, n'arrivent que graduellement et n'atteignent jamais un haut degré. L'excès de sensibilité et l'insensibilité qu'on observe dans la maladie qui provient de l'abus du mercure sont propres à ce métal, et non à la syphilis.

La plupart de ces symptômes paraissent être plutôt l'effet consécutif indirect que l'effet direct du mercure.

J'ai passé en revue tous ces détails, parce que les praticiens éprouvent souvent une grande difficulté (1) à distinguer l'affection mercurielle chronique des accidents syphilitiques, et que de cette manière ils combattent, par l'emploi prolongé du mercure, au préjudice d'un grand nombre de malades, des symptômes qu'ils regardent comme vénériens et qui pourtant ne sont que mercuriels. Il s'agit principalement ici, pour moi, de décrire les accidents mercuriels pour démontrer l'efficacité de l'opium comme moyen à effet semblable.

L'*opium*, dans son effet direct, administré au moins toutes les huit heures, relève, par son action contraire, les forces du sujet infecté par le mercure, et calme l'irritabilité. Mais le résultat ne s'obtient

---

(1) Stoll même (*Ratio medendi*, t. III, p. 442) doute de l'existence de signes contraires de la guérison complète de la maladie vénérienne : c'est qu'il ignorait les signes par lesquels cette maladie diffère de l'affection syphilitique.

qu'à l'aide de doses fortes en rapport avec la faiblesse et l'irritabilité, de même qu'il n'est efficace
qu'à des doses fortes, souvent répétées, contre la
grande irritabilité des sujets hystériques et hypochondriaques, et contre la sensibilité excessive des personnes
épuisées. Cependant l'organisme semble rentrer dans
ses droits ; il se fait une transformation secrète dans
l'économie, et la maladie mercurielle est peu à peu
surmontée. Au fur et à mesure que les malades se
rétablissent, ils ne supportent que des doses de plus
en plus faibles. C'est ainsi que l'affection mercurielle
semble, en effet, être apaisée par la vertu palliative,
contraire de l'opium ; mais quiconque connaît la nature presque indomptable de la maladie mercurielle
qui anéantit et trouble profondément la machine humaine, comprendra facilement qu'un simple palliatif
ne pourrait pas l'emporter sur une affection aussi chronique, si les effets consécutifs de l'opium n'étaient pas
tout à fait opposés à la maladie mercurielle, et s'ils
n'aidaient pas à vaincre le mal. Les effets consécutifs
de l'opium, continué à forte dose, l'exaltation de l'irritabilité, l'affaiblissement de la tonicité, le manque
de cohésion des parties solides, et la difficulté avec
laquelle les plaies se cicatrisent, le tremblement,
l'amaigrissement du corps, l'insomnie avec une espèce
de somnolence, offrent une grande ressemblance avec
la maladie mercurielle, et ne diffèrent que parce que
les symptômes du mercure, s'ils sont très prononcés,
persistent pendant des années, souvent jusqu'à la mort,
tandis que ceux de l'opium se manifestent seulement
pendant quelques heures ou pendant quelques jours.

Il faudrait que ce narcotique fût administré longtemps et à des doses excessivement fortes, pour que les symptômes de son effet consécutif persistassent pendant des semaines et un peu au delà. C'est ainsi que cette durée courte, limitée à un espace de temps peu prolongé des effets consécutifs de l'opium, devient le véritable antidote des effets consécutifs du mercure arrivés au plus haut degré d'intensité, et qui tendent à se prolonger indéfiniment ; ce n'est, pour ainsi dire, que d'eux qu'on peut s'attendre à un rétablissement véritable et durable. Ces effets consécutifs peuvent, pendant toute la durée du traitement, exercer leur puissance curative dans l'intervalle des doses, dès que l'action directe de chacune d'elles s'est épuisée, et qu'on en discontinue l'usage.

Le *plomb*, dans son effet primitif, excite, dans les nerfs sous-cutanés (appartenant au mouvement musculaire?), une douleur violente, déchirante, et diminue (par conséquent?) la contractilité de la fibre musculaire, jusqu'à la paralysie. Elle devient pâle et flasque, comme le démontre la dissection, mais le sentiment des objets extérieurs reste, bien qu'il soit amoindri. Non seulement la fibre ainsi affectée perd toute faculté de se contracter, mais, par suite de la perte presque totale de l'irritabilité (1), le mouvement, qu'elle peut encore faire, devient plus difficile que dans des relâchements semblables. C'est ce qu'on observe seule-

(1) Les vomissements convulsifs et les diarrhées dysentériques qu'on observe quelquefois à la suite de l'ingestion d'une forte quantité de plomb doivent être expliqués d'après d'autres principes, et ne trouvent point ici leur place, pas plus que la propriété émétique de l'opium pris en trop grande quantité.

ment dans les muscles qui appartiennent aux fonctions naturelles et animales; pour ceux qui président
aux fonctions vitales, cette action s'accomplit sans
douleur et à un degré moindre. Comme, dans ce cas,
le jeu réciproque du système des vaisseaux sanguins
se ralentit (pouls dur, rare), on s'expliquera ainsi la
cause de la diminution de la chaleur du sang par le
plomb.

Le *mercure* diminue, il est vrai, d'une manière aussi
efficace l'attraction mutuelle des parties de la fibre
musculaire, mais il exalte, jusqu'à une excessive mobilité, sa réceptivité pour la substance qui détermine
de l'irritabilité. Cet effet est-il direct, ou est-ce un
effet consécutif indirect? Peu nous importe, il est de
longue durée; aussi, à cause de cette dernière qualité,
le mercure, par son effet contraire, est-il d'une grande
efficacité contre les affections saturnines. D'un autre
côté, à cause de sa première faculté, il agit en produisant un effet semblable. Administré en frictions,
ainsi qu'à l'intérieur, le mercure a presque une vertu
spécifique contre les maladies occasionnées par le
plomb. L'opium accroît, dans son action directe, la
contractilité de la fibre musculaire et diminue l'irritabilité. Par suite de sa première propriété, il agit
comme palliatif contre la maladie saturnine, et, en
vertu de sa dernière qualité, d'une manière durable,
en produisant un effet analogue.

Il résulte de cette définition de la nature des affections saturnines, que l'avantage qu'on a tiré dans les
maladies de ce remède, dont l'emploi demande de la
prudence, repose seulement sur une action contraire

(dont il ne peut être question ici), bien que la durée en soit très longue.

On n'a pas suffisamment approfondi la véritable nature de l'action de l'*arsenic*. Les observations que j'ai pu faire m'ont appris qu'il a une forte tendance à provoquer, dans les vaisseaux sanguins, le spasme, et, dans les nerfs, cette commotion qu'on appelle frisson fébrile. En le prescrivant à une dose un peu forte (1/6ᵉ, 1/5ᵉ de grain) pour un adulte, ce frisson devient très perceptible. Cette tendance en fait un remède très énergique, par son action semblable, contre la fièvre intermittente, d'autant plus qu'il jouit de la faculté, que je lui ai trouvée, d'exciter, lors même qu'on n'en discontinue pas l'usage, un paroxysme qui se reproduit tous les jours, quoique en s'affaiblissant insensiblement. Dans les affections typiques de toute sorte (la céphalalgie périodique, etc.), cette propriété de l'arsenic, pris en petite quantité (1/10ᵉ, tout au plus 1/6ᵉ de grain en solution), de produire le type, devient très précieuse et le sera, j'en suis presque certain, bien plus encore à nos successeurs, qui seront peut-être plus hardis, plus attentifs, plus circonspects. (Comme sa durée d'action est de plusieurs jours, il arrive que les doses, quelque minimes qu'elles soient, mais souvent répétées, réunies dans l'économie, équivalent à une dose forte, dangereuse. Ainsi donc, lorsqu'on juge son emploi nécessaire une fois par jour, il faut que toutes les doses subséquentes soient plus faibles que la précédente au moins d'un tiers. On fera bien mieux encore, si l'on a à combattre des types courts, par exemple quarante-huit heures d'intervalle, de ne prescrire toujours une dose que pour un seul accès, deux heures avant, et de laisser passer l'accès suivant sans donner d'arsenic ; on ne le reprendra que deux heures avant le troisième paroxysme. Le moyen le plus sûr est d'agir de la sorte, même contre la fièvre quarte, et de ne procéder contre la série des paroxysmes intermédiaires qu'après avoir réussi pour la première série des accès. Dans les types à intervalles plus éloignés, par exemple de sept, neuf, onze et quinze jours, on peut administrer une dose avant chaque accès.)

En continuant l'usage de l'arsenic à dose toujours croissante, on amène insensiblement un état fébrile presque continu ; c'est pour cette raison que, pris en petite quantité (à peu près $1/12^e$ de grain), il sera d'un bon usage comme médicament doué de propriétés analogues dans les fièvres hectiques et rémittentes. L'emploi de l'arsenic, continué de cette manière, restera toujours un chef-d'œuvre de l'art, attendu qu'il a une tendance très marquée à diminuer la chaleur animale et la tonicité de la fibre musculaire. (De là les paralysies à la suite de son usage immodéré ou prolongé imprudemment.) Il pourra, en vertu de cette dernière vertu, devenir un moyen très efficace dans les maladies inflammatoires pures, en produisant un effet opposé. Il affaiblit la tonicité de la fibre musculaire en diminuant la proportion de la lymphe coagulable contenue dans le sang, et sa cohésion, fait que j'ai pu vérifier dans la vénésection des personnes qui avaient abusé de l'arsenic, notamment de celles dont le sang, avant l'emploi de ce remède, avait plus de consistance. Mais il ne diminue pas seulement la cha-

leur vitale et la tonicité de la fibre musculaire, mais
encore, ainsi que je crois l'avoir observé, la sensibilité
des nerfs. (C'est ainsi que, pris à une seule dose faible,
il procure le sommeil aux maniaques dont la fibre est
trop contractée et le sang trop épais, et chez lesquels
tous les autres remèdes ont échoué. Les sujets em-
poisonnés par l'arsenic sont bien plus rassurés sur leur
état qu'on ne serait tenté de le croire; en général, il
semble avancer l'heure fatale plutôt par l'extinction de
la force vitale et du sentiment que par sa propriété
inflammatoire purement locale et corrosive dans une
petite étendue seulement. C'est à ce point de vue qu'il
faut se placer pour expliquer la prompte décomposition des cadavres de ceux qui ont succombé à l'arsenic,
ainsi que de ceux qui meurent à la suite de la gangrène.) Il affaiblit le système lymphatique, ce qui
pourrait peut-être faire reconnaître un jour en lui
une vertu curative particulière (par un effet analogue
ou contraire?); cependant, en continuant son administration, il faudrait y mettre beaucoup de réserve.
La même observation s'applique à la propriété dont il
jouit d'exalter l'irritabilité de la fibre, surtout du système des fonctions vitales, et par conséquent la toux
et les mouvements fébriles dont il a été question précédemment.

Il est rare que l'emploi prolongé de l'arsenic, administré à dose un peu forte, ne produise pas une espèce
d'éruption cutanée un peu chronique (au moins la desquamation de la peau) chez les sujets qui prennent
en même temps des diaphorétiques et suivent un régime échauffant. Cette tendance le rend très efficace

pour les médecins des Hindous contre l'affection cutanée la plus terrible , l'éléphantiasis. Ne serait-il pas
appelé à produire le même résultat dans la pellagre?
Si , comme on le prétend, il est en effet utile dans
l'hydrophobie, ce serait en vertu de la faculté dont il
est doué, de diminuer (l'influence de la force nerveuse
sur) l'attraction des parties de la fibre musculaire et sa
tonicité, de même que la sensibilité des nerfs; il
exercerait alors une action contraire. Je l'ai vu provoquer des douleurs très vives et prolongées dans les
articulations. Je ne veux pas décider comment on
pourrait se servir de cette propriété comme d'un moyen
curatif. L'avenir nous apprendra quelle est l'influence
réciproque des maladies arsenicales , saturnines et
mercurielles, et comment on parviendra à guérir l'une
par l'autre.

Dans les cas où les accidents qui proviennent de
l'administration prolongée de l'arsenic mettent la vie du
sujet en danger, l'opium sera salutaire comme il l'est
contre l'affection elle-même (*voy.* plus haut); on aura
recours en outre à l'acide sulfhydrique , en boisson et
en bains , pour anéantir ce qui reste du métal dans le
corps (1).

L'*if commun* (2) mérite d'être rangé à côté des poisons

(1) Depuis que ce mémoire a été publié, Hahnemann a essentiellement
modifié son opinion sur l'emploi de l'arsenic , surtout pour ce qui est relatif à la dose. (Voy. *Doctrine et traitement homœopathique des maladies chroniques* , traduit par le docteur A.-J.-L. Jourdan. Paris, 1846,
t. I, p. 405.)

(2) Voy. *Recherches sur l'histoire médicale de l'if*, dans *Revue critique et rétrospective de la matière médicale.* Paris , 1840 , t. I, p. 489,
535 ; t. II , p. 453.

minéraux, à cause de la violence et de la continuité de
son action. Toutes les parties de cette plante, et surtout l'écorce de l'arbre après la floraison, doivent être
prescrites avec beaucoup de précaution. En effet, on
ne voit quelquefois que plusieurs semaines après la
dernière dose survenir des éruptions cutanées, souvent accompagnées de signes de décomposition gangréneuse de la fibre ; d'autres fois, après la dernière dose,
la mort survient tout à coup, ou bien d'autres fois encore,
au bout de quelques semaines, avec des symptômes de
gangrène, etc. Il détermine, à ce qu'il paraît, une certaine âcreté dans toutes les parties liquides et une con-
densation de la lymphe ; les fibres et les vaisseaux sont
irrités, ils accomplissent leurs fonctions, mais avec plus
de difficulté. C'est ce que prouvent les selles peu abondantes, accompagnées de ténesme, la strangurie, la
salive visqueuse, alcaline, brûlante, les sueurs visqueuses, fétides, la toux, les douleurs vives, fugaces
dans les membres après la sueur, la podagre, l'érysipèle phlegmoneux, les pustules de la peau, les démangeaisons de la peau et la rougeur dans les endroits où
se trouvent des glandes, l'ictère artificiel, les horripilations, la fièvre continue, etc., qu'il fait naître. Cependant les observations ne sont pas encore assez précises pour qu'on puisse distinguer ce qui appartient à
l'effet primitif direct ou bien à l'effet consécutif. L'action directe paraît avoir une durée assez longue. Lorsque la fibre et les vaisseaux, notamment ceux qui appartiennent au système lymphatique, présentent un
état d'atonie, d'inertie, caractérisé par l'absence par-
tielle de la force vitale, on peut considérer cette phase

comme l'effet consécutif. De là les sueurs, la salivation, les urines aqueuses, fréquentes, les hémorrhagies (une dissolution du coagulum fibrineux rouge), et, après de fortes doses ou après un usage trop prolongé, l'hydropisie, l'ictère opiniâtre, les pétéchies, la décomposition gangréneuse des humeurs. Il est probable que, donné avec prudence à doses augmentées d'une manière insensible, il puisse se montrer réellement utile contre une altération semblable des humeurs et contre un état analogue des parties solides, en un mot, contre des incommodités pareilles à celles qu'occasionne cette plante; dans l'induration du foie, l'ictère, les tumeurs glandulaires chez les sujets dont la fibre est très contractée, dans les catarrhes chroniques, dans le catarrhe de la vessie (la dysenterie, l'ischurie, les tumeurs chez les sujets qui ont la fibre contractée?), dans l'aménorrhée avec fibre également rigide. (C'est à cause de la longue durée de son action qu'il pourra, j'espère, par son effet contraire, rendre de bons services dans le rachitisme, dans l'aménorrhée avec atonie de la fibre.

L'*aconit* provoque des douleurs picotantes, déchirantes, excessivement violentes dans les membres, la poitrine, les mâchoires. C'est un des principaux remèdes contre les douleurs de toute sorte qui se font sentir dans les membres (?); il sera également d'un bon secours dans les maux de dents chroniques, rhumatismaux, dans la fausse pleurésie, la prosopalgie et dans les douleurs qui sont la conséquence de l'apposition de dents humaines. Il amène avec lui un sentiment de pesanteur à l'estomac, accompagné d'un froid glacial, des douleurs à l'occiput, des lancinations dans les reins,

une ophthalmie extrêmement douloureuse, des douleurs dans la langue. Le praticien habile saura profiter
de ces maladies artificielles pour combattre des affections naturelles analogues. L'aconit a surtout une
grande tendance à produire du vertige, des défaillances,
de la faiblesse, des apoplexies et des paralysies temporaires, des paralysies générales et partielles, de l'hémi-
plégie, des paralysies de membres, d'organes isolés,
de la langue, de l'anus, de la vessie, l'obscurcissement
de la vue et une cécité passagère, des bourdonnements
d'oreilles; il est également salutaire dans les paralysies
générales et partielles des parties que nous venons de
mentionner. C'est ce que l'expérience a déjà en quelque
sorte confirmé.

C'est en amenant un état analogue qu'il a guéri
plusieurs cas d'incontinence d'urines, de glossoplégie
et d'amaurose, de même que des paralysies des membres.
Dans le marasme et dans les atrophies curables, la propriété dont il jouit de déterminer des accidents semblables le rendra certainement bien plus utile que tous
les autres remèdes connus. On a consigné quelques cas
de guérison obtenus de la sorte. Il donne lieu, d'une
manière presque aussi spécifique, à des convulsions
tant générales que partielles des muscles de la face,
des muscles des lèvres et du col, et des yeux, d'un côté
seulement. Il a aussi guéri des cas d'épilepsie. Il détermine la dyspnée. Pourquoi s'étonner alors qu'il ait
fait disparaître quelquefois cette affection? Il occasionne du prurit, des picotements dans la peau, une
desquamation de l'appareil cutané, une éruption
rougeâtre; il est par conséquent d'un excellent usage

contre les affections cutanées graves et les ulcères. Sa
prétendue efficacité contre les maladies vénériennes
les plus opiniâtres ne portait, ce me semble, que sur
les symptômes suscités par les préparations mercurielles. Cependant il est bon de savoir que l'aconit détermine des douleurs, des maladies cutanées, des tumeurs, et, en excitant l'irritabilité, c'est-à-dire comme
remède analogue, il surmonte avec une grande énergie
d'action la maladie mercurielle semblable; il est supérieur à l'opium en ce qu'il ne laisse pas derrière lui
une faiblesse persistante. Quelquefois il provoque autour de l'ombilic la sensation d'une boule qui remon-
terait et qui répandrait un sentiment de froid dans la
partie supérieure et postérieure de la tête. C'est ce qui
engage à l'essayer dans des cas semblables d'hystérie.
Dans l'effet consécutif, le froid qui se manifeste d'abord
dans la tête, semble passer à une sensation d'ardeur
brûlante. On observe, dans son effet primitif, une sensation générale de froid, un pouls lent, une rétention
d'urines, de la manie; dans l'effet consécutif, un pouls
intermittent, petit, accéléré, des sueurs générales, de
l'énurésie, de la diarrhée, des selles involontaires, un
état de somnolence. (Comme plusieurs autres plantes
qui produisent une sensation de froid dans leur effet
direct, il fond les tumeurs glandulaires.) La manie
qu'il détermine est une gaieté alternant avec du désespoir, et c'est par son effet analogue qu'il pourra triompher de ces espèces de manie. La durée ordinaire de
son effet est de sept à huit heures, excepté dans les cas
graves qui ont été occasionnés par des doses trop fortes.

L'ellébore *noir* produit, par son usage prolongé, des

maux de tête incommodes (de là sa vertu curative dans certaines maladies mentales et aussi dans la céphalalgie chronique) et de la fièvre; ce qui explique la propriété dont il jouit de guérir la fièvre quarte, et en partie celle qui existe dans l'hydropisie dont les cas les plus sérieux sont toujours compliqués d'une fièvre rémittente. Dans ce dernier cas, c'est à l'aide de sa propriété diurétique (qui, je crois, appartient plutôt à son effet consécutif), qu'il est d'un bon usage. (Cette vertu se rattache à une autre qu'il possède, d'exciter les vaisseaux abdominaux, ceux de l'anus et de l'utérus.) La faculté de provoquer dans le nez une sensation de constriction et de suffocation engage à le prescrire contre des accidents semblables que j'ai observés aussi dans certains cas d'aliénation mentale.

L'ellébore a été si souvent confondu avec d'autres racines, que nous devons nous borner à ce petit nombre de données certaines.

La douleur térébante, incisive, que produit dans les yeux malades l'usage interne de l'*anémone des prés*, a engagé à l'administrer favorablement dans l'amaurose, la cataracte et l'obscurcissement de la cornée. La céphalalgie sécante que fait naître l'usage interne du sel inflammable, cristallisé par la distillation de l'eau, fait qu'on a donné cette plante dans des affections analogues. C'est probablement la raison pour laquelle l'anémone des prés a guéri un cas de mélancolie.

La *benoîte officinale*, outre sa propriété aromatique, est douée du pouvoir de susciter des nausées et de produire dans l'économie un état qui tient de la fièvre. Elle pourra donc se montrer, contre les fièvres intermittentes, aussi utile que les aromates employés concurremment avec l'ipécacuanha.

Le principe renfermé dans les amandes amères, qui constitue la vertu curative des noyaux du cerisier ordinaire, du cerisier à grappes, du pêcher, de la variété amère de l'amandier commun, mais surtout des *feuilles de laurier-cerise*, jouit, dans son effet direct, de la faculté particulière d'exalter la force vitale et la contractilité de la fibre musculaire de la même manière qu'il les fait diminuer pendant son effet consécutif. Des doses modérées déterminent de l'anxiété, des spasmes d'estomac et d'autres spasmes toniques, du trismus, de la difficulté à remuer la langue, de l'opisthotonos alternant avec des spasmes cloniques de nature et de violence diverses, pendant l'effet direct (1); cependant l'irritabilité s'épuise insensible-

(1) Quant à l'effet primitif du principe des amandes amères, que j'ai représenté par les phénomènes d'un excès de contractilité de la fibre musculaire et par les efforts de la force vitale, si l'on voulait le contester rationnellement, parce que, dans quelques cas où des doses énormes ont été prescrites, la mort est survenue presque instantanément sans réaction visible de la force vitale et sans douleur, on se tromperait de la même manière que si l'on voulait soutenir que la mort par le glaive n'est accompagnée d'aucune douleur, et prétendre que le coup du glaive ne constitue pas un état indépendant, différent de l'état de mort qui en est la conséquence.

Je pense que cette douleur est aussi vive, bien que moins instantanée peut-être, que le sentiment d'anxiété et de souffrance éprouvé à la suite de l'ingestion d'une dose toxique d'eau de laurier-cerise, bien que cet effet dure à peu près une minute. C'est ce que prouve un cas observé par Madden : un individu qui succomba, au bout de quelques minutes, à une forte dose d'eau de laurier-cerise, éprouvait une angoisse excessive dans la région de l'estomac, qui est probablement l'organe principal de la force vitale. On comprendra facilement que, dans ce court espace de temps, toute la série des phénomènes qui se déclarent après une dose non mortelle ne pouvait pas se produire ; mais il est probable que, dans ce court

ment (1), et, dans l'effet consécutif, la propriété de
contracter la fibre musculaire, ainsi que celle d'exciter la force vitale, décroît autant qu'elle s'était exaltée auparavant. Il survient une sensation de froid, du
relâchement, de la paralysie ; mais ces divers états pas-
sent tout aussi rapidement. On a employé plusieurs
fois l'eau de laurier-cerise comme remède palliatif contraire dans la faiblesse de l'estomac et du corps en
général. Les suites étaient des paralysies et des apoplexies.

Ce qui nous intéresse ici le plus, c'est la propriété
curative de son effet direct (qui représente une espèce
de paroxysme fébrile) contre la fièvre intermittente,
surtout, si je ne me trompe, contre celles que le quinquina seul ne peut pas guérir à cause d'une contractilité
trop active de la fibre musculaire. De la même manière,
l'eau des cerises noires s'est montrée souvent utile dans
les convulsions des enfants. Comme remède analogue,
l'eau de laurier-cerise, comme le prouvent quelques
observations, se montre efficace (2) dans les affec-

espace de temps (jusqu'à quelques moments avant la mort, c'est-à-dire
l'effet consécutif indirect qui dure quelques instants), il se produit des
changements et des impressions sur l'économie, semblables à ceux que
j'ai indiqués plus haut, en parlant de l'effet direct. On voit, par exemple,
les phénomènes électriques lorsqu'on peut les faire passer lentement devant les yeux, mais lorsque l'éclair passe rapidement devant nous, on ne
sait pas au juste ce qu'on a vu et entendu.

(1) Un petit lézard ordinaire s'était mû assez rapidement pendant une
minute dans l'eau faible de laurier-cerise ; je le mis dans de l'eau plus
concentrée. Aussitôt ses mouvements devinrent tellement rapides pendant quelques secondes, qu'on pouvait à peine les suivre des yeux ; puis
deux ou trois convulsions lentes survinrent, et tout mouvement cessa :
l'animal était mort.

(2) Les spasmes toniques (et cloniques), sans inflammation du sang et

tions dues à un excès de contractilité de la fibre, ou en général dans les cas où cette contractilité l'emporte de beaucoup sur la faculté de se relâcher, dans l'hydrophobie, le tétanos, le resserrement spasmodique du canal cholédoque et dans d'autres spasmes semblables, enfin, dans quelques manies. Elle mérite également égard dans les maladies inflammatoires proprement dites; du moins elle agit dans ce cas, en partie, comme moyen analogue. Lorsque la vertu diurétique qu'on a trouvée dans le principe des amandes amères se rencontre dans son effet consécutif indirect, on peut s'attendre à de bons résultats de sa part dans les hydropisies avec un caractère inflammatoire chronique du sang.

La puissance de l'écorce du *cerisier à grappes* contre la fièvre intermittente repose également sur le principe qu'il renferme, et qui est celui des amandes amères, et au moyen duquel il agit comme moyen semblable.

Ce que nous savons de positif sur la *drosère à feuilles rondes*, c'est qu'elle excite la toux et qu'elle a été, par conséquent, employée avec succès dans la toux catarrhale humide, de même que dans la grippe.

Le principe curatif contenu dans les fleurs et dans d'autres parties du *sureau* (et de l'hièble?) semble, dans son effet primitif direct, augmenter la contractilité de la fibre musculaire qui préside principalement aux

---

sans affection notable de la conscience, semblent être la véritable sphère d'action du principe des amandes amères, puisque, ce me semble, même dans son effet direct, il n'exalte pas la chaleur vitale et n'affecte point le système de la sensibilité.

fonctions naturelles et vitales, et exalter la chaleur du
sang; dans son effet consécutif indirect au contraire,
diminuer la chaleur, abaisser l'activité vitale et même
diminuer la sensibilité. S'il en est ainsi, les excellents
résultats qu'elles produisent dans les spasmes toniques
des terminaisons les plus ténues des artères, dans les
refroidissements, les catarrhes, l'érysipèle, seront
certainement dus à une action analogue.

Différentes espèces de *sumac* regardées comme vénéneuses, le *rhus radicans* par exemple, semblent être
douées d'une disposition spéciale à provoquer des inflammations et des affections érysipélateuses de la
peau. Ne serait-il donc pas utile dans l'érysipèle chronique et les maladies cutanées les plus graves? — C'est
le sureau qui, en vertu de l'effet analogue qu'il exerce,
limite l'action excessive du rhus.

Le *camphre*, à dose élevée, diminue la sensibilité de
tout le système nerveux; il suspend l'influence des esprits vitaux, pour ainsi dire, engourdis sur les sens et
le mouvement. Il fait naître des congestions dans le
cerveau, de l'obnubilation, du vertige, une incapacité
de faire agir les muscles par l'empire de la volonté,
l'impossibilité de penser, de sentir, de se souvenir. La
contractilité des fibres musculaires, surtout de celles
qui appartiennent aux fonctions naturelles et vitales,
semble diminuer jusqu'à la paralysie; l'irritabilité
s'affaiblit au même degré, surtout celle des branches terminales des vaisseaux sanguins (1), moins

----

(1) La force nerveuse et son état semblent exercer la plus grande influence sur ces branches terminales, moins sur les gros vaisseaux et moins
encore sur le cœur.

celles des grosses artères, et moins encore celles du
cœur. La surface du corps est froide ; le pouls, petit,
dur, se ralentit de plus en plus, et, par suite des états
différents du cœur et des terminaisons capillaires des
vaisseaux, il se déclare de l'anxiété et des sueurs froides.
Cet état de la fibre produit, par exemple, l'immobilité
des muscles de la mâchoire, de l'anus, du col, qui
prend le caractère d'un spasme tonique. Il survient une
respiration profonde, lente, de la syncope (1). Pendant
le passage à l'effet consécutif, il se manifeste des convulsions, de la manie, des vomissements, du tremblement. Dans l'effet consécutif indirect même, commence d'abord le réveil du sentiment et, pour ainsi dire,
de la mobilité des esprits vitaux engourdis ; la mobilité
presque éteinte des extrémités artérielles se réveille,
le cœur surmonte la résistance qu'il rencontrait jusqu'alors. Les pulsations, après avoir été lentes, augmentent en nombre et en force ; le jeu du système
circulatoire rentre dans son état antérieur, ou le sur-
passe même quelquefois (à la suite de très fortes doses
de camphre, de pléthore, etc.) ; le pouls devient plus
accéléré, plus plein. Plus les vaisseaux ont été immobiles précédemment, plus ils se montrent maintenant
mobiles ; la chaleur augmente et se répand par tout le
corps ; on observe en même temps de la rougeur et une
perspiration uniforme, parfois abondante. Tous ces
phénomènes s'accomplissent en six, huit, dix, douze,

(1) Ce qui prouve, selon Carminati, que le camphre n'anéantit en aucune manière l'irritabilité, mais que seulement il la suspend tant que les
muscles restent sous l'empire d'un engourdissement des nerfs, c'est que
lorsque tout sentiment a déjà disparu par l'effet du camphre, le cœur
excité continue à battre plus fortement pendant plusieurs heures.

tout au plus vingt-quatre heures. La mobilité du tube
intestinal est celle qui tarde le plus à se rétablir. Dans
tous les cas où la contractilité de la fibre musculaire a
une prépondérance notable sur sa propriété de se relâcher, le camphre, par sa vertu contraire, apporte des
secours prompts , mais uniquement palliatifs , au bout
de quelques minutes, dans plusieurs manies , dans les
inflammations locales et générales , purement rhumatismales et érysipélateuses , ainsi que dans les refroidissements. Comme dans la fièvre nerveuse pure ,
maligne , le système des fibres musculaires et celui de
la sensibilité et la prostration des forces vitales ont
quelque chose d'analogue avec l'effet primitif direct du
camphre qui exerce alors un effet semblable , c'est-à-
dire, durable et salutaire. Il faut seulement que les
doses soient suffisamment fortes pour donner naissance
à une insensibilité et à une lassitude plus grandes encore ; toutefois elles ne doivent être administrées que
toutes les trente-six ou quarante-huit heures (si c'est
nécessaire).

Si le camphre dissipe réellement la strangurie déterminée par l'emploi des cantharides, c'est par son
effet identique, car il provoque cet état. Les accidents
graves auxquels donnent lieu les purgatifs drastiques,
il les enlève en partie comme remède contraire, palliatif et suffisant dans ce cas, en suspendant le sentiment et en relâchant la fibre. Dans les effets consécutifs
fâcheux de la scille, lorsqu'ils sont chroniques (jeu de
la contractilité et de la faculté de se relâcher, qu'on peut
facilement provoquer), il n'agit que comme palliatif et
d'une manière moins efficace, lorsqu'on renouvelle fré-

quemment les doses. Il en est de même de son résultat
dans les accidents chroniques qui proviennent de l'a-
bus du mercure.

Dans le frisson prolongé de la fièvre intermittente
dégénérée (avec *sopor*), il seconde puissamment l'action
du quinquina, en déterminant un effet analogue. C'est
pour la même raison qu'il combat avec énergie l'épilepsie et les convulsions qui dépendent d'un état de relâchement de la fibre dépouillée de son irritabilité. Il est
l'antidote connu des fortes doses d'opium ; il agit généralement dans ce cas d'une manière opposée, palliative,
mais suffisante, puisque cet accident n'est que passager. D'un autre côté, l'opium est l'antidote très efficace des fortes doses de camphre, en ranimant d'une
manière opposée, mais suffisante, la force et la chaleur
vitales diminuées par cette substance.

Un phénomène singulier est l'effet que produit le
café dans l'effet direct du camphre administré à fortes
doses : il excite l'irritabilité engourdie de l'estomac, en
y déterminant des mouvements spasmodiques ; il fait
naître des vomissements convulsifs ; pris en lavements,
il provoque des évacuations promptes ; mais la force vitale ne se relève pas, les nerfs continuent à rester dans
leur état d'engourdissement qui va toujours en augmentant. C'est ce que je crois avoir observé. Comme l'effet
direct le plus palpable du camphre sur les nerfs consiste à assoupir, pour ainsi dire, toutes les passions et
à faire naître une indifférence parfaite pour les objets
extérieurs, quelque intéressants qu'ils soient, il conviendra, à cause même de cet effet analogue, dans les
manies dont le symptôme principal est l'indifférence

avec un pouls lent, supprimé, et une pupille contractée, ainsi que, d'après Auenbrugger, les testicules ré-
tractés vers le haut. Il serait inopportun de l'employer
indistinctement dans toutes les manies. Comme remède
externe, le camphre dissipe les inflammations locales
et générales temporaires, et même des inflammations
chroniques, pendant quelques heures, mais il faut, si
l'on veut obtenir un résultat satisfaisant, que les doses
administrées contre les premières soient promptement
répétées, c'est-à-dire toujours avant que l'effet consécutif se manifeste ; car alors le camphre ne fait
qu'augmenter la tendance au retour de l'inflammation
qu'il fait passer ainsi à l'état chronique, et il dispose
le corps principalement à des affections catarrhales ou
au refroidissement. Si l'on en continue pendant quelque
temps l'usage à l'extérieur, il peut rendre plus de
services et mettre le médecin à même de réparer ici
d'une autre manière les inconvénients qu'il laisse à sa
suite.

Ceux qui en général se montrent favorables aux médicaments nouveaux commettent ordinairement la faute
de cacher avec soin, contrairement au but qu'ils se
proposent d'atteindre, les effets fâcheux que déterminent les remèdes qu'ils prônent (1). S'il n'en était pas
ainsi, nous pourrions, par exemple, apprécier, d'après

(1) Ainsi, on lit souvent dans les journaux de médecine, que telle ou
telle substance médicinale, regardée comme très énergique, a guéri les
affections les plus graves sans déterminer les moindres accidents fâcheux.
Si cette dernière remarque est vraie, on peut en conclure avec certitude
à l'inefficacité parfaite du médicament ; au contraire, plus les accidents
qu'il provoque sont graves, plus il devient précieux pour le médecin
praticien.

les effets pathologiques qu'elle produit, les vertus médicinales de l'*écorce du marronnier d'Inde*, et juger si
elle est propre, par exemple, à être opposée à la fièvre
intermittente pure ou à ses variétés, et quels sont les
cas auxquels elle convient. Le seul phénomène que
nous lui connaissions est de provoquer une sensation
de constriction de la poitrine; de là son utilité dans
la dyspnée périodique (spasmodique).

Les symptômes propres que fait naître la *phytolaque*
chez l'homme méritent une description exacte. Elle
est certainement une plante très active. Chez les animaux, elle détermine de la toux, des tremblements et
des convulsions.

L'écorce de l'*orme champêtre*, employée à l'intérieur,
augmente primitivement (1) les éruptions cutanées; il
est donc plus que probable qu'elle a une tendance à
en produire par elle-même, et qu'elle est en conséquence utile contre ces affections. C'est ce qui a été
constaté par l'expérience.

Le suc des feuilles de *chanvre* paraît être un narcotique semblable à l'opium; cependant ses effets morbifiques n'ont pas encore été suffisamment étudiés.
Je crois fortement qu'il présente des différences qui,
lorsqu'elles seront connues, lui assigneront des propriétés médicinales particulières. Il amène l'obscurcissement de la vue, et, dans la manie qu'il pro-

(1) Lorsqu'on veut tirer une induction favorable des effets d'une substance qui aggrave le mal, alors cette aggravation doit se manifester dès
le début, c'est-à-dire dans son effet direct. Ce n'est qu'alors qu'elle peut
être regardée comme salutaire par l'action analogue qu'elle exerce. Les
aggravations qu'on observe souvent plus tard (indirectement) prouvent le
contraire, lorsque les remèdes employés ont été mal appropriés.

voque, divers phénomènes ordinairement agréables.

Le *safran* semble, dans son effet direct, diminuer la circulation et la chaleur vitale : le pouls se ralentit, la face devient pâle, on observe des vertiges, de la fatigue. C'est probablement dans cette période que se déclarent la tristesse et les maux de tête qu'on l'a vu déterminer, et ce n'est que dans la deuxième période (l'effet consécutif indirect) qu'on remarque une gaieté folle, de l'assoupissement, une activité plus grande dans la circulation et de la chaleur. En dernier lieu, des hémorrhagies supprimées. C'est, je le présume, pour cette raison, qu'il rétablit des hémorrhagies supprimées, puisque ce n'est que dans l'effet consécutif qu'il accélère la circulation ; il faut donc que le contraire ait lieu dans l'effet direct. Il semble de même, par sa vertu semblable, se montrer utile dans le vertige et les maux de tête avec ralentissement du pouls. Dans son effet direct, il a été mortel en déterminant l'apoplexie ; on affirme, d'un autre côté, qu'il a été utile dans des accidents semblables (probablement chez des sujets lymphatiques). Les phénomènes pathologiques qu'il fait naître dans son effet consécutif, indiquent une excitation de l'irritabilité de la fibre ; aussi paraît-il produire facilement l'hystérie.

L'*ivraie des blés* est une plante très active : quiconque connaît les symptômes morbides auxquels elle donne lieu bénira l'époque où l'on aura appris à l'employer pour le bien de l'humanité. Les accidents principaux de l'effet direct des semences sont des spasmes qui semblent être toniques (une sorte d'immobilité), avec

relâchement de la fibre et anéantissement des esprits
vitaux ; grande anxiété, lassitude, froid, resserrement
de l'estomac, dyspnée, déglutition difficile, immobilité
de la langue, céphalalgie gravative et vertiges (ces
deux derniers symptômes persistent au plus haut degré
pendant plusieurs jours, plus qu'à la suite d'une autre
substance), bourdonnements d'oreilles, insomnie, perte
des sens ou faiblesse des sens extérieurs, rougeur de
la face, fixité du regard, étincelles devant les yeux.
Pendant le passage à l'effet consécutif, les spasmes deviennent cloniques ; il survient du bégaiement, des tremblements, des vomissements, des émissions fréquentes
d'urine, et des sueurs froides (des éruptions et des ulcères
sur la peau ?), des bâillements (d'autres spasmes), de la
faiblesse de la vue, un sommeil prolongé. Dans la pratique, on observe des cas de l'espèce la plus opiniâtre de
vertiges et de maux de tête que l'on abandonne généralement comme incurables ; l'ivraie des blés semble
être créée pour les cas de cette espèce les plus graves,
et probablement aussi pour l'idiotisme, cette pierre
d'achoppement de l'art de guérir. On peut s'attendre à
quelques bons résultats de son emploi dans la surdité
et dans l'amaurose.

La *scille* semble être douée d'une âcreté qui se fait
longtemps sentir dans le corps ; mais l'absence de données précises m'empêche d'établir une distinction suffisante entre son effet direct et son effet consécutif indirect. Je crois que cette âcreté possède une tendance
très forte à diminuer le calorique spécifique du sang,
et, par conséquent, à provoquer dans le corps une disposition très prolongée pour l'inflammation chronique.

Jusqu'à présent, cette propriété de la plante a été un écueil pour le médecin qui s'en est servi; l'insuffisance des observations que j'ai faites sur elle ne me permet pas d'affirmer qu'il soit possible d'en tirer un bon parti. Cependant, comme cette vertu doit avoir ses limites, qu'elle ne produit primitivement qu'un état inflammatoire aigu et laisse seulement après elle l'inflammation chronique, lente, surtout après un long usage, elle me semble être indiquée plutôt contre les inflammations simples et la contractilité de la fibre, que contre la nature froide ou inflammatoire des humeurs chez les sujets hectiques, et contre la mobilité de la fibre. C'est ce que prouvent à l'évidence les services éminents que rend la scille dans la pneumonie, et l'action funeste de son usage prolongé dans la phthisie ulcéreuse chronique, de même que dans la phthisie pituiteuse : il n'est nullement question ici de soulagements palliatifs. Cette âcreté met les glandes mucipares à même de sécréter des mucosités ténues au lieu de visqueuses, comme le fait généralement toute diathèse modérément inflammatoire. A dose forte, la scille détermine la strangurie; il en résulte, l'expérience l'a également prouvé, que dans la rétention d'urines qui s'observe dans quelques espèces d'hydropisie, elle doit être très utile pour provoquer l'excrétion des urines. Les hydropisies très aiguës semblent être sa principale sphère d'action. C'est parce qu'elle excite par elle-même la toux, qu'elle a guéri des espèces de toux d'irritation.

S'il est un remède auquel nul autre ne peut être comparé, c'est le ceratre blanc. Ses effets si énergique-

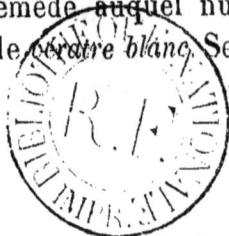

7

ment toxiques devaient inspirer au médecin qui tend
vers la perfection de son art une grande réserve,
et en même temps l'espoir de surmonter quelques uns
des cas de maladies les plus difficiles qui jusqu'à présent se sont montrées rebelles. Dans son action directe, il détermine une sorte de manie : à fortes doses,
le désespoir ; à doses faibles, la préoccupation de
choses indifférentes et purement imaginaires. Dans
l'effet direct, le vératre produit : 1° de la chaleur générale ; 2° de l'ardeur dans les diverses parties extérieures, par exemple, les omoplates, la face, la tête ;
3° l'inflammation de la peau et le gonflement de la
face, quelquefois (à fortes doses) sur toute la surface
du corps ; 4° des éruptions cutanées et la desquama·
tion ; 5° de la constriction à l'arrière-bouche, à la gorge,
une sensation de suffocation ; 6° l'immobilité de la
langue, l'accumulation de mucosités visqueuses dans la
bouche ; 7° la constriction de la poitrine ; 8° des accidents pleurétiques ; 9° des spasmes toniques dans les
jambes ; 10° une sensation anxieuse (corrosive) dans
l'estomac, des nausées ; 11° des tranchées et des douleurs sécantes çà et là dans les intestins ; 12° une
anxiété générale excessive ; 13° des vertiges ; 14° des
maux de tête (égarement), une soif vive. Dans le passage
à l'effet consécutif indirect, le spasme tonique devient
clonique ; il se déclare : 15° des tremblements ; 16° du
bégaiement ; 17° des contorsions des yeux ; 18° des hoquets ; 19° des éternuments (quand il est pris à l'intérieur) ; 20° des vomissements (à fortes doses, des vomissements de matières noires, sanguinolentes) ; 21° de
petites évacuations alvines, douloureuses, avec ténesme ;

22° des convulsions partielles ou (à fortes doses) générales ; 23° des sueurs froides ou (à fortes doses) sanguinolentes); 24° l'écoulement d'urines aqueuses ;
25° de la salivation ; 26° des crachats ; 27° un frisson
général ; 28° une faiblesse considérable ; 29° la syncope ; 30° un sommeil prolongé, profond. Quelques uns
des symptômes de l'effet direct (11, 12, 13, 15, 16)
semblent conseiller son emploi dans la fièvre dysenté-
rique, sinon dans la dysenterie. La manie qu'il provoque, avec quelques symptômes de l'effet direct (5, 6,
7, 8, 13, 16), indique qu'on pourra l'administrer dans
l'hydrophobie avec chance de succès. Un chien qui en
avait pris fut saisi d'une véritable rage qui dura huit
minutes. Les anciens l'ont vanté dans l'hydropisie (dans
le tétanos ?). Dans la constriction spasmodique de l'œ-
sophage, et dans la dyspnée spasmodique, il se montrera spécifique à cause des symptômes 6 et 8. Dans les
exanthèmes chroniques, il rendra des services durables
à cause des symptômes 3 et 4 : tel a été le résultat
qu'on en a obtenu dans l'herpès rongeant. Dans les affections dites nerveuses, il est d'un bon usage, lorsqu'elles dépendent de la contractilité de la fibre ou de
symptômes inflammatoires (1, 16) et que, pour le reste,
les phénomènes pathologiques offrent une grande ressemblance avec les effets morbifiques du vératre ; de
même dans les manies de cette sorte.—Un aubergiste de
la campagne, ayant la fibre d'une très grande tonicité,
le corps bien constitué, la face rouge, florissante et les
yeux à fleur de tête, fut pris, presque tous les matins,
bientôt après son réveil, d'une sensation anxieuse dans
la région de l'estomac : au bout de quelques heures,

cette sensation gagna la poitrine et y produisit un resserrement, souvent jusqu'à la perte de l'haleine. Quelques heures après, le mal remontait vers la gorge avec
menace de suffocation ; le malade ne pouvait alors
avaler ni liquides ni solides. Vers le soir, cette sensation abandonnait cette région et se concentrait sur la
tête, en menaçant également le malade de suffocation.
Il y avait en même temps de la mélancolie, du désespoir, de la désolation, des idées de suicide jusque vers
dix heures; il s'endormait alors et tous les symptômes
morbides disparaissaient. La manie propre au vératre,
décrite plus haut, la rigidité de la fibre du malade et
les symptômes me déterminèrent à lui en prescrire
trois grains tous les matins. Après quatre semaines,
tous les accidents de cette maladie, qui avait duré plus
de quatre ans, disparurent graduellement.—Une femme
de trente-six ans, qui avait eu de fréquents accès d'épilepsie pendant ses différentes grossesses, fut prise,
quelques jours après son dernier accouchement, d'un
délire furieux avec convulsions générales des membres.
Déjà, depuis dix jours, on lui avait administré sans succès des vomissements et des purgatifs. A minuit, elle
était constamment prise de fièvre avec une grande agitation ; elle s'arrachait tous les vêtements, particulièrement tout ce qui lui recouvrait le cou. Le quinquina ne
fit qu'avancer de quelques heures l'accès fébrile et augmenta la soif et l'anxiété. Le suc épaissi de stramoine,
administré d'après la méthode de Bergius, fit bientôt
disparaître toutes les convulsions et amena des intervalles lucides de quelques heures, pendant lesquels on
apprit que, hors du temps de la fièvre, le symptôme le

plus incommode, outre les douleurs dans tous les membres, était le sentiment de suffocation dans la gorge et dans la poitrine. Mais là se bornait l'action de ce remède ; son emploi continué augmenta la gravité de ces derniers symptômes ; la face s'œdématiait, l'anxiété devenait de plus en plus grande et la fièvre plus forte. Des vomitifs n'amenèrent aucun résultat. L'opium provoqua l'insomnie et accrut l'agitation ; les urines étaient brun foncé, la constipation permanente. La faiblesse extrême de la malade empêcha de recourir à des émissions sanguines. Le délire reparut, ainsi que les convulsions, même sous l'influence de l'extrait de stramoine ; les pieds se gonflèrent. J'administrai à la malade, dans la matinée, un demi-grain de vératre blanc en poudre, autant l'après-midi à deux heures. Il survint un délire d'un autre genre, plus l'accumulation de mucosités dans la bouche, mais sans fièvre ; la malade s'endormit et rendit le matin des urines blanches, troubles. A part une faiblesse excessive, elle était bien portante, calme et sans aucune espèce de délire. Le sentiment de suffocation à la gorge avait disparu, le gonflement œdémateux de la face diminuait, ainsi que celui des pieds ; seulement le soir il se manifestait une sensation de constriction à la poitrine, sans que la malade eût pris aucun médicament. A la suite d'un demi-grain d'ellébore que je lui administrai le lendemain après midi, elle eut un délire presque imperceptible, un sommeil tranquille, des émissions abondantes d'urines le matin, et quelques petites selles. Les deux jours suivants elle prit encore, l'après-midi, un demi-grain par jour. Tous les accidents cessèrent, la fièvre

avait disparu, et la faiblesse céda à un régime convenable.

Dans la démonomanie, le vératre, par la propriété
dont il jouit de produire la manie et les spasmes, s'est
montré d'un bon usage. Dans les accès d'hystérie et
d'hypochondrie qui proviennent d'une trop grande contractilité de la fibre, il se montrera utile, comme il l'a
déjà été dans plusieurs cas. La pneumonie trouvera en
lui un remède efficace. La durée de son action est courte
(y compris l'effet consécutif); elle est limitée à cinq,
huit, tout au plus dix heures, excepté dans des cas
graves, occasionnés par des doses fortes.

La semence de *sabadille* produit des troubles de l'esprit et des convulsions, et les guérit, mais les détails
ne sont pas encore connus. Je l'ai vue exciter aussi
une sensation de fourmillement dans tous les membres;
on prétend également qu'elle provoque des douleurs
d'estomac et des nausées.

L'*agaric moucheté* détermine une manie semblable à
l'ivresse, sans crainte (avec projets vindicatifs, hardis,
penchant à faire des vers, des prédictions, etc.), une
exaltation des forces, des tremblements et des convulsions, comme effets primitifs directs; de la lassitude et
du sommeil, comme effet consécutif. C'est pourquoi il
a été employé avec avantage dans l'épilepsie avec tremblement, causée par une frayeur. Il guérira également
des affections mentales semblables à la démonomanie.
La durée de son action directe est de douze à seize
heures.

La *noix muscade* diminue d'une manière durable
l'irritabilité de tout le corps, principalement des pre-

mières voies. (N'augmenterait-elle pas la contractilité de la fibre musculaire, principalement dans les premières voies, et ne diminuerait-elle pas sa faculté de se relâcher?) A fortes doses, elle amène, dans son effet direct, une insensibilité complète du système nerveux, du mutisme, de l'immobilité, de l'imbécillité; dans son effet consécutif, des maux de tête et du sommeil. Elle possède des propriétés excitantes. Ne serait-elle pas aussi utile dans l'imbécillité associée au relâchement et à l'irritabilité des premières voies : contre celle-là, à cause de son effet analogue; contre celles-ci, par suite de son action contraire? On assure qu'elle a été très salutaire dans la paralysie du pharynx, probablement parce qu'elle est douée de la faculté de provoquer un état analogue.

La *rhubarbe*, même aux doses les plus faibles, est très avantageuse pour combattre les diarrhées sans matières, plutôt à cause de sa tendance à favoriser les selles, qu'à cause de sa propriété astringente.

Les topiques anodins, les cantharides, les sinapismes, le raifort râpé, l'écorce de garou, la poudre de renoncule, les moxas, apaisent souvent, avec un succès durable, une douleur sourde, fixe, en provoquant une douleur artificielle.

III

ANTIDOTES

DE QUELQUES SUBSTANCES VÉGÉTALES HÉROÏQUES (1).

———

Les empoisonnements causent parfois au médecin praticien de graves embarras. Ils réclament l'emploi immédiatdel 'antidote spécifique. Mais où trouver les antidotes (2)?

Depuis l'époque de Nicandre jusqu'au xvi⁰ siècle où, si je ne me trompe, Ambroise Paré (3) s'éleva le premier contre l'opinion commune, on poursuivit un but très élevé, celui de trouver un antidote universel contre tout ce qu'on désignait alors sous le nom de poison, y compris même la peste, les philtres, les sortiléges et la morsure des animaux venimeux. Pour une œuvre si difficile, il fallait des moyens proportionnés : on employa le mithridate, la thériaque, le philonium, le diascordium, etc. Plus tard, à ces mélanges d'une action très énergique, on substitua, comme doués de vertus supérieures, le bézoard et les électuaires de pierres gemmes. Nous savons aujourd'hui combien ces efforts étaient ridicules.

(1) Publié en 1796.

(2) « Un voile mystérieux couvre partout l'histoire des poisons et des antidotes. » (A. de Humboldt, *Reise in die Æquinoxialgegenden,* t. IV, p. 46.)

(3) *OEuvres complètes* d'Ambroise Paré, nouvelle édition. Paris, 1841, t. III, p. 334.

Les modernes, tout en procédant d'une manière plus rationnelle, n'ont pas abandonné complétement la recherche d'un antidote universel contre tous les poisons (1). Ils l'ont cherché particulièrement dans le vinaigre. Mais au lieu de nous rapporter fidèlement les résultats de son action, de nous dire avec exactitude les cas où il s'est montré utile, et ceux où il est resté impuissant, on a voulu le présenter comme un spécifique contre tout ce qui s'appelle poison, bien que son efficacité soit médiocre contre l'opium, nulle contre le camphre.

D'autres ont vu dans le lait et les substances grasses l'antidote universel. Et pourtant ces substances ne peuvent être d'un utile secours que dans les cas d'inflammation et d'ulcération mécanique.

Les vomitifs ont semblé plus généralement salutaires contre les poisons ; mais ils sont loin de l'être dans tous les cas. Ils servent seulement lorsqu'ils font expulser une des substances avalées en forte quantité. Outre que leur application est nuisible dans l'empoisonnement par l'arsenic, les observations qui vont suivre, montreront suffisamment que cet antidote n'est rien moins qu'universel.

On ne saurait méconnaître les efforts faits de notre

(1) On connaît au moins quatre sortes d'antidotes.

I. On *expulse* les substances toxiques :

1° En les évacuant (vomitifs, purgatifs, excision de la partie mordue);

2° En les enveloppant (par exemple, le suif contre les fragments de verre).

II. On les *neutralise :*

1° Chimiquement (le foie de soufre, par exemple, contre le sublimé);

2° Dynamiquement, c'est-à-dire en anéantissant leur action sur la fibre vivante (le café, par exemple, contre l'opium).

temps pour trouver un antidote spécifique contre chaque poison ou du moins contre chaque espèce particulière de poisons; je me joins à ces efforts. Il est
des substances puissantes, énergiques, sans lesquelles
l'art de guérir resterait paralysé comme le seraient,
sans acier et sans feu, les arts mécaniques. Employez
ces substances à une dose un peu trop forte : elles dé-
termineront facilement dans certains états physiques,
comme chez les sujets idiosyncrasiques, ou, en général, très irritables, des effets violents que le médecin doit savoir dissiper.

1° *Camphre.* Antidote : *Opium, et vice versâ.*

Une fille, âgée de cinq ans, avait avalé huit à dix
grains de camphre. Dix minutes après, elle pâlit; le corps
devint froid, le regard fixe; puis elle perdit connaissance. La tête se pencha presque aussitôt vers l'épaule
droite et conserva cette position : le reste du corps se
trouvait dans un état de relâchement, et la sensibilité
était éteinte. Parfois la malade faisait des mouvements
involontaires du bras; les yeux étaient tournés en haut,
l'écume sortait de la bouche, l'haleine était presque
imperceptible.

Transportée dans un lit chaud, elle parut revenir
un peu à elle : on lui instilla un peu de café fort, mais
l'insensibilité augmentait visiblement. Il survint des
vomissements violents par lesquels une partie du camphre fut expulsée, mais sans que la malade en ressen-
tît le plus faible soulagement; au contraire, le spasme
parut s'accroître à un haut degré. Je lui introduisis dans
la bouche quatre gouttes de teinture d'opium, sans

qu'elle parût les avaler. Toutefois en l'observant attentivement pendant quelques minutes, je remarquai quelques signes très faibles d'amélioration ; je répétai l'administration de ce médicament en lui prescrivant en même temps des lavements d'eau mêlée à quelques gouttes de teinture d'opium. Après en avoir pris ainsi deux grains par le haut et par le bas (dose qui, par elle-même, aurait certainement tué un enfant de cet âge), elle fut complétement rétablie sans qu'il fût nécessaire de recourir à d'autres remèdes.

Un sommeil paisible, avec sueurs générales, ramena, au bout de quelques heures, l'ancienne gaieté.

Je viens de signaler une recrudescence dans la violence des symptômes du camphre à la suite de l'administration du café. J'ai eu l'occasion d'observer quelquefois que ces deux substances, prises en même temps ou dans un espace de temps très court, amènent rapidement une disposition très forte aux vomissements. Peut-être pourrait-on tirer de ce fait quelque utilité pour la pratique.

La grande vertu spécifique dont jouit l'opium, de dissiper d'une manière aussi prompte les suites dangereuses de doses excessives de camphre, semble m'autoriser à regarder, d'un autre côté, cette dernière substance comme un des meilleurs antidotes de l'opium, fait qui a déjà été constaté par Hallé. En effet, dans le cas précité, l'énorme dose d'opium que j'ai employée n'a-t-elle pas été neutralisée par le camphre que la malade avait avalé antérieurement ?

On sait que le camphre est également l'antidote des cantharides et de la scille.

2° *Arnica*. Antidote : *Vinaigre*.

Un homme d'un tempérament très irritable, à la
fleur de l'âge, d'une santé d'ailleurs robuste, fut pris,
à l'époque de l'influenza régnante en avril, de maux
de tête dont la cause était probablement cette épidémie.
S'étant bien trouvé dans le temps de l'usage de l'arnica
dont il avait pris, souvent même deux fois, quinze à
dix-sept grains par jour, contre la fièvre d'automne, il
n'en prit cette fois que six grains. Au bout de huit minutes à peu près, il éprouva de violents battements de
cœur qui s'exaspéraient à un point tel qu'il lui était
à peine possible de proférer quelques mots. Son regard
était fixe et exprimait l'angoisse ; tout son corps était
glacé et des vertiges lui faisaient presque perdre connaissance. On voulut provoquer des vomissements ; les
vomituritions augmentèrent son engourdissement, son
anxiété et ses vertiges. Il avait la bouche ouverte, la
mâchoire inférieure pendante.

Au bout de trois quarts d'heure, il put avec peine
demander du vinaigre. On lui apporta du vinaigre de
vin fort, et il ne tarda pas à en éprouver quelque soulagement. Il en prit quelques onces à la fois, mais
bientôt il s'aperçut que de petites gorgées, prises toutes
les secondes, faisaient plus de bien que les fortes doses.
Au bout d'une bonne demi-heure, il fut complétement
rétabli, sans qu'il restât la moindre trace des accidents.

S'il est un médicament qu'on doive adapter minutieusement à la constitution du sujet, c'est l'*arnica*. Cet
excitant puissant peut être administré à la dose de

douze grains, sans provoquer les moindres symptômes
fâcheux, chez les sujets leucophlegmatiques, dans les
cachexies des enfants de dix ans, surtout dans les maladies d'automne et dans celles qui sont caractérisées
par la flaccidité du pouls. Il exerce, au contraire,
une action très funeste sur certaines constitutions,
surtout sur les sujets très irritables : dans ces conditions, huit grains suffisent pour tuer un homme robuste.

On préviendra dorénavant de semblables accidents
en distinguant bien les signes pathognomoniques de
chaque cas et en recourant au vinaigre aussitôt qu'on
aura commis quelque erreur.

3° *Coque du Levant*. Antidote : *Camphre*.

Il y a quelques années, un apothicaire d'une constitution très nerveuse, d'ailleurs robuste, quoique
rétabli tout récemment d'une maladie inflammatoire,
voulant connaître l'action de la coque du Levant qu'il
regardait comme une substance très violente, en prit à
peu près un demi-grain. A l'instant même, il fut saisi
d'une angoisse terrible qui augmentait toutes les secondes; tout son corps se trouva glacé, ses membres se
roidirent et furent, pour ainsi dire, paralysés, avec
douleurs ostéocopes tractives dans les membres et dans
le dos. Les symptômes s'aggravèrent très rapidement
jusqu'à ce que, au bout de six heures, l'angoisse, l'engourdissement, l'hébétude qui ressemblait beaucoup à
l'insensibilité, fussent arrivés au plus haut degré. Le
regard était fixe et exprimait de la morosité; des sueurs
froides couvraient le front et les mains, et le malade

éprouvait une grande répugnance pour toute boisson ou nourriture. La moindre augmentation ou diminution de la température de l'appartement excitait son mécontentement; toute parole haute l'exaspérait. D'après ce qu'il me dit plus tard, il ressentit, dans le cerveau, un sentiment de constriction comme par un lien, et la mort lui parut imminente. Il n'éprouvait ni envies de vomir, ni soif; enfin il ne désirait absolument rien. Cédant à un besoin impérieux, il essaya de dormir; mais, au moment même où il ferma les yeux, il fut forcé de se faire mettre sur son séant, tant fut terrible la sensation d'un rêve effrayant, qu'il éprouva dans le cerveau. Le pouls était fort, petit, mais le nombre des pulsations n'avait nullement changé. Je fus appelé dans ce moment critique. Quelques gouttes de la teinture d'opium ne me paraissant pas produire d'effet, je prescrivis aussitôt une forte émulsion de camphre à la dose d'une cuillerée par minute. Quinze grains de camphre environ opérèrent des changements heureux : au bout d'une heure, le malade reprit connaissance, l'anxiété disparut, la température de la peau redevint normale. La nuit il transpira encore un peu, et dormit passablement; mais le lendemain il éprouva encore une grande lassitude, et toutes les parties du corps correspondant aux organes intérieurs dans lesquels la coque du Levant avait déterminé antérieurement des douleurs furent très sensibles, même au contact superficiel. Les selles ne se montrèrent pas pendant quelques jours. Il est probable que tous ces accidents consécutifs eussent été évités, si j'avais administré, dès le début, **trente grains** de camphre au lieu de quinze (?).

Pendant l'aggravation des symptômes pathogéné-
tiques de la coque du Levant, le malade essaya de
fumer; mais ils augmentèrent aussitôt en intensité :
le café amena le même résultat, quoiqu'à un moindre
degré.

4° *Gomme-gutte* (et autres *gommes-résines drastiques*).
Antidote : *Sous-carbonate de potasse.*

J'ai vu un enfant de trois ans avaler de la teinture préparée avec deux grains de gomme-gutte et du
sous-carbonate de potasse pur : ce remède ne détermina aucun accident et ne provoqua même pas d'évacuations; la sécrétion urinaire seule fut plus abondante.

Les sels alcalins détruisent probablement aussi la
propriété drastique d'autres purgatifs gommo-résineux,
surtout quand ils séjournent encore dans l'estomac;
mais non pas, comme dans les autres observations précitées, d'une manière dynamique, par une action opposée sur la fibre sensible et irritable; ils agissent, au
contraire, chimiquement en décomposant la résine.

5° *Pomme épineuse.* Antidote : *Vinaigre* (et *acide citrique*).

Deux grains d'extrait de stramoine, pris en deux
fois, produisirent chez une femme d'un certain âge, au
bout de huit heures, de l'engourdissement, de l'angoisse, des convulsions dans les membres et des pleurs
involontaires. Ces accidents s'aggravèrent au plus haut
point par l'usage du café; mais ils disparurent rapidement après l'emploi de quelques onces de vinaigre de
vin fort.

Outre le vinaigre, l'acide citrique est un antidote spécifique de la pomme épineuse, et je crois qu'en général le vinaigre, le suc de citron, l'acide citrique, sont les véritables contre-poisons de toutes les solanées.

6° *Fève Saint-Ignace.* Antidote : *Vinaigre de vin.*

Une dose trop forte de fève Saint-Ignace détermina, chez un jeune homme de vingt ans, une roideur paralytique des membres inférieurs avec mouvements convulsifs, froid de tout le corps et dilatation facile des pupilles. La tête restait libre ; il avait toute sa connaissance, mais l'angoisse était tellement grande, qu'il ne lui était pas possible de s'exprimer clairement. Une nouvelle désagréable aggrava les symptômes. Le café et la fumée du tabac eurent le même effet. Une faible dose de camphre que je prescrivis contre cet état n'opéra aucune amélioration ; au contraire, 8 onces de vinaigre fort rétablirent parfaitement le malade au bout d'une demi-heure, à tel point qu'il put faire une partie de plaisir l'après-midi même.

Je proposerai également ce moyen contre l'empoisonnement par la noix vomique, qui se rapproche beaucoup, dans l'ordre naturel, de la fève Saint-Ignace.

7° *Vératre blanc.* Antidote : *Café.*

Deux enfants, l'un de vingt et un mois, l'autre de cinq ans, avaient pris par étourderie, l'un quatre, l'autre un grain de vératre. Tout le monde sait que ces doses sont par elles-mêmes toxiques, et, tant qu'on ne connaîtra pas d'antidote, tout à fait mortelles.

Au bout de quelques minutes, il s'opéra chez eux un

changement très frappant. Ils se refroidirent complétement et s'affaissèrent ; les yeux étaient convulsés,
proéminents, comme chez les sujets suffoqués ; la salive s'écoula constamment de la bouche, et ils paraissaient avoir perdu connaissance. Tel fut l'état dans lequel je les trouvai une demi-heure après l'accident.

Déjà on avait tenté, mais en vain, de provoquer des
vomissements, en titillant le gosier avec les barbes
d'une plume ; on m'assura même que cette tentative
avait amené une aggravation dans les symptômes. Le
lait, introduit en grande quantité par la bouche et par
l'anus, n'avait déterminé que des efforts infructueux
pour vomir et avait accru l'insensibilité des malades.
Au moment de mon arrivée, ils semblaient être à l'a-
gonie. Les yeux étaient contournés, saillants, hors des
orbites, la face défigurée, entièrement décolorée, les
muscles flasques, les mâchoires serrées, la respiration
imperceptible. Le plus jeune enfant surtout était dans
un état alarmant.

Je pris aussitôt le parti de combattre, aussi promptement que possible, par le café fort et chaud, cette
mort imminente par apoplexie. J'en introduisis par la
bouche, autant que le permettait le resserrement des
mâchoires, et j'en administrai en outre une forte quantité en lavement. Le succès ne se fit pas attendre. La
chaleur, la conscience, la respiration reparurent. Un
sommeil de plusieurs heures, pendant lequel la respiration fut encore plus lente que d'habitude, répara
beaucoup les forces des malades. Presque toutes les
fonctions animales se rétablirent, mais les enfants restèrent faibles ; ils maigrirent et éprouvèrent tous les

8

jours, avant minuit, une espèce de fièvre qui revêtit un caractère chronique et devint dangereuse. Mais l'usage du quinquina, continué pendant quinze jours, fit disparaître ces excès, et en ce moment encore, après dix-huit mois, ils jouissent d'une santé parfaite.

Je rappelle à cette occasion que les empoisonnements violents laissent souvent après eux des maux qui prennent un caractère chronique, parce que les antidotes, même spécifiques, des substances toxiques, n'exercent qu'une action contraire, et que par conséquent ils appartien-nent aux palliatifs qui ne peuvent pas faire disparaître l'action secondaire du poison absorbé, surtout lorsque celui-ci a déjà eu le temps d'opérer quelque désorga-nisation dans le corps. On ne doit pas non plus croire qu'un antidote soit tellement parfait qu'il couvre tous les maux accessoires déterminés par le poison, comme deux triangles dont les angles et les côtés sont égaux se couvrent l'un l'autre; on ne saurait pas nier non plus, contrairement à l'analogie, que la substance nui-sible, associée à un antidote, quelque approprié qu'il soit, doive produire un nouvel effet qu'on ne pouvait pas attendre de l'une et de l'autre de ces substances prises isolément. Ainsi, on observe, après un empoi-sonnement par l'opium, combattu avec succès par une forte quantité de café, une sécrétion très abondante d'urine, même chez les personnes habituées à prendre du café, qui par lui-même ne produit pas cet effet, tan-dis qu'un mélange d'un grain d'opium et d'une infu-sion d'une once et demie de café, pris une ou plusieurs fois par jour (1), constitue peut-être le diurétique

(1) Selon que le malade est plus ou moins habitué au café.

le plus sûr et le plus puissant dont dispose la thérapeutique.

8° *Mézéréum.* Antidote : *Camphre.*

Un homme robuste avait pris à l'intérieur du mézéréum contre certaines incommodités ; et comme il en fit encore usage après la disparition de ces accidents, il éprouva des démangeaisons insupportables par tout le corps. Il discontinua ce remède pendant trente-six heures, et le prurit devint intolérable (la durée de l'action primitive du mézéréum étant très longue). Je fis disparaître ce symptôme à l'aide de quelques doses de camphre, de six grains chacune, administrées toutes les six heures.

IV

DE QUELQUES ESPÈCES

DE FIÈVRES CONTINUES ET RÉMITTENTES (1).

Le nombre des genres et des espèces de fièvres sporadiques et épidémiques est probablement bien supérieur à celui que renferment les ouvrages de pathologie et de nosologie (2). En effet, les causes morbifiques qui agissent sur le corps humain sont trop nombreuses, leur intensité et leur durée d'action trop variables, pour que les maladies qu'elles font naître n'offrent pas des caractères très divers. Quoique les grandes épidémies aient été plus fréquemment décrites que les petites, les maladies sporadiques, on a pourtant confondu sous le même nom ces maladies qui offrent des caractères si différents, qu'il est permis de rechercher si elles ne sont pas tout à fait distinctes.

Les fièvres sporadiques sont encore plus diverses et plus inconnues, et c'est précisément pour cette dernière raison, et à cause de leur fréquence, qu'ils font en général autant de victimes que les fièvres épidémiques. Les fièvres sporadiques, il est vrai, sont plus que celles-ci

(1) Article publié en 1797 dans le *Journal de Hufeland*.
(2) P. Frank, *Traité de médecine pratique*. Paris, 1842, t. I, p. 57.

difficiles à décrire ; car moins grand est le nombre des observations , moins il est aisé d'en abstraire un caractère spécifique.

Les données suivantes, quelque imparfaites qu'elles soient, pourront servir néanmoins à l'histoire de ces fièvres.

I. En janvier 1797, une espèce de fièvre sporadique, d'un caractère plutôt continu que rémittent en apparence, au moins dans les premières périodes, sévissait parmi les enfants. Malgré la chaleur de la peau, les malades éprouvaient des frissons continuels et une grande lassitude ; leur mémoire s'affaiblissait. La respiration était excessivement courte et spasmodique ; chez quelques uns on entendait une toux oppressive ; les urines foncées déposaient quelquefois un sédiment rouge ; on n'apercevait presque aucune trace de saburres gastriques ; les selles se montraient tous les jours et d'une manière presque régulière ; le front était souvent couvert de sueurs froides.

Les évacuants affaiblirent les malades sans amener aucune amélioration ; le quinquina produisit également un effet nuisible. Plus les enfants étaient jeunes , plus la maladie s'aggravait. Plusieurs succombèrent, principalement ceux chez lesquels la fièvre continue ne présentait plus, vers la fin, d'intermissions marquées.

Quelques grains d'*arnica* amenèrent de prompts changements. Quoiqu'il n'y eût généralement aucune amélioration, la fièvre, qui paraissait jusqu'alors revêtir un caractère continu , se changea en une suite non interrompue de paroxysmes de fièvre intermittente, dont les frissons durèrent pendant une heure, et la chaleur (avec respiration très courte), un peu plus longtemps, en se terminant par des sueurs générales. Ces sueurs apaisées, il se manifesta de nouveaux frissons, de sorte que cet état se maintint jour et nuit.

La brièveté des périodes d'une part, de l'autre la plénitude de la poitrine, la dyspnée et la toux suffocante s'opposèrent à l'emploi du quinquina. La *fève Saint-Ignace*, au contraire, amena des résultats vraiment surprenants. Je la prescrivis, toutes les douze heures, à la dose de 1/2 grain à 2/3 de grain, aux enfants de neuf mois à trois ans; de 1 grain à 1/2 grain à ceux de quatre à six ans; de 2 à 3 grains à ceux de sept à douze ans. En général, cette substance paraît convenir mieux que le quinquina, dans les fièvres intermittentes caractérisées surtout par une durée plus longue de la chaleur. La fièvre cessa au bout de deux à trois jours sans laisser de traces ni de lassitude.

La fève Saint-Ignace dissipa également d'un manière complète, ou à peu près complète, la dyspnée et la toux suffocante chez les sujets qui présentaient ces symptômes.

II. Dans les premiers jours de mars de la même année, beaucoup d'enfants, les miens entre autres, furent atteints d'une fièvre qui se communiqua aussi, quoiqu'à un degré bien inférieur, à des adultes. En dehors des paroxysmes proprement dits, j'observai les symptômes suivants : Tension et pression au front, justement au-dessus de l'orbite, dans l'un des côtés de la face, s'étendant dans les cas graves jusqu'au-dessous du pariétal; pression à l'estomac comme par un poids; tension au creux de l'estomac et douleurs tensives violentes (colique) autour de l'ombilic, accompagnées de diarrhées couleur d'argile, très fétides, ou de constipation alternant avec des flatuosités fétides ; froid continuel des membres, sans frisson ; humeur très mauvaise (morose, maussade); amaigrissement rapide, sans grande faiblesse ; absence de signes de turgescence de la bile ou d'autres impuretés des premières voies, du moins de l'estomac ; langue nette, humide, rarement recouverte d'un enduit légèrement blanchâtre ; goût de la bouche normal, quelquefois aigre ; sentiments de tension par tout le corps ; pupille médiocrement contractée, ne se dilatant pas dans l'obscurité.

A midi précis, les accès se renouvelèrent chaque fois avec un frisson très prononcé, de la lassitude, de la somnolence, du sommeil, enfin avec des joues brûlantes, et sans soif. Lors même que les accès n'étaient pas très forts, les malades éprouvaient une aversion invincible pour toute espèce d'aliments.

A minuit juste, il se déclarait un petit accès semblable : le malade poussait un cri, se déjetait dans son lit; les membres étaient froids. Il y avait rarement, la nuit, des sueurs générales, après lesquelles tous les accidents disparaissaient jusqu'au lendemain ; mais, dans ce cas, la fièvre se reproduisait le troisième jour, et ainsi de suite.

C'est le matin qu'il y avait le plus d'apyrexie. Le malade levé, les maux de tête, la tension dans tout le corps, et les maux de ventre se manifestaient de nouveau, mais l'appétit se maintenait; il en était de même le soir.

Pendant cette rémission apparente, les malades dé-

siraient très vivement manger de la viande de porc.
Quand ils satisfaisaient à satiété ce désir, il s'ensuivait
plus de soulagement que d'aggravation.

L'essence de cette fièvre semblait résider dans une
diminution de la sensibilité et dans une espèce de
spasme clonique de la fibre.

La fièvre présentait le plus haut degré d'intensité
quand le vent se maintenait longtemps à l'est.

Elle n'offrait aucune gravité, mais elle était opiniâtre
et incommode.

Des vomitifs soulageaient à peine pendant un jour;
la fièvre n'en continuait pas moins le lendemain sa
marche habituelle. Les laxatifs et les remèdes qu'on
emploie généralement contre les aigreurs échouaient
complétement.

Le quinquina et la fève Saint-Ignace administrés à
doses faibles ou fortes aggravaient l'état des malades.
L'arnica, en palliant la mauvaise humeur, la céphalalgie, etc., n'avait qu'un effet antisymptomatique, sans
amener d'amélioration.

L'immobilité de la pupille, la douleur pressive,
tensive, dans la région précordiale et au pourtour de
l'ombilic, ainsi que la sensation générale de tension
dans tout le corps; le sopor, la chute en apparence
insignifiante des forces, et le soulagement apporté par
des sueurs accidentelles, le bien-être produit par l'usage
de la viande de porc, qui exerce beaucoup d'action sur la
contractilité de la fibre; enfin, l'aggravation déterminée
par le vent d'est, tous ces symptômes m'engageaient à
regarder l'*opium* comme le remède indiqué. Les selles
et les vents fétides, en présence de l'état normal de

l'estomac, en contre-indiquaient d'autant moins l'emploi que la couleur d'argile des déjections alvines trahissait un état spasmodique des canaux excréteurs de la bile. J'en prescrivis, le matin avant l'accès, 1/5 de grain à un enfant de cinq ans, 3/10 de grain à un enfant de sept et à un autre de huit ans, 7/20 de grain à un enfant de dix ans ; moi-même j'en pris 1/2 grain. Les accidents disparurent entièrement pendant cette journée. J'en administrai douze heures après, le soir, une dose un peu plus faible, et la fièvre ne se remontra ni le lendemain, ni les jours suivants ; la constipation cessa également. Les malades étaient guéris.

III. Au mois d'avril, il régna une influenza essentiellement différente de celle qu'on avait observée cinq ans auparavant. Je ne sais si l'étude qu'on en a faite dans le temps a été exacte, ou si je me trompe dans mon appréciation. Je ne ferai donc ressortir qu'un seul point de dissemblance, en laissant aux lecteurs le soin de comparer les autres.

Dans l'épidémie de 1782, il restait à peine un tiers, et même un quart des habitants, qui n'eût été atteint d'une fièvre, offrant tous les symptômes d'une fièvre rhumatismo-catarrhale, n'eût-elle même duré que sept jours. En général, ils en furent tous atteints au même degré ; cependant il n'y avait aucun danger, si ce n'est pour les sujets affaiblis, les phthisiques et les vieillards. Dans l'influenza de cette année, au contraire, les neuf dixièmes presque n'ont éprouvé que des atteintes très légères de ce mal, et sans fièvre ; chez le dernier dixième, au contraire, il est survenu de la fièvre, et le danger a été réel.

Les malades qui ne présentaient aucun symptôme fébrile n'ont généralement pas réclamé le secours de l'art et ne se sont pas considérés comme affectés de l'épidémie. Il était difficile de les observer, et les accidents échappaient aux médecins peu perspicaces. Toutes les fonctions se faisaient régulièrement ; pour tout symptôme caractéristique, il n'y eut que les douleurs tractives, paralysantes, d'une partie quelconque du corps, chez l'un de la nuque, chez l'autre seulement des parties externes du cou, ou bien seulement d'une moitié de la poitrine, ou uniquement du dos, d'un bras, d'une cuisse, ou bien de quelques doigts. Ces douleurs fixes les incommodaient pendant des semaines, et toutes les ressources de la médecine domestique, l'infusion des fleurs de sureau, le suc des baies de sureau, les purgatifs et les vomitifs, restèrent sans résultat. Lorsqu'au contraire on avait recours au remède approprié à l'influenza, les douleurs cessèrent rapidement dans l'espace de deux jours, ou même plus tôt.

D'autres sujets éprouvaient des douleurs dans plusieurs membres à la fois, et sans fièvre. Ceux qui présentaient en même temps des symptômes fébriles ressentaient, avant la période de la chaleur, pendant quelques heures et même pendant quelques jours, un frisson qui se renouvelait de temps en temps, *et qui augmentait au moindre mouvement*, en s'accompagnant de mauvaise humeur, de *pusillanimité* et de *désespoir*. Les malades accusaient en même temps des pesanteurs de tête et de l'hébétude, symptômes qu'ils ne considéraient pas comme des maux de tête, et une gêne de la déglutition, qui se manifestait bientôt sur les parties

externes du cou et sur la nuque, ou bien qui se changeait en tension insupportable, ne permettant pas le
moindre mouvement du cou, et même s'exaspérant au
toucher. Ils ressentaient, dans le dos, une traction
désagréable; sur la poitrine, une sensation analogue
très douloureuse, et dans tout le corps, surtout dans les
cuisses, une roideur paralytique très sensible. C'était
dans la position assise que les malades éprouvaient le
plus vivement la paresse et la lassitude.

Après un nouveau frisson plus violent (accompagné
quelquefois d'une angoisse très vive au cœur) qui se
montrait généralement le soir, et, dans les cas graves,
plus tôt, les maux de tête tensifs et pressifs les plus intenses apparaissaient au-dessus des orbites, et aussi,
chez les plus malades, dans l'occiput. L'angoisse augmentait; le visage devenait bouffi, les yeux rouges; il
s'y joignait une ardeur vive qui persistait pendant six,
douze et plusieurs heures, et même jusqu'à la mort, qui
arrivait le quatrième, le septième ou le quinzième jour.

Dans les cas bénins, lorsque la chaleur diminuait, elle
passait tous les jours (car les paroxysmes étaient ordinairement quotidiens, vers le soir, quoique sans frisson
dans la suite), après minuit, à une diaphorèse générale,
caractérisée souvent par une fétidité extrême, et qui,
dans les circonstances les plus heureuses, ne durait que
jusqu'à six heures du matin, et au delà, dans les cas
graves. Quand les sueurs étaient peu abondantes et
qu'elles cessaient à l'époque que j'ai indiquée, il s'ensuivait, pendant toute la journée, un grand soulagement
de toutes les douleurs et de la céphalalgie; si, au contraire, elles persistaient plus longtemps et qu'elles

fussent plus abondantes, il survenait des incommodités plus grandes ; la tête était derechef entreprise , et , de temps à autre , devenait le siége des douleurs : celles des parties externes doublaient et quadruplaient même pendant ces sueurs qui se manifestaient le jour, et l'on devait craindre une fièvre continue, mortelle.

Pendant les premiers jours, on observait une constipation opiniâtre ; dans les cas les plus rebelles, il y avait même quelquefois jusqu'à la mort, suppression de l'excrétion urinaire ; alors il n'y avait pas de sueur pendant la plus ardente chaleur de tout le corps, pendant le délire et la jactitation, prodromes d'une mort prochaine. Dans les circonstances les plus heureuses, le lendemain de la première chaleur fébrile, l'*urine*, peu abondante , était *noir verdâtre*, *opaque*, et passait les jours suivants, jusqu'à la guérison, au vert et au vert clair.

Dans les cas les plus sérieux, la langue était sèche et brune jusqu'à la pointe, ou, quand elle était légèrement humide , brune ou recouverte d'un enduit noirâtre , et jaune dans les accès moins graves. Malgré la sécheresse de la langue , la soif n'était pas vive et les sujets désiraient généralement des boissons acidulées , rarement de l'eau pure. Quand il y avait de l'amélioration, ils demandaient de la bière. Ils ressentaient, dans les cas les plus bénins , un goût amer de la langue ; dans les circonstances moins favorables, cette saveur était fort désagréable ; elle n'existait pas dans les cas qui présentaient le plus de gravité. Tous affirmaient sentir le goût naturel des aliments solides et liquides, malgré la répugnance qu'ils leur occasionnaient. Les premières *évacuations alvines étaient noires, fétides;* plus tard, elles devenaient brun verdâtre.

A une constipation de plusieurs jours succédait ordinairement une diarrhée semblable à celle de la colique, avec aggravation des symptômes.

Dans les cas sérieux, il y avait de l'insomnie qui se maintenait jusqu'à la mort; on n'observait qu'un assoupissement de quelques minutes, avec délire et jactitation. Au fur et à mesure que la maladie diminuait, le sommeil gagnait le sujet avant minuit; mais, même dans les circonstances les plus favorables, il ne durait que jusqu'à trois heures.

Les symptômes les plus pénibles étaient : abattement et désespoir, roideur paralytique, douleur tractive et tensive dans les parties extérieures, surtout dans les aponévroses tendineuses et membraneuses, à ce qu'il paraissait, et dans le périoste des parties affectées; pesanteurs de tête, alternant avec céphalalgie tensive, tractive, pressive, et avec perte de la mémoire.

Les caractères du mal semblaient trahir la douleur et l'irritation de la fibre sensible. Le coryza proprement dit ne se montrait jamais. Dans quelques cas, des points de côté avec expectoration de sang venaient se joindre aux symptômes, mais ces points de côté n'étaient pas dus à une inflammation.

Parfois la fièvre s'accompagnait, la nuit, d'accès de suffocation.

Jamais la partie, même la plus douloureuse, n'était enflée ou rouge, si ce n'est chez quelques sujets dont les doigts étaient très sensibles, gonflés et rouges; dans un seul cas, la région hépatique était tuméfiée.

Souvent la céphalalgie tractive la plus pénible était accompagnée de nausées qui duraient plusieurs heures, de défaillance et d'horripilations. Le flux menstruel devançait généralement l'époque et dégénérait en métrorrhagie.

Les vomitifs les plus énergiques ne provoquaient pas d'évacuations par le haut, mais quelquefois des nausées qui se prolongeaient pendant des jours entiers, alternant avec des lipothymies ; quelquefois une seule évacuation abondante par le bas se montrait, avec aggravation de tous les symptômes ; ou bien des doses très faibles de ces vomitifs déterminaient des vomissements excessifs, pendant plusieurs heures, jusqu'au nombre de vingt, et, dans quelques cas même, jusqu'à trente-six, toujours suivis d'une aggravation manifeste. (Quelquefois des vomissements spontanés se faisaient pendant vingt-quatre heures consécutives, et la maladie disparaissait complétement). Si, comme cela arrivait très rarement, les vomitifs occasionnaient des vomissements modérés, ceux-ci consistaient généralement en une substance noire, comme le marc de café, fétide ; et, dans ce cas, tous les autres accidents s'aggravaient promptement. Toutes les tentatives faites pour provoquer des vomissements en titillant la luette avec les barbes d'une plume eurent pour résultat la chute des forces et l'exaspération des douleurs.

Tel fut également l'effet produit par toute sorte de laxatifs, même les plus doux, surtout lorsqu'il existait une prédisposition à la diarrhée. J'ai vu ainsi quatre grains de rhubarbe déterminer, chez un garçon de onze ans, plus de quarante selles dans l'espace de deux jours, et les symptômes devenir plus sérieux. Plusieurs malades succombèrent au milieu de diarrhées continuelles.

Lorsque les diaphorétiques, à l'usage de la classe ouvrière, produisaient parfois l'effet demandé, des sueurs excessives se manifestaient avec une aggravation de tous les symptômes. Chez quelques malades une transpiration abondante, uniforme, se montrait, jusqu'à la mort.

Les acides végétaux, administrés en grande quantité par les médecins, déterminaient des vomissements et des diarrhées, suivies d'aggravation. Pris à volonté, ils paraissaient rafraîchir les malades, mais ceux-ci ne pouvaient en prendre que peu à la fois. Dans les accès les plus violents, ils ne demandaient qu'à s'humecter les lèvres, et alors seulement ils s'en trouvaient bien.

Les acides minéraux ne semblaient pas être d'un bon usage.

Les saignées étaient nuisibles dans toutes les périodes de la maladie, mais surtout lorsque la fièvre était grave : la mort survenait alors souvent dès le quatrième jour. Lors même que la fièvre paraissait peu sérieuse au début, la saignée (1) était sur-le-champ suivie d'assoupissement, de prostration des forces, d'accroissement des douleurs et d'exaspération.

L'opium calmait la chaleur et les sueurs excessives,

_____

(1) Les médecins de la localité tiraient continuellement du sang; ils occasionnèrent ainsi la mort de plusieurs malades. Si, par hasard, un sujet robuste y échappait, après une longue agonie, ils jetaient des cris de triomphe et prétendaient l'avoir sauvé au moyen d'une saignée faite à propos, ou bien même par leurs résolutifs et leurs évacuants. Il y eut même un d'entre eux qui succomba à la suite d'un traitement semblable trop minutieusement observé, quoi qu'on eût fait pour l'en détourner.

de même que le délire et le penchant au sommeil ; mais il augmentait la constipation ; en général, il ne paraissait pas enlever radicalement le mal.

Le *camphre*, au contraire, surpassait tout ce qu'on pouvait en attendre ; il était efficace et, pour ainsi dire, spécifique dans toutes les périodes de l'affection accompagnée ou non de fièvre, surtout quand on l'administrait le plus tôt possible, et à fortes doses. Un grand nombre de malades guérissaient dans l'espace de quatre jours, malgré les signes les plus graves.

Au début, j'étais très réservé dans son emploi et je n'en administrais à des adultes que quinze à seize grains par jour, dans un lait d'amandes ; mais je m'aperçus bientôt que pour amener une prompte amélioration, il fallait en donner, même à des sujets faibles, trente grains, et quarante à des sujets plus robustes, dans les vingt-quatre heures. Le résultat favorable ne se faisait jamais attendre : la constipation cessait, le mauvais goût ou du moins le goût bilieux disparaissait promptement, ainsi que les nausées et le malaise ; les pesanteurs de tête et la céphalalgie diminuaient d'heure en heure ; le frisson fébrile était étouffé dans son germe, la chaleur diminuait, et, chez les sujets qui n'avaient pas encore éprouvé de diaphorèse, ou chez ceux chez lesquels elle était abondante, il se faisait une transpiration générale, douce, avec diminution de toutes les douleurs tractives, tensives, dans les parties extérieures. Les forces revenaient bientôt avec l'appétit et le sommeil, le découragement se convertissait en force et en espérance, et le malade recouvrait la santé sans s'en douter.

Je crains que cette prompte disparition des symptômes, l'enduit jaune, brun, noir de la langue, de la
saveur nauséabonde et amère, de la constipation et
des nausées, dissipés souvent dans les vingt-quatre
heures, par l'emploi seul du camphre, administré à
doses fortes, ne déplaise aux partisans orthodoxes de
l'école saburrale. La nature, il est vrai, refuse souvent
de plier aux exigences des systèmes : malheur au médecin dogmatique qui veut lutter avec elle !

Quand on m'avait appelé à temps et que la maladie,
malgré la gravité de son début, avait radicalement disparu au bout de quatre jours ou de sept tout au plus,
il ne restait aucun symptôme morbide, pas même la
lassitude.

Une dame nerveuse, d'un esprit distingué, ne pouvait se consoler, pendant les premiers jours, de la
perte de son prétendu qu'elle aimait beaucoup; il
avait succombé à cette maladie, et c'est elle qui l'avait
soigné. Elle perdit l'appétit et repoussa toute nourriture. On me conseilla de lui prescrire un vomitif pour
faire revenir l'appétit, mais je refusai : l'influenza était
imminente et j'ordonnai simplement un verre de vin,
et je tâchai surtout de relever son moral. Ses nombreuses occupations, et plus encore, son esprit intelligent et les conseils de ses amis, dissipèrent son chagrin; la semaine suivante, elle fut plus calme, sentit
l'appétit revenir, et le sommeil lui procura un peu de
repos. Elle éprouva seulement quelques douleurs ostéocopes vagues, pour lesquelles elle négligea de me
consulter. Quinze jours après la mort de son ami, elle
fut prise d'un frisson fébrile qui dura deux heures, et

9

de tous les signes de la fièvre la plus violente de l'épidémie régnante. Quant au moral, elle était livrée au plus profond désespoir : jour et nuit elle ne parlait que de lui, elle l'appelait par son nom, en lui promettant d'aller le rejoindre bientôt. Son agitation était extrême, sa langue chargée d'un enduit noirâtre ; elle éprouvait des renvois désagréables avec de l'amertume de la bouche. La chaleur, les douleurs au cou et aux membres, la céphalalgie violente, m'inspirèrent des craintes bien fondées. Je prescrivis quinze à dix huit grains de *camphre* les deux premiers jours, et un vomitif à cause de la persistance des renvois et de l'amertume de la bouche. Le vomitif n'eut d'autre résultat que de provoquer des nausées qui se prolongeaient pendant plusieurs heures ; une nouvelle dose de camphre fut administrée pour faire cesser le spasme, et alors elle eut des vomissements faibles de mucosités. Néanmoins elle n'éprouvait aucun soulagement, et tout semblait prédire une terminaison fatale. Elle ne parlait que de son ami ; tout le corps était brûlant, la face bouffie, et le pouls donnait cent trente pulsations. Trente grains de camphre pris dans les vingt-quatre heures produisirent une légère moiteur de la peau, et diminuèrent la chaleur et l'amertume de la bouche. Elle reçut le lendemain trente-six grains, et le surlendemain quarante, dormit passablement, ne parla plus du défunt, se trouva consolée et reprit courage. Elle se leva et affirma ne ressentir plus que peu ou pas de douleur de tête et des membres, et demanda à manger. Trente autres grains de camphre, administrés les deux jours suivants, la rétablirent complétement, et elle put désormais vaquer à ses occupations journalières.

Je ne connais qu'un seul cas sur plus de cent, où le camphre ait échoué. Une dame de qualité, très hystérique, affligée d'hystérie depuis sa jeunesse, avait été atteinte par l'influenza. Elle avait pris avec beaucoup de succès vingt grains de camphre dans les vingt-quatre heures, et je lui en prescrivis encore quinze à prendre dans l'espace de vingt heures contre quelques incommodités qui persistaient. Elle éprouva aussitôt des sueurs qui, en seize heures, augmentèrent d'une manière très violente, avec chaleur intense, lipothymie et angoisse. L'état de la maladie était très grave; mais un demi-grain d'opium calma, en moins d'une heure, l'angoisse, la chaleur et les sueurs. Je le prescrivis de nouveau à des doses bien plus fortes avec beaucoup de succès, et la guérison fut parfaite.

La nature de l'influenza, portée en général à des évacuations abondantes (et, d'un autre côté, à une suppression excessive des évacuations), avait probablement été, dans ce cas, rebelle à son spécifique même, après avoir subi une modification par suite de la constitution hystérique de la malade.

Avant de constater toute l'efficacité du camphre dans cette maladie extraordinaire, il fallait que je me contentasse d'opium et de quinquina; le premier pendant les périodes de la chaleur et de la sueur, le second pendant la rémission. Quelque fastidieuses et difficiles que fussent ces guérisons, l'emploi de ces substances suffisait néanmoins pour faire disparaître (quoique au bout de quelques jours seulement) l'enduit de la langue et l'amertume de la bouche, et, successivement, toute

l'affection. Mais dès qu'elle avait été vaincue, les con-
valescents ne supportaient plus le quinquina : aussitôt
pris, il était rejeté. Dans l'épidémie de 1782, je trouve,
dans le grand nombre des moyens employés par les
médecins, que le camphre est mentionné, en passant,
sans qu'on lui ait cependant attribué une action supérieure à celle des autres agents thérapeutiques.

Ce qui me porte à croire qu'on faisait alors un usage
aveugle et arbitraire de ces divers médicaments, c'est
que, parmi beaucoup d'autres remèdes, l'arnica (1) est
également vantée contre cette affection. Cette substance, tout en étant salutaire dans une foule d'autres
maladies, est très dangereuse dans celle-ci. J'ai vu un
homme robuste atteint d'influenza, et déjà convales-
cent, succomber, dans l'espace de vingt-quatre heures
et demie, avec tous les signes de l'empoisonnement, à
la suite de l'ingestion de huit grains d'arnica, dont les
effets mortels se manifestaient par le froid, le vertige,
les palpitations, l'angoisse et l'aphonie. Si j'avais
connu dans ce temps le remède spécifique contre cette
espèce d'intoxication, le vinaigre, j'aurais pu sauver
ce malade. — L'extrait d'aconit (2), employé de la
même manière dans cette épidémie, est également très
nuisible.

Cette dernière influenza, de même que toutes les
autres, comme j'ai eu l'occasion de m'en convaincre,
présente, comme caractère particulier, la faculté qu'elle
a d'atteindre indistinctement tous les sujets, quelle que

(1) Languth, *Dissert. histor. catarrh. epidem.*, 1782. Helmst.,
p. 157.
(2) *Ibid.*, p. 144.

soit leur constitution, faculté que la peste du Levant possède à peine à un degré aussi fort. La plupart des affections épidémiques frappent surtout les individus bien portants; mais il est des personnes atteintes de maladies chroniques, parmi lesquelles je citerai seulement les maladies nerveuses graves et l'aliénation mentale, qui n'en sont pas attaquées; ou bien l'affection ancienne est arrêtée dans sa marche, tandis que la nouvelle prédomine dans l'économie; ou enfin, et c'est ce qui arrive assez souvent, la première se trouve guérie par la seconde. Il n'en est pas ainsi de l'influenza. Non seulement elle attaque indistinctement tous les individus qui ont une maladie chronique, mais elle se confond encore avec la première et l'aggrave. C'est en restant elle-même à l'état latent, qu'elle rappelle et exaspère une ancienne maladie quelconque, peut-être endormie depuis longtemps, et les symptômes chroniques ainsi aggravés ne cèdent plus aux remèdes employés auparavant contre eux, mais seulement au spécifique de l'influenza. Elle évoque de nouveau la surdité, les ophthalmies, la toux, la dyspnée, les douleurs dans les diverses parties, surtout dans la poitrine, la tête, les viscères ou les membres, les spasmes anciens, l'hypochondrie, la mélancolie, toutes ces incommodités qui paraissaient guéries depuis longtemps; la constitution épidémique et la présence de quelques symptômes de l'influenza seulement font reconnaître l'existence de l'influenza, masquée par ces maux chroniques. Parfois elle a produit des paralysies, soit comme métastases, soit dans des parties antérieurement douloureuses.

Un enfant de douze ans, dans un canton où sévissait

cette maladie, fut pris de douleurs déchirantes caractéristiques dans tous les membres, avec céphalalgie tensive et douleurs insupportables aux yeux. A la suite d'un refroidissement, tous les signes de la maladie avaient disparu, et l'enfant avait perdu la vue. Les pupilles étaient bien dilatées, et immobiles au contact de la lumière la plus vive. L'usage de quinze grains de camphre par jour, continué pendant quinze jours, lui rendit rapidement la vue, sans le secours d'un autre remède.

Vers la même époque, la mère de cet enfant vit se reproduire chez elle une mélancolie avec désespoir et penchant au suicide, maladie qui avait disparu plusieurs années auparavant. Outre les maux de tête tensifs et l'anxiété au creux de l'estomac, elle accusa des douleurs tractives dans les membres. De tous les remèdes, ce fut le camphre qui contribua principalement à sa guérison.

Un mois après la fin de l'épidémie, il se manifesta une rémission chronique de cette fièvre avec un caractère sporadique. Elle eut cela de particulier, que les douleurs éprouvées par les personnes entrées en convalescence, après l'influenza, se renouvelèrent ou sans fièvre, ou bien en s'accompagnant d'une espèce de fièvre intermittente quotidienne ou tierce. Les grandes lassitudes, l'abattement, l'assoupissement et les sueurs propres à l'influenza manquaient entièrement. La chaleur était modérée, le froid d'autant plus persistant, quoique déterminant peu de secousses.

Le quinquina, et, bien plus encore, la fève Saint-Ignace, enlevèrent les symptômes fébriles, mais les douleurs devinrent continues. Le camphre échoua complétement ; le *lédon des marais*, au contraire, à la dose de six à sept grains, trois fois par jour, pour les adultes, fut d'un secours durable.

Dans quelques cas rebelles, il me fallut revenir à l'aconit, qui les guérissait rapidement. Je regrette de n'avoir eu à traiter qu'un petit nombre de ces cas qui se présentaient à la fin de l'épidémie, de sorte que je n'ai pu juger si cette plante, d'une vertu bien supérieure à celle du lédon, ne m'aurait pas permis d'atteindre plus promptement mon but dans tous les cas qui se sont présentés à mon observation.

V

HISTOIRE

DE QUELQUES MALADIES PÉRIODIQUES A TYPE
HEBDOMADAIRE (1).

———•———

I. Un jeune homme rétabli depuis peu d'une dyspnée
spasmodique, ayant pris du vin, contrairement au régime qu'on lui avait prescrit, en fut échauffé et se mit
à lutter avec ses camarades. A la suite d'efforts violents,
il fut pris d'un accès d'asthme qui devint de plus en
plus fort, et s'éleva jusque vers la fin de la nuit au
plus haut degré d'intensité. Le lendemain et quelques
jours après, il éprouva de grandes lassitudes. Huit jours
plus tard, il vit se reproduire, sans cause appréciable,
un autre accès semblable, suivi également de lassitudes.
Depuis ce moment, les accès, de même que la faiblesse
consécutive, se déclarèrent régulièrement tous les
lundis dans l'après-midi. Huit grains de fève Saint-
Ignace diminuèrent une fois l'accès d'une manière notable, et la faiblesse ne se manifesta pas; mais, chose
remarquable, le lundi suivant l'accès se reproduisit
avec une force nouvelle. Le quinquina, administré le
lundi suivant, à la dose d'un demi-gros le matin et un

(1) Publié en 1797 dans le *Journal de Hufeland.*

gros après le dîner, supprima complétement l'accès, et, après deux doses réitérées, toute trace du mal avait disparu.

Un fait digne de remarque est qu'antérieurement le quinquina avait toujours échoué, chez le même sujet, contre l'asthme continu non périodique.

II. Une femme en couches, âgée de quarante ans, éprouva un dimanche une contrariété très vive pendant ses cinquièmes couches. Outre les autres incommodités, il s'ensuivit une sensation de fourmillement qui remontait successivement du sacrum jusqu'entre les omoplates, de sorte que le vendredi elle atteignit la nuque. Une roideur subite se manifesta dans cette partie. La malade ressentit en même temps un violent frisson fébrile qui dura plusieurs heures, suivi de diaphorèse qui se maintint jusque bien avant dans la nuit et se termina par des sueurs. Les jours suivants, elle n'accusa que de la lassitude, et au moindre repos, même assise, une sueur générale, assez froide, pendant toute la journée. Un sentiment très pénible de fourmillement, s'étendant de la nuque jusqu'au-dessus de l'occiput, se déclara tous les après-midi et dura jusqu'à l'heure du coucher. Il n'y avait point de mauvais goût de la bouche, la langue était nette, mais l'appétit presque nul. Dès cette époque, le même accès de fièvre intermittente, caractérisé par les mêmes symptômes et par la même terminaison, se manifesta dès le jeudi, et les jeudis suivants pendant plusieurs semaines.

Lorsque la malade vint me consulter, elle me cacha la cause occasionnelle du mal, la contrariété. Le goût naturel et la netteté de la langue contre-indiquèrent l'emploi d'un vomitif.

Il existait ici évidemment une fièvre intermittente quotidienne et une autre à type hebdomadaire. L'usage de la fève Saint-Ignace, continué pendant une semaine jusqu'au jeudi, dissipa les accidents fébriles de la tête. Administrée de même le jeudi, l'accès hebdomadaire, loin de diminuer, reparut au contraire avec beaucoup plus de violence sans être suivi toutefois de lassitudes. Je suspendis le traitement pendant la semaine suivante; en effet, toutes les fonctions du corps se faisaient régulièrement, les mouvements fébriles du soir et les sueurs diurnes avaient disparu, la gaieté, l'appétit et le sommeil étaient revenus. Dès ce moment, j'administrai tous les jeudis, avec beaucoup de succès, une dose convenable de quinquina. La fièvre hebdomadaire ne reparut plus et la malade fut guérie.

III. Un homme très hypochondriaque souffrait, au printemps de l'année dernière, d'une hématurie périodique, dont il ne pouvait plus se rappeler le type. Il y avait en même temps de la fièvre, une grande faiblesse et de l'insomnie. La maladie récidiva au mois de mai de cette année. J'opposai, aux accidents fébriles accessoires, des remèdes aptes à combattre en même temps l'hémorrhagie, à savoir, l'ipécacuanha administré le matin à jeun, de façon à produire des nausées pendant quatre heures, et, le soir, l'acide sulfurique. Les accidents fébriles accessoires diminuèrent sensiblement, mais l'hématurie reparut le quatrième jour à sept heures du matin, aussitôt après le réveil, comme la première fois, et deux fois le septième jour suivant, à la même heure. Malgré tous les préjugés touchant l'emploi du quinquina contre les hémorrhagies, j'en administrai une dose convenable tous les soirs avant le coucher, dans la crainte de manquer l'heure du matin à laquelle il fallait le donner.

Ne sachant pas si l'accès, au lieu d'offrir le type hebdomadaire, ne reviendrait pas tous les trois jours et demi, comme cela arrive souvent, et s'il ne fallait pas s'attendre à un accès le jeudi après midi, je prescrivis une dose de quinquina pour ce jour à midi, tout en continuant celles du soir. Mais avant que le malade eût pu la prendre, une attaque, quoique peu intense, d'hématurie s'était déclarée le jeudi matin vers huit heures.

J'avais appris ainsi : 1° que la puissance curative de la dose du soir ne suffisait pas jusqu'au lendemain ; 2° que le type semi-hebdomadaire n'était pas précisément lié à la première heure de la seconde moitié du quatrième jour, mais qu'il pouvait aussi en même temps se régler sur l'heure du paroxysme hebdomadaire. Je changeai par conséquent mon traitement : j'administrai désormais tous les matins une dose de quinquina, en ayant soin de faire toujours éveiller le malade une heure avant son réveil habituel, à six heures, en lui permettant de se rendormir après, ce qu'il fit le plus souvent, ou de se lever. Dans l'espace de quinze jours, l'hématurie était parfaitement guérie.

Le type hebdomadaire qu'observent parfois les maladies, en se reproduisant vers le milieu du quatrième jour (le quatrième jour?), les septième, quatorzième, vingt et unième, trente et unième jours (au milieu de la quatrième semaine), etc., semble différer essentiellement de l'aggravation journalière de la plupart des maladies qu'on observe le soir, ou des types des fièvres intermittentes quotidiennes, tierces ou quartes. L'expérience m'a appris que la fève Saint-Ignace ne convient pas au premier de ces types, qui semble propre aux maladies hystériques, hypochondriaques et spasmodiques.

VI

MÉMOIRES

PRÉSENTÉS AU GOUVERNEMENT DE SAXE EN 1820 (1).

A. **De la préparation et de la distribution des substances médicinales par les médecins homœopathes.**

Non debet, cui plus licet, quod minus est, non licere.
ULPIANUS, lib. XXVII, *Ad Sabinum.*

Les apothicaires de Leipsick m'accusent de porter atteinte à leur privilége : cette accusation est inadmissible pour plusieurs raisons.

Ma méthode thérapeutique n'a rien de commun avec la médecine usuelle ; elle lui est, au contraire, directement opposée. C'est une découverte nouvelle qui ne souffre pas l'application des règles suivies jusqu'à nos jours dans la dispensation des médicaments.

La méthode ancienne fait usage de composés médicamenteux, formés du mélange de substances diverses et d'un poids considérable. La manipulation de plusieurs substances médicinales combinées ensemble demande beaucoup de travail et de temps ; le médecin ne saurait s'en occuper, distrait, comme il est, par le soin

_____

(1) Voy. *Esculape dans la balance* (mémoire publié à la suite de l'*Organon*, etc.), p. 409 et suiv.

de visiter les malades, et ne possédant pas, sauf de rares exceptions, l'habileté nécesssaire pour associer des substances souvent hétérogènes. C'est donc pour lui un utile secours que d'avoir à sa disposition, comme aide, l'apothicaire, qui se charge de la préparation de ces remèdes composés, en un mot, de la dispensation. Par les mots, *préparation* et *dispensation des médicaments* (1), les lois relatives à l'exercice de la pharmacie entendent toujours la combinaison de plusieurs substances médicinales, d'après une formule ou ordonnance; elles ne peuvent pas entendre autre chose, parce que, jusqu'à nos jours, toutes les ordonnances des médecins prescrivaient généralement l'emploi de plusieurs substances. Aujourd'hui encore on enseigne dans les Facultés, dans les hôpitaux, que tout traitement doit se faire au moyen d'ordonnances, c'est-à-dire d'ordres transmis au pharmacien et indiquant les diverses substances à combiner.

En réservant, comme un privilége, aux apothicaires, ce droit d'exécuter, d'après les règles de l'art, les ordonnances, on a voulu empêcher que, dans l'impossibilité où se trouve le médecin de préparer lui-même les médicaments, travail qui exige souvent beaucoup de temps, de soins et d'adresse, des personnes inexpérimentées et ignorantes ne compromissent, par l'emploi de substances impropres, la vie des malades.

C'est cette préparation, cette dispensation des composés médicamenteux, dont toutes les lois sur la ma-

_____

(1) Pour indiquer les remèdes simples, les lois se servent toujours des mots *simples* et *espèces;* par le mot *médicament*, elles désignent des composés médicamenteux.

tière attribuent le privilége aux pharmaciens. Mais là se borne ce privilége ; il ne comprend pas le débit des simples ; car, dans ce cas, il supprimerait le commerce des droguistes, lequel est autorisé par la loi.

Le droit exclusif accordé aux apothicaires, d'exécuter les ordonnances des médecins qui prescrivent des mélanges, ne reçoit aucun préjudice de notre nouvelle méthode thérapeutique. L'homœopathie, en effet, n'a pas de prescriptions qu'elle puisse transmettre aux pharmaciens ; elle ne fait pas usage de composés médicamenteux, mais, pour chaque cas, elle emploie une seule substance simple dans un véhicule non médicamenteux. Dans ses procédés, point d'association, par conséquent point de dispensation. Donc les lois prohibitives touchant la dispensation des médicaments ne concernent point l'homœopathie.

A l'exemple de tous les arts qui suivent la marche du temps et les progrès de la civilisation, l'art de guérir, par des améliorations successives, peut et doit se rapprocher de la perfection. Or, si par la volonté de la Providence, on a découvert, pour le traitement des maladies, une méthode plus facile, plus sûre et plus constante, sans emploi de composés médicamenteux ; s'il se trouve des médecins qui sachent obtenir les guérisons les plus heureuses uniquement avec un remède simple, alors un privilége qui porte seulement sur la préparation des médicaments composés ne peut s'opposer aux bienfaits de ce perfectionnement salutaire.

Tout médecin est libre d'employer lui-même, pour la guérison de ses malades, toute force simple de la nature que l'expérience indique comme le secours le plus utile : par exemple, l'électricité, le galvanisme, l'aimant, etc. Sur ce point, la loi n'a marqué aucune limite à la liberté du médecin.

En effet, dans toutes les lois qui règlent l'exercice de la médecine et de la pharmacie, où en trouverait-on une seule qui interdise au médecin de délivrer des simples aux malades ?

Si la loi ne contient pas cette défense, si le privilége des pharmaciens ne s'étend pas à l'usage des simples ; s'il est permis aux paysans de vendre au marché des simples, des racines, des plantes médicinales, un médecin qui connaît les produits de la nature et leurs propriétés respectives a nécessairement le droit de distribuer lui-même, sans rétribution, le remède simple dont l'emploi lui semble le plus convenable et le plus utile au malade.

Tel est le cas où se trouve la méthode curative dont je suis l'auteur, et qui diffère matériellement de la thérapeutique ordinaire.

Dans l'ouvrage que j'ai publié sur la doctrine médicale homœopathique (1), j'ai formellement exclu toutes les ordonnances, tous les mélanges médicamenteux. J'ai pour principe de n'employer, pour chaque cas de maladie, qu'*une* substance médicinale simple ; je n'enseigne et ne pratique que ce mode unique de guérison.

D'après cette méthode perfectionnée pour le traite-

(1) Hahnemann, *Exposition de la doctrine médicale homœopathique*, ou *Organon de l'art de guérir*, traduit de l'allemand par Jourdan, 3ᵉ édition. Paris, 1845 ; in-8.

ment même des maladies les plus graves et regardées jusqu'ici comme incurables, j'emploie seulement, à des doses minimes, des substances simples : métaux ou minéraux, dissous dans l'alcool, sans le secours d'aucun acide (par des procédés connus de moi seul, ignorés des chimistes, et par conséquent des apothicaires) ; ou bien des substances végétales ou animales, à doses minimes, en n'administrant jamais qu'une seule dose d'un remède simple. Ces doses sont tellement petites, que dans leur véhicule ordinaire, le sucre de lait, substance non médicinale, le remède échappe à l'appréciation des sens et à toutes les analyses de la chimie.

L'innocuité de ces doses infiniment petites doit écarter tout soupçon et toute inquiétude.

Ce succès de la méthode homœopathique repose tout entier sur le choix d'une substance appropriée à la maladie ; mais, incapable de comprendre notre nouvelle théorie, qui se trouve justifiée cependant par des succès éclatants et incontestables, le pharmacien rit de ces doses imperceptibles dont il ne peut reconnaître la moindre trace dans le véhicule.

Si, dans les remèdes distribués par le véritable homœopathe, l'apothicaire, jaloux de la méthode nouvelle, ne peut découvrir de traces de poison, ni de substance médicamenteuse ; s'il n'y trouve rien qui puisse paraître doué de vertu curative, moins encore rien de dangereux et de nuisible, combien le gouvernement, gardien attentif de la santé des citoyens, ne doit-il pas être rassuré sur l'administration de remèdes employés à des doses si minimes, et si salutaires dans leurs résultats ? Sa surveillance aurait besoin de se montrer beaucoup plus inquiète envers les pharmaciens qui vendent à tout le monde, sans hésitation, des quantités mille fois plus grandes de ces substances que l'homœopathe administre à des doses infiniment petites. Employées mal à propos par des ignorants, ces substances vendues par les apothicaires peuvent être d'un usage funeste. Et pourtant la seule restriction imposée aux pharmaciens, c'est de ne pas livrer à des inconnus de l'arsenic, du sublimé, de l'opium, etc. J'appelle sur ce point l'attention de l'autorité compétente.

De plus, l'apothicaire ne peut être d'aucun secours à l'homœopathe dans l'exercice de son art. Les doses sont, en effet, tellement petites, tellement imperceptibles, que si le médecin, qui peut les mettre dans le véhicule en une minute, par conséquent sans perte de temps, était forcé de confier cette manipulation aux soins d'un pharmacien, il devrait la surveiller lui-même de ses yeux, car autrement, ni les sens ni la chimie ne pourraient fournir aucun moyen de contrôle et de vérification. Il est donc impossible à l'homœopathe de se servir d'un aide quelconque; lui seul peut savoir ce qu'il a fait lui-même; il ne peut avoir de confiance qu'en lui seul.

Et pourtant cette petitesse excessive des doses, qui enlève tout moyen de contrôle, qui interdit l'emploi de tout aide, est absolument indispensable dans la méthode homœopathique; utile en général pour le traitement de toutes les maladies, elle est nécessaire pour la guérison des maladies chroniques, abandonnées jusqu'ici comme incurables.

Si réellement les lois qui règlent l'exercice de la mé-

decine et de la pharmacie, ont pour objet la conservation de la santé des citoyens, et que les maladies les
plus graves, regardées comme incurables, puissent être
guéries par la méthode homœopathique, comme le
prouvent les guérisons que j'ai obtenues et qui ont
soulevé contre moi la jalousie et la haine des médecins
de l'ancienne école, il est hors de doute que l'autorité,
préférant l'intérêt général aux prétentions mal fondées
de quelques particuliers, prendra sous sa protection
une méthode curative si bienfaisante, et se gardera de
lui imposer le secours inutile et nuisible de la pharmacie. Celle-ci n'a pas d'autres fonctions que de préparer, pour la thérapeutique usuelle, d'après des formules et des ordonnances, des mélanges médicamenteux
dont l'homœopathie ne fait point usage.

Je dis, et je le prouve, que les prétentions des apothicaires n'ont pas de fondement : j'ajoute qu'elles n'ont
pas d'importance. En effet, combien un pharmacien
gagnerait-il pour mettre, par exemple, dans le véhicule
de trois grains de sucre de lait une goutte d'une solution
alcoolique portée au millionième, d'un grain d'étain,
de rhubarbe ou de quinquina ? C'est ce que le médecin
homœopathe fait lui-même sans aucune perte de temps.
D'après toutes les taxes en vigueur, qui sont toutes cal-
culées sur le poids des ingrédients et sur le travail nécessaire pour les combiner d'après la formule (or ce
travail n'a pas lieu dans la méthode nouvelle), il serait
impossible de réaliser aucun profit appréciable, en
exécutant une ordonnance homœopathique.

Les réclamations de MM. les apothicaires de Leipsick
sont donc de tout point inadmissibles, et, si ces mes-

sieurs persistaient à vouloir s'imposer comme aides aux médecins homœopathes, on pourrait soupçonner que leurs passions sont mises en jeu par de secrets ressorts plus ou moins habilement dissimulés. Pour moi, je ne veux pas croire que leurs prétentions aient pour but de mettre obstacle au développement d'une doctrine nouvelle dont on ne saurait nier l'importance, ni remplacer les services. Il ne manquera pas de médecins jaloux des succès déjà obtenus pour se réjouir de ce résultat.

Le véritable homœopathe ne porte pas le moindre préjudice à l'apothicaire comme débitant de drogues : il ne peut pas se faire payer les doses infiniment petites qu'il administre ; il doit se contenter de réclamer des honoraires pour les soins considérables que réclament, dans la méthode nouvelle, l'étude de l'état morbide et le choix du remède le plus efficace.

En conséquence, attendu que le mode de traitement usité jusqu'à présent, c'est-à-dire l'emploi de composés médicamenteux dont la préparation est réservée aux pharmaciens par un privilége exclusif, n'a rien de commun avec la nouvelle méthode thérapeutique, laquelle n'emploie jamais des mélanges de substances médicinales à forte dose, mais prescrit toujours un remède simple à doses infiniment petites ; attendu que la préparation de ces doses ne saurait être confiée aux apothicaires ; attendu, enfin, que leur privilége ne saurait comprendre une méthode curative tout nouvellement découverte (1), je demande :

(1) Le bon sens est la voix de Dieu. Aucune loi n'a encore voulu que le privilége d'un moulin banal s'étendît à la fabrication de l'amidon fait avec

« Que **MM.** les apothicaires de Leipsick soient rappelés dans les limites de leur privilége, leurs droits ne s'appliquant point à une méthode nouvelle, inconnue jusqu'à nos jours, qui, bien loin de dispenser, c'est-à-dire d'associer ensemble, d'après une formule, des substances de quantité et de nature diverses (travail réservé en droit à l'apothicaire), emploie uniquement des doses minimes d'un remède simple, que jamais aucun souverain, aucune loi n'a défendu de délivrer aux malades. »

J'attends avec d'autant plus de calme et de confiance le succès de ma requête, que la méthode homœopathique a déjà pris, par son importance, un caractère public, et que dans tous les pays allemands il s'est trouvé des hommes pour l'apprécier comme un bienfait.

Quant à mes disciples, je n'ai aucun rapport avec eux (1), et comme ils sont de valeur inégale, je ne saurais me porter leur défenseur. Le seul successeur que je reconnaîtrai jamais, ce sera un homme d'un caractère irréprochable, et tellement fidèle aux principes de ma doctrine, que les doses administrées par lui aux malades puissent échapper à l'appréciation des sens et à l'analyse chimique. Dans ces conditions, tout danger, toute crainte disparaît, et le contrôle de l'État devient inutile.

du froment, sans appareil mécanique. Les vieux priviléges de l'imprimerie n'ont pas mis d'entraves aux progrès de la lithographie, cet art divin qui, pour répandre promptement la pensée humaine, n'a pas besoin d'un assemblage artificiel de caractères massifs.

(1) La plainte des apothicaires, conçue en termes très amers et très dédaigneux, renfermait des insinuations malveillantes contre les disciples de Hahnemann.

B. Aucune loi en vigueur n'interdit au médecin homœopathe de fournir des remèdes à ses malades (1).

Aucun médecin homœopathe ne dispense ; la méthode nouvelle ne comporte pas de dispensation, car dispenser, c'est mélanger ensemble plusieurs substances médicinales et les combiner d'après les règles de l'art.

A l'époque où ce mot commença à prendre dans la médecine une signification spéciale, les codes pharmaceutiques, dispensatoria, ne contenaient que des formules composées : c'est ce qu'on peut remarquer dans le premier livre de ce genre, publié en Allemagne, à Nuremberg, en 1551.

En même temps les lois réservaient à l'apothicaire le privilége de mêler ensemble et de combiner, d'après les formules du dispensatorium ou d'après l'ordonnance d'un médecin, les substances diverses indiquées pour le traitement d'une maladie.

Là se bornait et se borne encore aujourdhui le privilége des apothicaires. Toutes les lois qui s'y rapportent désignent les mélanges médicamenteux par les noms de médicaments et composés ; les substances médicinales simples et sans mélange, par les mots simples et espèces.

Si les lois défendent au médecin de délivrer des mé-

---

(1) Cette opinion de Hahnemann a prévalu dans plusieurs États de l'Allemagne, notamment en Prusse et en Autriche (voy. notre traduction de GRIESSELICH, Manuel pour servir à l'étude critique de la médecine homœopathique, Paris, 1849, in-12, p. 406 et suiv.).—Il n'en est pas de même en France, où la législation est très précise à cet égard (voy. Jurisprudence de la médecine, de la chirurgie et de la pharmacie en France, par M. Ad. Trébuchet, Paris, 1834, p. 374). Elle a été appliquée récemment contre madame Hahnemann (voy. Compte-rendu du procès de madame Hahnemann, Paris, 1847).   (N. du T.)

dicaments aux malades, en un mot, de *dispenser* lui-même, cette défense porte seulement sur les mélanges dont la préparation appartient à l'apothicaire par un privilége spécial ; aucune loi ne défend de livrer des remèdes simples aux malades.

D'un autre côté, il est interdit aux apothicaires de dispenser eux-mêmes, c'est-à-dire de préparer et de vendre des composés médicamenteux sans ordonnance de médecin. Mais il leur est permis de vendre, à tout le monde et sans ordonnance, des *simples*, c'est-à-dire des substances médicinales simples, excepté celles qui, à forte dose, exercent une action trop violente. Ainsi, administrer des simples, ce n'est pas dispenser ; autrement la vente des simples ne serait pas permise à l'apothicaire.

Cette liberté de débiter des substances simples ne saurait être pour le pharmacien un privilége ; autrement les droguistes ne pourraient non plus faire le commerce de ces substances.

Les règlements relatifs à l'exercice de la médecine et de la pharmacie n'appellent jamais du mot *dispensation*, le débit des substances simples par les apothicaires. Ce mot ne s'applique donc pas non plus au médecin qui distribue seulement une substance simple ; car il n'y a point là préparation de composés médicamenteux.

L'apothicaire vend à tout le monde, non seulement les substances simples, mais les préparations simples de ces substances, il fournit aux acheteurs de la teinture de rhubarbe, des dragées d'anis, des pastilles de menthe, etc., pour ce motif très légitime, que l'alcool

et le sucre, employés pour la préparation de la teinture de rhubarbe et des dragées, sont des véhicules
non médicamenteux, et point du tout des substances
médicinales; que, par conséquent, ces préparations
simples ne sont pas des composés médicamenteux.

Pareillement, si le médecin délivre lui-même aux
malades une substance médicinale simple avec du sucre, ce n'est point là, proprement, *dispenser*.

Ce fait a été jusqu'ici une exception.

Depuis longtemps, la loi, enseignée aux médecins
dans les Facultés, suivie dans les cliniques, ordonne
de faire préparer dans les pharmacies les *médicaments*
(composés médicamenteux). D'un autre côté, il est
ordonné aux apothicaires de composer ces mélanges,
les médicaments proprement dits, formés de l'association de plusieurs substances en forte quantité.

Mais la marche irrésistible du progrès a amené de
nos jours un art de guérir tout nouveau, appelé homœopathie (1). Cette méthode curative, bien plus conforme à la nature, et, comme le montrent ses succès,
bien plus salutaire, est complétement opposée au traitement usuel. Les substances qu'elle emploie contre
les états morbides sont précisément contraires à celles
qu'administre l'ancienne école; mais elle ne les donne
jamais en mélange : dans chaque cas particulier elle
fait toujours usage d'une substance simple, à des doses

(1) *Voy.* les ouvrages de l'auteur : *Exposition de la doctrine médicale, ou Organon de l'art de guérir*, 3ᵉ édition. Paris, 1845 ; in-8. —
*Traité de matière médicale, ou De l'action pure des médicaments ho-
mœopathiques*. Paris, 1834 ; 3 vol. in-8. — *Doctrine et traitement homœopathique des maladies chroniques*, 2ᵉ édition. Paris, 1846 ;
3 vol. in-8.

tellement minimes, que le médecin et le pharmacien, qui suivent l'ancien système, nient complétement l'efficacité d'un tel procédé. Le médecin de l'ancienne école est habitué à n'employer dans le traitement que de fortes doses, et cela pour un but tout opposé à celui de l'homœopathie; l'apothicaire n'est habitué qu'à mélanger de fortes quantités de substances médicinales diverses, et à les changer en médicaments. Par exemple, tandis que le partisan de la vieille école emploie, pour purger, plusieurs gros de teinture de rhubarbe, combinés avec d'autres substances, l'homœopathe administre la même teinture, à la dose d'une goutte seulement d'une solution au quadrillionième, dans une vue tout opposée, c'est-à-dire pour guérir les diarrhées. Le médecin de l'ancienne école prescrit contre celles-ci la teinture d'opium à fortes doses, et souvent sans succès; l'homœopathe, au contraire, emploie ce même remède bien plus convenablement pour un but tout opposé, et dissipe d'une manière durable la constipation avec la plus petite parcelle d'une goutte de la dilution de cette teinture portée au billionième.

En pratiquant ce nouveau mode de traitement, l'homœopathe n'empiète pas sur le privilége des apothicaires, il n'enfreint aucune des lois en vigueur.

Aucune loi n'interdit au médecin de livrer aux malades une substance médicinale simple.

L'apothicaire n'a pas un privilége exclusif qui lui permette de vendre seul, à tout le monde, sans précaution, au hasard, et surtout au grand détriment des malades, des substances médicinales simples, même en quantité considérable; qui défende au médecin d'administrer à ses malades ces mêmes substances, dans une vue toute rationnelle, à doses trop petites pour avoir une valeur appréciable et pour être abandonnées aux soins d'un aide.

D'après les principes de son art, qui repousse comme contraire au bon sens l'emploi de tout composé médicamenteux dans le traitement des maladies, il est impossible que l'homœopathe délivre jamais des mélanges; il est impossible qu'il puisse *dispenser* et porter ainsi préjudice aux apothicaires.

VII

DISSERTATION

HISTORIQUE ET MÉDICALE SUR L'ELLÉBORISME (1)

(TRADUITE DU LATIN).

INTRODUCTION.

§ 1. Je veux parler de l'*elléborisme* des anciens, de ce traitement si connu, dans lequel les médecins de l'antiquité employaient contre les maladies chroniques les plus rebelles un remède énergique et violent, le *veratrum album*, et, par une heureuse audace, procuraient maintes fois, comme par miracle, une guérison radicale. Cette méthode ancienne est tout à fait digne d'attention, d'autant plus qu'on a plus complétement abandonné de nos jours l'usage de cet excellent remède, soit en général, soit dans le traitement particulier des maladies chroniques, si négligé des médecins modernes qui opposent indifféremment *n'importe quel remède* à toutes les maladies de ce genre (2).

§ 2. Dans ce travail, nous ferons d'abord des recher-

(1) *Dissertatio hisotrico-medica de helleborismo veterum.* Lipsiæ, 1812. Ce mémoire a été présenté par Hahnemann à la Faculté de médecine de Leipsick.

(2) C'est ainsi que le docteur Horn, médecin de l'hôpital de la Charité, et professeur à l'école médico-chirurgicale de Berlin, déclare (*Anfangsgründe der mediz. Klinik*, th. II, cap. 7) que, contre toutes les maladies chro-

ches sur l'antiquité de l'elléborisme et sur le commencement de son emploi. Ensuite nous examinerons si
notre *veratrum* est la même plante qui servait aux anciens pour le traitement par l'ellébore. Nous indiquè-
rons les lieux qui étaient renommés pour produire les
meilleures espèces de cette plante, et les signes auxquels on distinguait l'ellébore de bonne qualité. Enfin,
nous parlerons de l'emploi du *veratrum*, soit en général,
soit pour l'usage journalier, ordinaire, soit pour la
«grande cure», l'elléborisme même. L'époque où l'on a
commencé à l'employer, celle où l'on en a cessé l'usage,
la saison la plus favorable au traitement, les circonstances qui le contre-indiquaient, pareillement les ma-
·ladies qui appelaient l'elléborisme; puis le traitement
préalable auquel on soumettait le malade, la préparation de ce remède, sa forme, sa dose; les substances
qu'on y associait, le régime qu'on prescrivait au
malade qui avait pris du veratrum; les remèdes usités
pour prévenir les périls qui accompagnaient le traitement, pour obvier aux accidents possibles et assurer le
succès définitif : tels seront les divers sujets de notre
étude. En terminant, nous parlerons en peu de mots
de l'emploi de l'ellébore noir chez les anciens.

§ **3.** Dans ces recherches, je ne dépasserai pas les
limites du moyen âge; je laisserai à d'autres le soin

niques persistantes, il ne connaît qu'*un* traitement : c'est de faire disparaître la faiblesse au moyen de *n'importe quel* excitant, dont il indique
l'emploi presque au hasard, c'est-à-dire sans égard aux propriétés spécifiques de chaque médicament et à l'immense variété des maladies chroniques. Voilà comment les médecins de l'école dite rationnelle de notre
époque ont mêlé ensemble et confondu et les remèdes et les maladies, et
que, avec la prétention de trouver dans *tout* remède une ressource certaine contre *toute* maladie, ils ne peuvent rien guérir.

d'exposer l'usage du *veratrum album* (1) et de l'ellébore noir chez les modernes.

A. *Premier usage de l'ellébore comme médicament.*

§ 4. Dans les temps les plus reculés de la Grèce, lorsque le peuple, au corps robuste, mais à l'intelligence grossière, en proie à des superstitions ridicules, à une vaine crainte des dieux et des démons, et sous le coup des infortunes et des maladies, moins occupé d'écarter ses maux que de connaître la volonté du ciel et d'interroger l'avenir, ne demandait aux médecins que des formules magiques et des présages sur les époques des crises, de la convalescence ou de la mort, alors les médecins comptaient plutôt parmi les devins que parmi les défenseurs de la santé humaine, je veux dire parmi les hommes qui savaient, à l'aide d'un remède, éloigner les maladies.

§ 5. Alors, pour ainsi parler, point de médecine, très peu de remèdes.

§ 6. Dans ce petit nombre, nous trouvons l'ellébore blanc au premier rang, comme le remède le plus efficace et le plus ancien.

§ 7. En effet, vers l'an 1500 avant notre ère, un certain Melampus, fils d'Amithaon, devin et médecin très célèbre, d'abord à Pylos, puis chez les Argiens, rétablit, dit-on, les filles du roi Proetus, qui, pour n'avoir point trouvé d'époux (2), saisies d'une fureur amoureuse (3),

(1) *Voy.* Beauvais, *Effets toxiques et pathogéniques de plusieurs médicaments, sur l'économie animale dans l'état de santé,* Paris, 1845, p. 232 à 325.

(2) Apollodor., *Biblioth.,* lib. II, cap. 2.

(3) Avicenne, lib. II, *De medicamentis simplicibus,* artic. *Charbak* (Romæ, 1593, in-fol., p. 269), l'atteste en ces termes :

فوسوسن من سدحية لبنات فروطوس

couraient, frappées de folie, à travers les bois (1),
et c'est surtout au *veratrum album* qu'on attribue leur
guérison (2). Melampus leur avait fait prendre du lait
de chèvres nourries de *veratrum* (3). De là vint la
réputation de cette plante.

§ 8. Plus tard, si nous en croyons un interpolateur
anonyme de l'histoire des plantes de Théophraste (4),
cité par Rufus d'Ephèse (5) et par Dioscoride (6), Melampus se serait servi de l'ellébore noir, qui de son
nom aurait été appelé *Melampodium*. Mais c'est là une
erreur facile à relever (7).

§ 9. Je n'ai pas besoin d'invoquer le témoignage
d'Hérodote, cité à tort par Sprengel (8), pour prouver
que Melampus guérit les filles de Proetus avec le *veratrum album*. Sprengel, dont le mérite comme historien
de la médecine est d'ailleurs incontestable, s'est trompé
en cet endroit.

---

(1) *Vaccarum instar per nemora vagabantur.*

(2) Galen., lib. *De atra bile*, cap. 7.

(3) C. Plin. sec., *Hist. nat.*, lib. XXV, cap. 5, sect. XXI. Il paraît indiquer que Mélampe nourrit ces chèvres de *veratrum album* (pour rendre
ainsi le lait médicinal), quand il ajoute : *Nigro (elleboro) equi, boves,
sues necantur, itaque cavent id ; cum candido vescantur.*

(4) *Voy.* plus bas la note dn § 17.

(5) *Oribas. collectorum medicinalium* (Venet., *ap. Ald.*, in-8°)
lib. VIII, cap. 27, p. 251.

(6) *Mater. med.*, lib. IV, cap. 151.

(7) Elle a déjà été soupçonnée par J. H. Schulze, *Diss. de elleborismo
veterum*, p. 3-4. Halæ, 1717 ; in-4°.

(8) *Histoire de la médecine*, trad. de l'allemand, par A.-J.-P. Jourdan. Paris, 1815, § 1, p. 121. Hérodote, dans le passage cité (lib. IX,
cap. 33), dit seulement que Melampus reçut, de la part des Argiens, des
offres d'argent pour guérir des femmes argiennes frappées de folie furieuse, mais qu'il demanda la moitié du royaume et qu'il finit par l'obtenir. Hérodote ne mentionne même pas le remède employé par Melampus.

§ 10. Disons plutôt que, dans les anciens temps de la Grèce, l'art de guérir étant encore dans son enfance, les médecins, y compris Melampus, ne connaissaient pas d'autre évacuant que la plante désignée sous le nom de *veratrum album*, et qu'ils l'appelaient *ellébore* par excellence, pour ainsi dire l'évacuant unique et le plus connu (1).

§ 11. Avec le progrès du temps, si je ne me trompe, peu après l'époque d'Hippocrate, fils d'Héraclide, lorsqu'on eut découvert un autre évacuant, les médecins appliquèrent à cette nouvelle plante le nom d'évacuant noir, *elleborus niger* (2). C'est ainsi que s'est formé, selon toute vraisemblance, le nom de l'ellébore noir, la découverte de cette plante étant postérieure à celle du *veratrum album*.

§ 12. Ce qui le montre clairement, c'est qu'avant la centième olympiade, on ne rencontre point d'auteur qui fasse mention d'ellébore noir; celui-ci n'avait pas encore été découvert, ou, ce qui revient au même, n'était pas encore en usage (3). Il n'y a personne qui,

(1) Ce mot *helleborus*, donné au vomitif unique universellement connu, prit par l'usage une signification si étendue, qu'il s'appliquait quelquefois à son action même, au vomissement. *Ad vomitiones* (πρὸς τοὺς ἐλλεβό-ρους, etc.), *ante potionem (medicamenti) præparandi sunt difficulter vomentes humectatione corporis per uberiora nutrimenta et requiem.* (Hippocr., sect. IV, aphor. 13.)

(2) On disait *helleborus* et *helleborum.*

(3) Les *Prénotions coaques*, attribuées à Hippocrate, sont tellement remplies d'archaïsmes et rédigées d'un style si rude, que Grimm, dans l'index de sa traduction allemande (T. II, p. 586), les a prises, avec vraisemblance, pour les préceptes écrits et conservés, longtemps avant Hippocrate, dans le temple d'Esculape, à Cos. Dans ce monument très ancien de l'art de guérir, il est parlé plusieurs fois (311, 567, 569, 570) de l'ellébore, de cette racine qui évacue par le haut (*veratrum album*); mais dans tous ces passages l'ellébore noir n'est pas nommé, sans doute

avant cette époque et antérieurement, désigne autrement que par le simple mot d'*ellébore*, sans épithète, la seule plante employée dans l'antiquité pour déterminer des évacuations (des vomissements) (1).

§ 13. C'est ainsi que les anciens auteurs des *Prénotions coaques*, et c'est ainsi que Ctésias (2), presque contemporain d'Hippocrate, lorsqu'ils parlent du *veratrum album*, se servent du mot *ellébore* sans adjectif. Dans les écrits authentiques d'Hippocrate (3), il n'y a pas un seul passage où sous le nom d'*ellébore* ne soit désigné le *veratrum album*, pas un seul où soit accolée à ce nom l'épithète de λευκὸν. Et, en effet, il n'avait pas de raison pour distinguer par un adjectif une plante qui était seule jusqu'alors connue comme évacuant, l'ellébore noir n'étant point encore découvert ou n'ayant point encore de nom. Dans ses écrits légitimes, il n'est pas fait une seule fois mention de l'ellébore noir, ἐλλεϐόρος μέλας.

§ 14. Même dans les temps postérieurs à Hippocrate

parce qu'il n'était pas découvert, comme nous le montrerons plus loin, et jamais au mot ἐλλέϐορον ne se trouve jointe l'épithète λευκὸν ; l'ellébore blanc étant le seul connu.

(1) Galen. (*Comment. ad Hippocr.*, sect. v, aphor. 1) : Ἐλλέϐορον λευκὸν ἁπλῶς εἰώθασιν ὀνομάζειν ἐλλέϐορον, οὐχ, ὥςπερ τὸν μέλανα, μετὰ προςθήκης.

(2) *Oribas. collect.* lib. VIII, cap. 8. Fragment de Ctésias.

(3) Sect. iv, aphor. 13, 14, 15, 16 ; sect. v, aphor. 1. — Lib. *De fracturis* (op. edit. Chart., t. XII, p. 203 et 257); lib. *De articulis* (*ibid.*, p. 434). Ces deux livres sont d'Hippocrate ou de son aïeul; ils sont écrits du même style, simple et sans apprêt. En effet, pour le livre suivant (qui n'est que la suite du livre *Des fractures*, comme l'a prouvé Galien dans sa préface au livre *De articulis*), Ctésias, qui vivait à cette époque, a refusé de l'admettre comme un écrit d'Hippocrate, son contemporain (précieux témoignage de l'authenticité du livre), comme le rapporte aussi Galien (*Comment.* IV, in lib. *De articulis*, op. ed. Chart., t. XII, p. 452).

(comme on le voit dans les écrits pseudo-hippocratiques de ses fils et de ses disciples), s'il est fait mention
de l'ellébore noir, on n'en continue pas moins de donner pendant quelque temps au *veratrum* le plus ancien-
nement connu le simple nom d'*ellébore*.

§ 15. Il est certain, en effet, qu'en presque toute
chose, le nom *simple* désigne surtout l'objet primitif,
tandis que le nom dérivé et *composé* indique un objet
semblable, *postérieurement découvert*, et par conséquent
plus récent.

§ 16. Il en résulte clairement que, dans les premiers
temps de la Grèce, il y eut une seule espèce d'ellébore,
le *veratrum album*, et que, si après l'époque d'Hippocrate, l'ellébore noir, devenant chaque jour plus
connu, reçut une épithète distinctive, l'espèce primitive fut qualifiée fort tard, et après un long usage de
l'ellébore noir, par l'adjectif λευκόν (1).

(1) La signification primitive du mot *ellébore* à l'époque d'Hippocrate,
et quelque temps encore après lui, s'était si bien conservée, que tous les
médecins de ce siècle, les successeurs immédiats, et les disciples d'Hippocrate, auteurs des écrits mis sous son nom, même après la découverte
d'une nouvelle plante appelée *ellébore noir*, persistèrent à nommer la
première par le mot simple, ἐλλέβορον. Il ne leur vint pas à l'esprit de
distinguer par une épithète cet évacuant unique jusque-là, le premier et
le plus ancien de l'art de guérir. Si l'ellébore noir avait été découvert
avant Hippocrate, s'il avait été longtemps employé concurremment avec
le *veratrum album*, depuis longtemps aussi la dénomination simple et
isolée de l'ellébore primitif serait tombée en désuétude : on aurait été
forcé, aussitôt après Hippocrate, de donner à cette substance une épithète caractéristique. Or cette addition est postérieure au moins d'un siècle ; elle passa en usage quand l'emploi de l'ellébore noir se fut prolongé
plus de cinquante ans. En effet, Théophraste, vers l'an 330 avant notre
ère, parle presque toujours, dans son *Histoire des plantes*, de l'ellébore
sans adjectif ; quelquefois il l'appelle *ellébore blanc*. De même nous
trouvons cette épithète dans la continuation apocryphe du livre *Du régime
dans les maladies aiguës*, attribué à Hippocrate. Cette continuation,

§ 17. Une nouvelle preuve de l'antériorité de l'ellébore blanc, c'est que déjà dans des temps fort reculés,
où l'on ne pouvait ignorer combien l'origine de l'ellébore noir était plus récente, un auteur digne de foi,
Théophraste, rapporte clairement au *veratrum album*
l'honneur de la cure opérée par Melampus. Suivant lui,
cette guérison ne put s'obtenir par l'ellébore noir,
plante nuisible et par conséquent répugnante à la plupart des animaux, mais plutôt par le *veratrum album*
que les moutons et les lièvres broutent pour se nourrir et pour se purger, fait dont l'observation a servi à
reconnaître la vertu médicinale de cette plante. Voici
ses propres termes (1) : Ἀναιρεῖν δὲ τὸν μὲν μέλανα καὶ ἵπ-
πους, καὶ βοῦς, καὶ ὗς, διὸ καὶ οὐδὲ νέμεσθαί τοῦτον · τὸν λευκὸν
δὲ νέμεσθαι τὰ πρόβατα (2), καὶ ἐκ τούτου πρῶτον συνοφθῆναι ;
τὴν δύγαμιν, καθαιρομένων ἐκείνων (3).

qui commence aux mots καῦσος δὲ γὰρ (*Op.*, t. XI, p. 571), est d'un
auteur anonyme qui appartenait à l'école empirique rendue célèbre par
Sérapion d'Alexandrie, et qui, selon toute vraisemblance, composa cette
sorte d'appendice deux siècles environ après Hippocrate. Enfin, à une
époque plus récente, le *veratrum* fut souvent désigné, avec épithète distinctive, sous le nom d'*ellebore blanc*, et cela d'autant plus fréquemment,
que l'ellébore blanc devint, avec le temps, plus répandu et plus général,

(1) Théophraste, *Hist. plantarum*, ed. Stapelii, lib. X, cap. 11. (Dans
cette édition, entre autres marques de précipitation et de négligence, le
quatrième et le cinquième livre sont confondus en un; l'ordre numé-
rique des livres suivants se trouve ainsi modifié, en sorte que le dixième
et dernier livre est désigné comme le neuvième.)

(2) Dans l'antiquité, par le mot πρόβατα on entendait tout le bétail,
les bœufs, les moutons et les chèvres. C'est Galien qui nous l'apprend.
(Voy. *Comment.* I, ad Hippocr., lib. *De articulis*, edit. Chart., t. XII,
p. 306.)

(3) Cette phrase de Théophraste montre l'ignorance et la supercherie
du glossateur qui a introduit, après coup, dans le même chapitre, les lignes suivantes : Καλοῦσι δὲ τὸν μέλανά, τινος ἐκ τοῦ τεμόντος καὶ ἀνευ-
ρόντος Μελαμπόδιον, ὡς ἐκείνου πρώτου τεμόντος. Καθαίρουσι δὲ καὶ ὗας

§ 18. Ces paroles s'accordent avec celles de Pline :
« *Alterum genus* (*ellebori* , *Melampodem*) *invenisse tra-
dunt, capras purgari pasto illo animadvertentem, datoque
lacte earum sanasse Prœtidas furentes* (1). » Il est vrai
qu'un peu plus loin il confond la plante de Mélampe

αὐτῷ καὶ πρόβατα, συνεπᾴδοντές τινα ἐπῳδὴν καὶ εἰς ἄλλα δὲ πλείω χρῶνται.
Il y a contradiction formelle entre ces paroles et celles de Théophraste :
« L'ellébore est pour les pourceaux un objet d'horreur et un poison. »
Si par le mot καθαίρουσι il faut entendre, non une purgation médicale,
mais une sorte de bain par aspersion, c'est là, et nous ne voulons pas
d'autre motif pour rejeter tout le passage, c'est là une expression indigne
d'un homme aussi remarquable que Théophraste, et tout à fait contraire
au sens commun : le lecteur s'en apercevra aisément. L'origine de ce
conte de nourrice, c'est qu'on a pensé que *l'homme aux pieds noirs*,
Μελάμπους, a dû nécessairement employer l'ellébore *noir*. Singulier
argument ! Il faut arracher ce chiffon mal cousu, cette pièce de rapport ;
elle sent le mysticisme de ces thérapeutes qui se vantaient de guérir les
maladies avec des prières et des incantations magiques, et qui remplis-
saient Alexandrie un siècle et un siècle et demi avant notre ère, deux
siècles après Théophraste. A cette époque, la rivalité des rois d'Égypte et
de Pergame au sujet de leurs bibliothèques encourageait, par l'espoir
du gain, les interpolateurs et les diascévastes à fabriquer des ouvrages
entiers sous le nom des auteurs célèbres de l'antiquité, ou à compléter,
par une lucrative supercherie, les textes anciens, en y insérant ou en
ajoutant des passages supposés. (Voy. Galen., *Comment.* II, in lib. III,
Épidem., p. 411 ; — ejusd. *Comment.* I, in lib. *De natur. hom.*, p. 27,
et *Præfat. ad comment.* II, ejusd. libri, p. 428.)

Ainsi, pour le dire en passant, tout le chapitre neuvième du dixième
livre, dans l'*Histoire des plantes*, de Théophraste, est, selon toute pro-
babilité, une addition apocryphe, introduite sans doute par le même interpolateur. En effet, le faussaire cite avec éloge et approbation les idées
superstitieuses des rhizotomes, les formules magiques écloses dans le
cerveau des thérapeutes, tout nourris des absurdités de l'Orient (pratique
indigne d'un homme tel que Théophraste, élève d'Aristote et auteur des
Caractères). Son style enfin est tout à fait celui de ces charlatans. Ajoutez
qu'entre la fin du huitième chapitre et le commencement du dixième, il
y a une suite naturelle et bien plus logique, si l'on retire ce chapitre IX,
si maigre et si vide, si indigne de Théophraste, triste produit d'une tète
malade, farcie de formules magiques et de sortiléges.

(1) *Histor. natur.*, lib. XXV, sect. XXI.

avec l'ellébore noir : on reconnaît là la main d'un
compilateur.

§ 19. L'observation de Théophraste est confirmée
par Haller : «Non seulement, dit cet auteur (1), les
mulets mangent cette plante, mais les vaches, aux premiers jours du printemps, se nourrissent des feuilles
tendres du *veratrum album* et se purgent par ce moyen ;
quand les feuilles sont devenues plus fortes, elles les
laissent pour y revenir au retour du printemps ! » Pal-
las (2) affirme de même qu'en Russie les chevaux pais-
sent les feuilles tendres du *veratrum album*, sans autres
accidents qu'un dérangement du ventre.

§ 20. Le point essentiel, c'est de savoir si les chèvres se nourrissent aussi de *veratrum*. Lucrèce (3) l'atteste dans ces vers :

> Præterea veratrum nobis est acre venenum ;
> At *capris* adipes et coturnicibus auget.

§ 21. Mais la meilleure preuve de ce fait nous est
fournie par Galien, l'un des juges les plus graves et les
plus autorisés des plus anciens monuments de l'histoire
de la médecine. Il parle du traitement que nous avons
rapporté comme d'un fait connu et authentique. «Jusqu'ici, dit-il (4), les médecins ont tenté de guérir la

---

(1) *Hist. stirp. Helv.*, n° 1204 ; Vicat, *Matière médicale*, tirée de
Halleri Hist. stirp. Helv., Berne, 1776, in-8.
(2) *Russische Reise*, B. II, p. 190.
(3) *De rerum natura*, IV, 642.
(4) Ἰατρῶν — πάθος μελαγχολικὸν — ἐπιχειρούντων — τῇ θεραπείᾳ
δι' ἑλλεβόρου τοῦ λευκοῦ καθάρσεως. Οὐδεὶς γὰρ οὕτως ἀπαίδευτός ἐστι τῶν
ἐν Ἕλλησι τεθραμμένων, ὡς μήτ' ἀνεγνωκέναι, μητ' ἀκηκοέναι, τὰς Προίτου
θυγατέρας μανείσας ὑπὸ Μελάμποδος ἰαθῆναι καθαρθείσας οὕτως, ὥστε οὐ
πρὸ διακοσίων ἐτῶν ἢ τριακοσίων, ἀλλὰ πολὺ, πλειόνων ἐνδόξου τῆς καθάρ-

mélancolie à l'aide du *veratrum album* par des vomissements. En effet, il n'est personne, nourri un peu
des lettres grecques, qui n'ait lu ou entendu l'histoire des filles de Prœtus, guéries de leur fureur par
Mélampe au moyen de cet évacuant. Aussi, non seulement depuis deux ou trois siècles et plus, ce traitement
par l'ellébore est resté célèbre, mais depuis tout ce
temps tous les médecins se sont servis du *veratrum
album*. »

B. *La description que les anciens ont faite de l'ellébore blanc
s'accorde-t-elle avec celle de notre* veratrum album?

§ 22. Nous examinerons si l'ellébore (blanc), employé par les anciens pour l'elléborisme, est, oui ou
non, le *veratrum album* (1).

§ 23. D'abord, étudions la description de cette
plante telle que l'a faite un naturaliste plein d'instruction et d'intelligence, Théophraste (2); il faut seulement regretter qu'elle soit trop courte et, si je peux dire,
trop enfouie dans un texte malheureusement altéré.

§ 24. Théophraste parle, dans un seul et même chapitre, des deux espèces d'ellébore. « L'ellébore noir et le
blanc portent un nom commun, mais les auteurs ne sont
pas d'accord sur leurs caractères respectifs. Les uns les
disent semblables, sauf pour la couleur de la racine,

σιως ταύτης οὔσης, καὶ πάντων τῶν ἐν τῷ μεταξὺ χρόνῳ κεχρημένων τῷ
φαρμάκῳ. Galen., *De atra bile*, cap. 7.

(1) Déjà Celse s'est servi de ce nom dans son *Traité de médecine*.

(2) *Historia plantarum*, lib. X, cap. 11. Desfontaines a publié une
bonne description et la figure de l'ellébore (*Annales du Muséum d'histoire naturelle*, Paris, 1808, t. XI, p. 278).

blanche dans l'un, noire dans l'autre. Il en est d'autres qui prétendent que les feuilles de l'ellébore noir
ressemblent à celles du laurier, et celles du blanc aux
feuilles du poireau. » Puis vient un texte très corrompu :
Οἱ δ' οὖν ὁμοίας λέγοντες, τοιάνδε φασὶν εἶναι τὴν μορφήν. Καυλὸν
δὲ ἀνθερικώδη, βραχὺν σφόδρα. φύλλον δὲ πλατύσχιστον ὅμοιον τῷ
τοῦ νάρθηκος, μῆκος ἔχον εὔμηκες, etc. Aux premiers mots,
Scaliger et l'éditeur Stapel ont substitué avec raison οἱ
δ' ἀνομοίας λέγοντες, par opposition au premier membre
de la période : Οἱ μὲν γὰρ ὁμοίας εἶναι. Quant au reste de
la phrase : καυλὸν δὲ, etc., ces critiques, d'ailleurs fort
judicieux, se rapportent exclusivement à l'ellébore
noir; ils pensent que dans toute cette description, Théophraste ne dit rien du blanc. C'est une erreur. Une
partie du texte se rapporte seulement à l'ellébore
noir, l'autre à l'ellébore blanc; de plus, il est impossible que, dans ce passage, Théophraste ne parle pas du
blanc, parce que dans tout le chapitre il traite successivement de l'un et de l'autre, et qu'il les met tous les
deux en perpétuelle opposition, en montrant leurs caractères distinctifs. Par conséquent, pour suivre un ordre
logique, il devait marquer à cet endroit quelques uns
des traits particuliers de l'ellébore blanc.

§ 25. Voici comment, avec une légère addition, je
restitue ce passage mutilé par l'injure du temps, et
dont tous les mots se trouvent mêlés et confondus : Οἱ
δ' ἀνομοίας λέγοντες, τοιάνδε φασὶν εἶναι τὴν μορφήν· καυλὸν
μὲν [τοῦ λευκοῦ (1)] ἀνθερικώδη, ὅμοιον τῷ τοῦ νάρθηκος [τοῦ δὲ

---

(1) Je n'ai ajouté que ces deux mots, en ayant soin de conserver en
entier le reste du passage, et en changeant seulement un peu l'ordre des
mots.

μέλανος (1)] βραχύν σφόδρα, φύλλον πλατύσχιςον, μῆκος ἔχον εὔμηκες.

§ 26. En effet, la tige du *veratrum album*, avec ses fleurs latérales, peut seule se comparer à la hampe fleurie de l'asphodèle que Théophraste lui-même (lib. VIII, cap. 12) appelle ἀνθέρικον (2); l'ellébore noir au contraire n'a presque point de tige. Quant à la conformation de cette tige qui s'élève simple de la racine, et sur laquelle, en outre, des feuilles alternes (et non opposées) naissent des nœuds (3), Théophraste lui donne l'épithète générale de *ferulacea*, ressemblant à la férule ou ὅμοιον τῷ νάρθηκι (*voy.* lib. VII, cap. 2, où il attribue, en termes exprès, cette forme particulière à l'ellébore, c'est-à-dire à l'ellébore blanc). C'est cette conformation particulière de la tige qui caractérise le *veratrum album;* l'ellébore noir, au contraire, n'a presque point de tige.

§ 27. Tel est donc le sens du texte de Théophraste : « les autres qui prétendent que l'ellébore blanc et l'ellébore noir ne sont point semblables, marquent ainsi la différence de leurs formes respectives : « La tige du premier peut se comparer à celle de l'asphodèle (quant à la disposition des fleurs); elle ressemble

(1) Ces trois mots ont été ajoutés, avec raison, par Scaliger.

(2) Μέγιστον δὲ πάντων (*bulbiferorum*) ὁ ἀσφόδελος, ὁ γὰρ ἀνθέρικος μέγιστος. Dioscoride pareillement (lib. II, cap. 199) donne à la tige de l'asphodèle l'épithète d'ἀνθέρικος : ἀσφόδελος — ἔχων — καυλὸν — λεῖον ἔχοντα ἐπ' ἄκρου ἀνθός, καλούμενον ἀνθέρικον.

(3) Τὸ ναρθηκῶδες — μονόκαυλον — βλαστάνει δὲ παραλλὰξ τὰ φύλλα — οὐκ ἐκ τοῦ αὐτοῦ μέρους τῶν γονάτων, ἀλλ' ἐναλλὰξ — ὁμοιότερον τούτῳ τὸν καυλὸν ἔχει — ὁ ἐλλέβορος (καὶ ὁ ἀνθέρικος). *Hist. plant.*, lib. VII, cap. 2.

à la férule à cause de la tige simple qu'elle émet, ainsi que de la disposition des feuilles ; l'ellébore noir, au contraire, a une tige très courte et de grandes feuilles découpées en lobes très larges. »

§ 28. A cette description un peu incomplète de Théophraste, ajoutons celle de Dioscoride (1) ; nous achèverons ainsi de démontrer que par l'ellébore blanc les anciens entendaient notre *veratrum album*, et que tous les caractères, tous les traits connus et signalés attestent cette identité.

§ 29. Voici les paroles de Dioscoride qui se rapportent à notre sujet : Ἐλλέβορος λευκὸς φύλλα ἔχει ὁμοια τοῖς τοῦ ἀρνογλώσσου (2) — καυλὸν δὲ παλαιστιαῖον, κοῖλον, περιφλοιζόμενον, ὅτε ἄρξεται ξηραίνεσθαι· ῥίζαι δ' ὕπεισι πολλαὶ, λεπταὶ, ἀπὸ κεφαλίου μικροῦ καὶ ἐπιμήκους, ὡςπερεὶ κρομμύου συμπεφυκῖαι. En mettant, par un léger changement κοῖλον après περιφλοιζόμενον, vous aurez le sens suivant : L'ellébore blanc a des feuilles semblables à celles du grand plantain ; la tige haute d'un palme, tout enveloppée de

----

(1) *Mater. med.*, lib. IV, cap. 150 , écrite, ce semble, avant Pline le naturaliste, qui, en beaucoup d'endroits, traduit et copie littéralement Dioscoride, sans le nommer jamais : exemple de jalousie et de rivalité qui n'est pas rare, il est vrai, entre des contemporains.

(2) Murray (*Apparat. medicam.*, t. V, p. 149) doute que le plantain des anciens soit le nôtre ; il a tort. En effet, que par le mot ἀρνογλώσσος Dioscoride entende réellement notre grand plantain, plusieurs preuves le montrent suffisamment : la première, c'est que le chapitre qui traite de l'arnoglosse (Dioscor., *Mat. med.*, lib. II, cap. 153) porte pour titre, dans quelques manuscrits anciens : Περὶ ἀρνογλώσσου ἑπταπλεύρου, c'est-à-dire *De plantagine septemnerva* (c'est le nombre des nervures des feuilles du grand plantain) ; la seconde, c'est que Avicenne, dans sa traduction arabe (lib. *De simpl. medicam.*, art. *Charbak-Abiadh.* Op., Romæ, 1593, fol. cit.), rend le mot *arnoglosse* par : لسان الحمل, mot qui, en Arabie, de nos jours, représente notre grand plantain, au

gaînes (1), et creuse quand elle commence à dessé-
cher; elle porte des racines nombreuses, filamen-
teuses, fixées à un renflement mince, et oblong comme
un bulbe.

§ 30. S'il attribue à la tige la hauteur d'un palme,
tandis qu'en réalité elle est d'une ou de deux coudées,
c'est là la faute des auteurs qu'il a compilés. Né en Ci-
licie, il ne paraît pas avoir vu lui-même cette plante
que l'on trouvait seulement dans quelques endroits de
la Grèce : λευκὸς ὀλιγαρχοῦ φύεται, dit Théophraste (2).
Pour le même motif, Dioscoride ne peint pas assez exactement la couleur des feuilles. Pareillement, si l'ellébore blanc vient, comme il le dit, dans les pays mon-
tagneux, il ne croît pas dans les lieux âpres, ἐν τρα-
χέσι, mais dans les prés et les plaines humides au
pied des hauteurs (3).

§ 31. La description que les anciens nous ont laissée
de l'ellébore blanc, bien qu'à vrai dire, ce soit une
simple esquisse, nous autorise à affirmer l'identité de
cette plante et de notre *veratrum album;* elle est assez
claire en ce point, malgré le caractère habituel d'insuffisance et de légèreté que les naturalistes de l'anti-

témoignage de Forskal, qui l'y a vu (*Plant. Ægypt. et Arab.*, p. 62),
et qui l'appelle ainsi.

(1) Jacquin, dans sa description du *veratrum album*, planche 135 de
la *Flora austriaca*, dit, page 18 : « Presque toute la tige est enveloppée
de gaînes. »

(2) *Hist. plant.*, lib. X, cap. 11.

(3) Pline (*Hist. natur.*, lib. XXV, sect. XXI) a manifestement tiré sa
description de celles de Théophraste et de Dioscoride : il a emprunté,
par exemple, à Dioscoride sa comparaison de l'ellébore blanc aux feuilles
de la bette sauvage au commencement de sa croissance, *betæ incipientis*
(Plin.), σευτλοῦ ἀγρίου (Dioscor.); le témoignage du naturaliste latin a
donc ici peu d'autorité.

quité montrent dans leurs renseignements sur les productions de la nature.

§ 32. Ajoutez l'autorité considérable d'Avicenne qui
décrit le *veratrum album* de Dioscoride, sous le nom de
خربق ابيص , nom qui, encore aujourd'hui, au
rapport de Forskal, témoin oculaire, désigne en Arabie
le *veratrum album* (1).

§ 33. Reste pour démontrer l'identité de l'ellébore
blanc des anciens et de notre *veratrum album* une preuve
plus forte, ou plutôt la plus forte de toutes les preuves,
c'est que leur vertu médicinale est non seulement semblable, mais absolument identique.

§ 34. De tous ceux qui ont mis en doute que la
plante désignée, dans les plus anciens temps de la
Grèce, par le seul mot d'ἐλλεϐόρος, et, à une époque
plus récente, par le nom d'*ellébore blanc*, soit réellement
le *veratrum album* connu et employé de nos jours (2),
se distingue, au premier rang, un savant qui a rendu
jadis beaucoup de services à la médecine, J.-A. Murray (3). Il se plaint que les preuves de cette identité se
tirent de la similitude des effets, laquelle peut exister
pour des substances diverses, plutôt que de la description même de la plante, description qui nous est parvenue incomplète et tronquée.

§ 35. Pour ce qui concerne la description faite par

(1) *Materia medica Kahirina*, in Appendice ad Descript. animal. in
itinere orientali. Hafn., 1775, in-4°, p. 152.

(2) Beauvais, *Effets toxiques et pathogéniques des médicaments*,
Paris, 1845, p. 234.

(3) *Apparat. medic.*, t. V, p. 149. De même Saumaise (*Exercit. de
homonymis hyles iatricæ*, Traj. ad Rhen., 1689, in-fol.), pense « que
l'ellébore des anciens est perdu et qu'il ne se trouve pas chez nous.

les anciens, nous avons déjà vu qu'elle n'est pas entièrement tronquée.

§ 36. Quant à ce funeste système (qui a malheureusement donné naissance aux succédanés) : dire « qu'aucune plante n'a ses propriétés particulières et spécifiques, mais qu'une foule de plantes diverses produisent sur le corps humain des effets identiques, qui sont par conséquent vagues et incertains, » c'est là une très grave erreur, commune à la plupart des médecins de ce temps, et dans laquelle lui-même est tombé, malgré la supériorité de son temps. Oui, c'est une erreur grossière.

§ 37. Car le souverain créateur a attribué à chaque médicament une *loi constante d'action;* chaque remède a reçu de la nature une *vertu curative, propre, spécifique, certaine, constante,* d'une constance immuable, que nos médecins ont eu le tort de ne point rechercher et qu'ils ont presque entièrement négligée jusqu'ici. Ces propriétés étaient, il y a mille ans, les mêmes qu'elles sont aujourd'hui, et elles resteront les mêmes éternellement.

§ 38. Hé ! je vous prie, qui vous permet d'affirmer, avec tant de confiance, la similitude des effets de plusieurs plantes diverses, quand il est reconnu que les effets propres et positifs de tous les remèdes sont si peu étudiés par les médecins, qu'ils demeurent presque continuellement ignorés, et que cette ignorance paraît très autorisée et très légitime ? D'où sait-on, je le demande, que beaucoup de plantes produisent les mêmes effets ? On ne veut pas se livrer aux recherches de la science, et l'on s'amuse aux mensonges de l'imagination et des préjugés.

§ 39. Il n'existe pas deux espèces de plantes qui

aient la même forme et la même apparence extérieure;
de même chaque espèce possède en propre une force
interne, une action curative particulière sur le corps
humain, et cette propriété ne se trouve jamais dans
une autre espèce du même genre; à bien plus forte raison dans un autre genre. La même diversité se retrouve
dans la forme extérieure et dans la vertu médicinale.

§ 40. Cette vertu propre et particulière, cette action
spécifique sur le corps humain, est tellement constante,
que l'oxyde de cuivre, par exemple, produisait certainement, il y a des milliers d'années, lorsqu'il a été
découvert pour la première fois, des vomissements et
des angoisses comme il en produisait il y a dix-huit
siècles (1), comme il en produit encore aujourd'hui;
l'oxyde de plomb et la céruse, appliquées à l'extérieur,
déterminaient dans l'antiquité, comme aujourd'hui, un
refroidissement et un resserrement des pores (2); les
cantharides, mises en contact avec l'estomac, amenaient,
autrefois comme aujourd'hui, les mêmes troubles : difficulté d'uriner, écoulement de sang par l'urètre, dysenterie (3); l'opium exerçait dans les temps les plus reculés la même action spécifique qui le distingue encore
maintenant; et, pris à haute dose, il provoquait, comme
aujourd'hui, une prostration générale avec froid à
l'extérieur (4); de même pour tous les autres médicaments.

(1) Dioscor., *Mat. med.*, lib. V, cap. 87.
(2) Δύναμιν ἔχει ψυκτικήν, ἐμπλαστικήν. Diosc., *l. c.*, lib. V, cap. 103.
(3) Δυσουροῦσι· πολλάκις δὲ αἷμα προΐενται δι' οὔρων· φέρεται δ' αὐτοῖς
κατὰ κοιλίαν ὅμοια τοῖς ἐπὶ δυσεντερικῶν. Diosc., Ἀλεξ., cap. 1.

(4) Μήκωνος δὲ ὀποῦ ποθέντος, παράκολουθεῖ καταφορὰ μετὰ καταψύξεως·
Diosc., Ἀλεξ., cap. 17.

§ 41. L'ensemble des observations faites depuis l'antiquité, sur les propriétés particulières de ces substances ou de tout autre médicament, n'autorise-t-il pas manifestement à affirmer que si l'on reconnaît des effets identiques produits à des époques différentes sur le corps humain, il faut en conclure à l'existence d'une cause unique, à l'identité du remède ancien et du remède actuel? Rien, sans aucun doute, ne s'oppose à cette conclusion.

§ 42. Qu'il nous soit donc permis de comparer les propriétés de l'*ellébore blanc* des anciens et celles de notre *veratrum album.*

§ 43. *Propriétés de l'*ellébore blanc, *observées par les médecins de l'antiquité.*

Propriétés du veratrum album, *observées par les médecins modernes.*

D'abord chaleur à la gorge et à l'estomac (1).

Chaleur à l'intérieur; refus de boire (2).

Ardeur au creux de l'estomac (3).

Langue brûlante; chaleur à la gorge (4).

Ardeur dans l'arrière-bouche (5).

Inflammation dans la cavité buccale (6).

(1) Antyllus in *Oribas. Collect.*, lib. XIV, cap. 6, p. 278.

(2) S. Grassius, *Misc. nat. cur.*, dec. I, ann. 4, p. 93.

(3) J. de Muralto, *Misc. nat. cur.*, dec. II, ann. 2, p. 240.

(4) C. Gessner, *Epist. med.*, p. 872.

(5) Bergius, *Mat. med.*, p. 872.

(6) Greding, *Vermischte Schriften*, p. 31-36.

Dans beaucoup de cas, *suf-foçation* (1).

Après de violents et inutiles efforts de vomir, *suffocation* (2); face gonflée, yeux saillants, langue pendante.

Si les vomissements arrivent tard, sentiment d'*étrangle-ment* (3); face très rouge.

Resserrement des organes de la respiration; grande difficulté de respirer (4).

Souvent extinction de voix (5).

Perte de la voix et du sentiment (6).

Claquement des dents; trouble de l'esprit (7).

Délire (8).

Resserrement de la gorge (9).

Sentiment d'étranglement (10).

Constriction du pharynx (11).

Étranglement, constriction spastique du pharynx (12).

Tuméfaction de l'œsophage, avec menace de suffocation (13).

Perte d'haleine (14).

Étranglement, danger de suffocation (15).

Inspirations très difficiles (16).

Balbutiement (17).

Aphonie (18).

Perte de la vue (19).

Perte presque complète de sentiment (20).

Délire (21).

(1) Ctésias, apud Oribas., *loc. cit.*

(2) Herodotus in *Oribas. Collect.*

(3) Antyllus, *loc. cit.*

(4) Herodotus, *loc. cit.*

(5) Antyllus, *loc. cit.*, p. 280.

(6) Antyllus, *loc. cit.*, p. 281.

(7) Hérodot., *loc. cit.*

(8) Antyll., *loc. cit.*

(9) Winter, *Bresl. Samml.*, 1724, p. 268.

(10) Lorry, *De melancholia*, II, p. 312-315.

(11) J. de Muralto, *loc. cit.*

(12) Reiman, *Bresl. Samml.*, 1724, p. 535.

(13) C. Gessner, *loc. cit.*

(14) P. Forestus, II. XVIII, obs. 44.

(15) L. Scholzius, ap. P. Schenk, lib. VII, obs. 178.

(16) Benivenius, apud Schenk, *loc. cit.*, obs. 174.

(17) S. Grassius, *loc. cit.*

(18) Roedder, ap. *Alberti Jurispr. med.*, obs. 45.

(19) O. Borrichius, *Acta Hafn.*, t. VI, p. 145.

(20) Vicat, *Plantes vénéneuses de la Suisse*, p. 167.

(21) S. Grassius, *loc. cit.* — Greding, *loc. cit.*, p. 35, 41, 42, 43, 49, 51, 54, 66, 69, 86.

Dans presque tous les cas, hoquet; souvent tremblement et mouvements violents de la bouche (1).

Hoquet continuel et violent (2).

Contraction des muscles (crampes), surtout des muscles des mollets, des cuisses, des bras, de la pointe des pieds et surtout des mains (3); enfin des muscles de la mastication (4).

Le sujet, comme étranglé, tombe en serrant les dents, semblable à une victime égorgée (5).

Prostration des forces (6). Perte de connaissance (7).

Hoquet (8).

Hoquet pendant une demi-heure (9).

Hoquet qui dure pendant tout le jour (10).

Spasmes (11).

Crampes aux jambes (12).

Spasmes aux mains, aux doigts (13).

Envies de vomir, avec trismus (14).

Faiblesse excessive (15).

Pouls presque insensible, imperceptible (16).

Menace de syncope (17).

Perte de connaissance (18).

(1) Antyll., *loc. cit.*, p. 281-282.
(2) Antyll., *loc. cit.*, p. 282.
(3) Même le deuxième jour après avoir pris l'ellébore blanc.
(4) Antyll., *loc. cit.*, p. 282.
(5) Hérodot., *loc. cit.*
(6) Antyll., *loc. cit.*, p. 278.
(7) Antyll., *loc. cit.*
(8) J. de Muralto, *loc. cit.* — Smyth., *Medic. communic.*, t. I, p. 207.
(9) C. Gessner, *loc. cit.*
(10) Greding, *loc. cit.*, p. 43.
(11) J. de Muralto, *loc. cit.*
(12) Reiman, *loc. cit.*, et Lorry, *loc. cit.*
(13) Greding, *loc. cit.*, p. 62-71.
(14) Greding, *loc. cit.*, p. 82-83.
(15) Benivenius, Smyth, Vicat, *loc. cit.*
(16) Vicat, Rœdder, *loc. cit.*
(17) Lorry, *loc. cit.*
(18) Forestus, *loc. cit.*

	Fortes envies de vomir, qui vont jusqu'à la défaillance (2).
Vomissements excessifs (1).	Vomissements énormes, horribles, très violents (3).

§ 44. Devant cette remarquable conformité de symptômes, qui pourrait nier l'identité de la plante employée par les anciens dans le traitement par l'ellébore et de celle qui croît maintenant dans nos jardins? Où pourrait-on trouver ailleurs, je le demande, une autre plante qui produise dans le corps humain les mêmes effets, qui ait la même action propre et particulière que l'ellébore (blanc) des médecins de l'antiquité, et que notre *veratrum album?* La forme est la même, d'après la description que nous en ont laissée les anciens; le nom est le même que chez les Romains (4); les propriétés sont aujourd'hui les mêmes qu'autrefois; aujourd'hui comme autrefois l'usage est dangereux : c'est donc, sans doute, la même *plante.*

C. *Lieux où croissait en Grèce le meilleur ellébore.*

§ 45. L'ellébore blanc venait seulement dans quelques cantons de la Grèce, et, comme je l'ai dit plus haut, dans les plateaux humides des montagnes les plus élevées. A une époque très ancienne, Théophraste vantait surtout celui qui venait en abondance dans la

(1) Antyll., *loc. cit.*, p. 283.
(2) Greding, *loc. cit.*, p. 68.
(3) Sur ce point, les observations sont très nombreuses.— *Voy.* Forestus, Lorry, Vicat, *loc. cit.*; Lentillus, *Misc. nat. cur.*, dec. III, ann. 1, App., p. 130, et Ettmüller, *Opera*, t. II, part. 2, p. 485.
(4) Déjà au siècle d'Auguste, Corn. Celsus, dans ses livres sur la médecine, parle toujours du *veratrum album.*

plaine de Pyra (1), près de Pylée, sur le mont OEta ;
puis celui du Pont, ensuite celui d'Élée ; enfin, celui
qui poussait dans le golfe Maliaque (2); à l'ellébore du
Parnasse et d'Itolie, Théophraste reproche d'être trop
dur et d'un périlleux emploi.

§ 46. Plus tard, les deux villes d'Anticyre furent
célèbres à cause de leur ellébore blanc (3) : l'une sur
le rivage de la Phocide, renommée pour l'excellente
préparation de cette substance; l'autre, dans le golfe
Maliaque, près du mont OEta, non loin des Thermopyles, illustrée par l'abondance et l'exquise qualité de
son ellébore (4).

(1) Pyra était une plaine près de Pylée, sur la chaîne de l'OEta (qui,
courant des Thermopyles au golfe d'Ambracie, s'avançait dans la Doride).
C'est dans cette plaine que, suivant la tradition, Hercule, pour être
admis au rang des dieux, se brûla sur son bûcher. (Pline, *Hist. nat.*,
lib. XXXVI, cap. 11.)

(2) C'est à tort que l'éditeur de Théophraste, Stapel, donne dans
le texte : μασσαλιώτης (ἐλλέβορος). Il n'y avait en Grèce aucun lieu de ce
nom (car il ne faut point le rapporter au fleuve Massalia de l'île de Crète) ;
le territoire de Massalie était situé sur la frontière des Gaules, à l'embou-
chure du Rhône : il n'en est pas question ici. Il faut lire : μαλιώτης, et
entendre par ce mot le pays que baigne le golfe Maliaque : ce canton,
au témoignage de Strabon, produisait d'excellent ellébore. Le nom de
golfe Maliaque, κόλπος μαλιώτης, dérivait de Malia, ancienne ville détruite, comme σικελιώτης, de Σικελία ; μασσαλιώτης, de Μασσαλία
(Strab., *Geograph.*, lib. IV, p. 270), colonie des Phocéens en Gaule,
aujourd'hui Marseille.

(3) Située entre la ville de Crissa et Marathon (Strab., *Geograph.*,
lib. IX, ed. Amstelod., p. 640 ; comp. avec la page 647). Dans la carte
de d'Anville, Anticyra est mal placée.

(4) Strab., *Geograph.*, lib. IX, p. 640 : « Après le golfe de Crissa, on
trouvait Anticyra, etc. » Εἶτα Ἀντίκυρα ὁμώνυμος τῇ κατὰ τὸν μαλιακὸν
κόλπον καὶ τὴν Οἴτην· καὶ δή φασιν, ἐκεῖ τὸν ἐλλέβορον φύεσθαι τὸν ἀστεῖον,
ἐνταῦθα δὲ σκευάζεσθαι βέλτιον, καὶ διὰ τοῦτο ἀποδημεῖν δεῦρο πολλοὺς καθάρσεως καὶ θεραπείας χάριν· γίνεσθαι γάρ τι σησαμοειδὲς φάρμακον ἐν τῇ
φωκικῇ, μεθ' οὗ σκευάζεσθαι, τὸν οἰταῖον ἐλλέβορον. De même Étienne de

12

§ 47. Il est à croire que cette plante ne vint pas naturellement dans le territoire de l'Anticyra de Phocide (1) ; car le mont OEta ne s'avançait pas jusque-là.
Il fut sans doute apporté et planté dans les jardins, les
habitants trouvant dans sa culture une source de revenus. De même, au temps de Pline (2), on semait
l'ellébore blanc dans l'île de Thasos.

§ 48. Enfin, au temps de Rufus, on vendait aussi de
l'ellébore blanc de Galatie ; cet auteur le condamne
comme très mauvais (3). Pline donne le quatrième rang
à celui du Parnasse ; il dit qu'on le sophistique en le mé-
langeant avec le *veratrum* d'Ætolie (4). Dioscoride nous
apprend que l'ellébore de Galatie et de Cappadoce était
blanc, semblable au jonc, et qu'il possédait, à un haut degré, la propriété d'arrêter la respiration (5). Cette espèce
paraît donc n'avoir pas été alors tout à fait en défaveur.
Après le temps de Dioscoride, le *veratrum* de Galatie
commença à compter parmi les meilleures qualités :
celui de Sicile obtint aussi quelque réputation, mais on
le regardait comme inférieur (6). Ainsi, avec le progrès

Byzance (lib. *De urbibus*) : Ἀντίκυραι πόλεις δύο, ἡ μία Φωκίδος, ἡ δὲ ἐν
Μαλιεῦσιν· ἐνταῦθά φασι τὸν ἐλλέβορον φύεσθαι τὸν ἀστεῖον.

(1) Pausanias (*Description de la Grèce*, p. 652 ; Hanovre, 1613) a
décrit le territoire de l'Anticyra de Phocide : Τὰ δὲ ὄρη τὰ ὑπὲρ Ἀντίκυραν
πετρώδη — ἄγαν. Ce sol pierreux ne devait pas produire naturellement
du *veratrum album*, mais plutôt de l'ellébore noir ; il fallait donc que
le *veratrum* de l'Anticyra de Phocide fût tiré de la Doride, où s'avançait le
mont OEta, et où l'on trouvait l'ellébore blanc, ou bien qu'il fût cultivé
dans les jardins.

(2) Plin., *Hist. nat.*, lib. XIV, cap. 16.

(3) Voy. *Fragm.* in Oribas. *collect.*, lib. VIII, cap. 27, p. 249.

(4) *Hist. nat.*, lib. XXX, sect. XXI.

(5) *Mat. med.*, lib. IV, cap. 150.

(6) Voy. *Fragm.* in Oribas. *collect.*, lib. VIII, cap. 1, p. 271.

du temps, plusieurs variétés d'ellébore blanc, de divers pays, furent successivement en estime et en usage, et l'on devenait à mesure moins délicat et moins scrupuleux sur le choix.

D. *Signes auxquels on reconnaît l'ellébore de bonne qualité.*

§ 49. Dans l'antiquité, les médecins prenaient dans les racines d'ellébore et réservaient pour l'usage les fibres légèrement rigides (1), cassantes, promptes à exciter l'éternument par la seule odeur (2), charnues et d'une épaisseur à peu près égalé dans toute leur longueur (3). Ils rejetaient celles qui étaient trop pointues, comme les fibres du jonc, ou qui, lorsqu'on les cassait, laissaient échapper de la poussière, ce qui indique que la racine est vieille. La moelle devait être mince et grêle, légèrement chaude au goût.

§ 50. De tous ceux qui ont indiqué la manière de choisir le *veratrum album*, le plus exact et le plus minutieux est Aétius, qui paraît avoir consulté Posidonius. Voici ses paroles : « Le meilleur ellébore est celui qui, d'une racine unique, envoie de tous côtés un grand nombre de fibres courtes, rigides, point rugueuses, ni amincies à l'extrémité, ni terminées en pointe comme

---

(1) Le texte de Dioscoride, à l'endroit déjà cité, porte : μετρίως τετα-μένος, ou, suivant une leçon assez bonne de quelques manuscrits, τετα-νώδης. C'est ce que Sarrazin traduit par « médiocrement étendu ; » mais le sens n'est pas rendu clairement, ou plutôt il n'a pas compris. Rasorius, d'après Archigène (Oribas. *collect.*, lib. VIII, cap. 2) emploie pour les bonnes fibres d'ellébore l'épithète de *rigides*. Aétius les appelle aussi : κάρφη τίτανα.

(2) Herodot., ap. Oribas. *collect.*, lib. VIII, cap. 4, p. 276.

(3) Herodot., *loc. cit.*

une queue de souris, très blanches au dedans, un peu jaunes en dessus, pesantes, ayant la moelle friable, point flexibles, mais promptes à se casser en travers, et laissant échapper, quand elles se cassent, une sorte de nuage blanc et pur (s'il s'en échappait de la poussière, ce serait un signe de vieillesse). Le bon ellébore a d'abord beaucoup de douceur au goût (1), puis il devient légèrement âcre, ensuite il excite dans la bouche une ardeur brûlante et un grand écoulement de salive, et dérange l'estomac (2). »

§ 51. Certains auteurs, il est vrai, condamnent l'ellébore qui détermine une sécrétion abondante de la salive ; ils donnent pour raison qu'alors le resserrement de la gorge se produit trop facilement ; mais bien au contraire, c'est là un signe d'une action trop énergique de la racine, et il suffit de l'administrer à des doses moins fortes.

§ 52. Dans les temps les plus anciens, on préférait les plantes cueillies au temps de la fenaison ; mais Aétius préfère avec raison celles qu'on arrache pendant la saison même du printemps, parce qu'alors

_____

(1) Archig. (*loc. cit.*, lib. VIII, cap. 2, p. 272) dit également : « Toute espèce d'ellébore a de la douceur au goût. »

(2) Aétius (lib. III, cap. 126, ed. Ald.) : Κράτιστος ἑλλέβορος ὁ ἀπὸ μιᾶς ῥίζης πάνυ πολλὰ ἔχων κάρφη καὶ ταῦτα σμικρὰ καὶ τίτανα καὶ ἄρυσα (*lisez* : ἄρρυσσα) καὶ οὐκ ἀπολήγοντα εἰς ὀξὺ, οὐδὲ μειουρίζοντα· λευκὰ δὲ σφόδρα ἔντοθεν, ἐκτὸς δὲ ὠχρότερα ὑπάρχῃ, βαρέα, ἐντερίωνην ἔχοντα εὔ- θρυπτα (*lisez* : εὔθρυπτον·) οὐ καμπτόμενα διὰ μαλακότητα, ἀλλὰ κα- ταγνύμενα καυληδόν, καπνῶδές τί ἐν τῇ θραύσει περιέχοντα καὶ ἀνίεντα, καὶ τοῦτο καθαρόν· τὸ γὰρ κονιορτῶδες παλαιὸν δηλοῖ τὸν ἐλλέβορον· ὁ δὲ ἀγαθὸς διαμασσηθεὶς, πρῶτον μὲν γλυκύτητος ἔμφασιν παρέχει, αὖθις δὲ δριμύτητος βραχείας· μετὰ δὲ τοῦτο πύρωσιν ἰσχυρὰν ἐμποιεῖ περὶ τὸ στόμα καὶ σίελον ἄγει πολὺν, καὶ τὸν στόμαχον ἀνατρέπει.

la plante a tout son suc et toute sa force (1).

E. *Usage du* veratrum album *en médecine.*

§ 53. Dans l'antiquité, les médecins faisaient du *veratrum album* un double usage, soit pour les cas fortuits et passagers, tels qu'ils se présentaient tous les jours, soit pour le traitement des maladies chroniques, invétérées, la *grande cure* : celle-ci s'appelait *elléborisme.*

§ 54. En général, les médecins anciens employaient le *veratrum album* pour faire vomir, et l'ellébore noir pour purger (2) ; partout où les médecins de l'antiquité parlent d'évacuation par le haut (3), il faut toujours entendre le *veratrum album*, lors même que le mot ellébore n'est pas exprimé. Quand il s'agissait d'évacuation par le bas, on sous-entendait l'ellébore noir, ou l'on

(1). *Loc. cit.* : Δεῖ δὲ ἔαρος ἀναλέσθαι τὸν ἑλλέβορον, ἔτι τῆς ῥίζης ἐγχυμονούσης.

(2) *Voy.* Aret., *Curat. chronicor. morb.*, lib. II, cap. 13, p. 136, ed. Boerhaavii. — Pline (lib. XXV, sect. XXII) observe : « *Nigrum purgat per inferiora, candidum autem per vomitum.* » — *Voy.* Rufus, *loc. cit.*, lib. VII, cap. 26, p. 250. Les témoignages sont nombreux ; mais la chose parle d'elle-même dans tous les écrits des médecins de l'antiquité. Un seul auteur, si encore son texte n'est pas altéré, ordonne l'ellébore noir pour faire évacuer par le haut : c'est l'auteur du traité pseudo-hippocratique *Sur les affections internes.* (Opp. Hippocr., ed. Foesii, sect. v, p. 118) ; son exemple n'a pas trouvé d'imitateur.

(3) Ainsi Hippocrate, de même que ses prédécesseurs et ses successeurs immédiats, regardait ἑλλέβορος et *vomissement* comme termes synonymes. C'est donc à tort que les traductions latines des ouvrages de médecine de l'antiquité, dans les passages où il est question d'évacuation par le *veratrum album* (évacuation qui se faisait toujours par le vomissement), rendent le mot καθαίρειν par *purgare*, tandis que les médecins de Rome n'ont jamais employé ce mot seul (c'est-à-dire sans ajouter *per superiora*, par le haut) pour *excitare vomitum* ou *per vomitum evacuare*. Les Grecs, au contraire, pouvaient employer simplement le mot καθαίρειν, lorsqu'il s'agissait de vomissement.

nommait le purgatif à administrer. Dans les derniers
temps (1), le remède prescrit pour l'un et l'autre but
ne se trouvait pas indiqué par lui-même; l'habitude
était de le nommer en termes exprès.

F. *De l'emploi journalier, ordinaire, de l'ellébore, sans
traitement préparatoire.*

§ 55. Dans les maladies accidentelles et aiguës qui
exigeaient des évacuations par le haut, c'est-à-dire le
vomissement, les médecins les plus anciens paraissent
avoir employé ce remède sans soumettre le malade à
un traitement préliminaire.

§ 56. Hippocrate, dans les cas urgents (2), et lorsqu'il voulait obtenir par le vomissement une évacuation
immédiate, donnait le *veratrum album* sur-le-champ et
sans aucun traitement préliminaire.

§ 57. Voici les symptômes qui lui semblaient indiquer le *veratrum* : en l'absence de la fièvre, inappétence, sensation d'érosion de l'estomac, vertige, amertume de la bouche (3). En général, il l'ordonnait toujours pour les maux et les douleurs dans la partie supérieure du tronc, et lorsque les autres symptômes
paraissaient demander l'évacuation (4).

---

(1) Depuis notre ère et un peu auparavant.

( ) Voy. lib. *De fracturis* (ed. Chartier, t. XII, p. 203) : Ἄμεινον
ἐλλέβορον πιπίσκειν αὐθήμερον, ἢ τῇ ὑστερίῃ, pour prévenir le plus promptement possible, par le vomissement, les tumeurs, le trismus, la fièvre
aiguë et le sphacèle dans les cas de contusion des parties délicates au
pourtour du calcanéum. Cette opinion se trouve encore confirmée ailleurs :
Φαρμακεύειν ἐν τῇσι λίην ὀξέσι, ἢν ὀργᾷ, αὐθήμερον· χρονίζειν γὰρ ἐν τοῖσι
τοιούτοισι, κακόν.

(3) Sect. IV, aphor. 17.

(4) Sect. IV, aphor. 18.

§ 58. A son exemple, ses successeurs, jusqu'à Galien, employaient journellement le *veratrum* pour faire vomir les malades. On le voit dans les écrits pseudo-hippocratiques et autres.

§ 59. Que l'ellébore pur fût donné alors à dose faible et même en très petite quantité, c'est une conjecture et rien de plus ; car Hippocrate ne fait nulle part mention de la dose. C'est seulement plus tard que les médecins en ont indiqué la dose, usitée pour les besoins ordinaires et pour le traitement proprement dit par l'ellébore.

§ 60. Puisque dans l'antiquité et au temps d'Hippocrate on ne connaissait et n'employait pas d'autre vomitif que le *veratrum album*, dans les cas où l'évacuation par le haut était nécessaire, c'est seulement par une diminution de la dose qu'on appropriait ce remède aux maladies qui réclamaient des secours prompts et immédiats (1). On diminuait la dose de la racine, qu'on la donnât soit en substance, soit en décoction, soit en infusion.

§ 61. Les premiers successeurs d'Hippocrate, pour adoucir les effets du *veratrum* dans l'usage journalier et ordinaire, imaginèrent divers moyens de l'employer sans l'introduire par la bouche. Ils voulaient éviter

---

(1) Ce traitement à doses faibles paraît indiqué par Hippocrate même dans le passage suivant : Ἑλλέβορον μαλθακὸν πιπίσαι χρῆ αὐθήμερον (Hippocr., lib. *De fracturis*, Opp., ed. Chartier, tom. XII, p. 257). Par le mot μαλθακόν (léger), il faut entendre une dose moins forte. Citons encore un autre passage du même genre (Hippocr., *De articulis*, t. XII, p. 262) : Ἢν δὲ καὶ εὐήμετος ἔη , ἐμέειν ἀπὸ συρμεσμοῦ. — Quand un sujet vomit facilement, il faut lui prescrire un vomitif léger (qui ne l'épuise pas trop, selon l'explication de Galien).

ce mode d'administration qui répugnait beaucoup à l'école dogmatique de ce temps, moins occupée de la pratique médicale que de ses théories sur la nature (1).

§ 62. C'est pourquoi Plistonicus et Dieuchès, disciples de cette école (2), comme leur prédécesseur Dioclès, qui vivait trente ans avant eux, s'efforçaient de provoquer de légers vomissements en employant l'ellébore sous forme de suppositoires, ou bien de pessaires, ou enfin.d'épithèmes (3).

§ 63. C'est surtout Philotimus (4), contemporain de ceux que nous venons de nommer, et qui suivait les mêmes principes, qui inventa, pour tempérer l'emploi de l'ellébore, la méthode adoptée après lui par tous ses successeurs. Quand il fallait produire des vomissements sans efforts et sans violence, il introduisait dans un raifort une racine de *veratrum album* (5); puis, au

(1) Mnésithée, médecin de cette école, qui vivait vers l'an 320 avant notre ère, montre sur l'emploi de l'ellébore des craintes qui paraissent tenir à un préjugé de ce genre : « Il y a, dit-il, à prendre de l'ellébore beaucoup de danger; en effet, ou bien la santé se rétablit par une guérison immédiate, ou bien le malade éprouve une longue et vive souffrance : il ne faut donc recourir à de pareils remèdes qu'après avoir épuisé tous les modes les plus sûrs de traitement. » (Mnésith., ap. Oribas. *collect.*, lib. VIII, cap. 9.)

(2) Contemporain de Mnésithée.

(3) Comme le rapporte Rufus (apud Oribas. *collect.*, loc. cit., lib. VII, cap. 27, p. 266).

(4) *Voy.* Rufus, *loc. cit.*

(5) Aétlus (d'après Antyllus et Posidonius) donne la recette suivante : « On prend six drachmes de fibres de la racine de *veratrum*, on les introduit dans un raifort, qu'on perce avec un roseau; on les retire deux jours après, et l'on prend bien garde qu'il ne reste à l'intérieur quelque fragment d'ellébore; on coupe le raifort après l'avoir vidé, et fait prendre les morceaux avec du sirop de thridace » (Lib. III, cap. 120.)

rapport des médecins qui vécurent après lui, il retirait, au second jour le *veratrum*, et faisait manger, seul ou avec l'oxymel, le raifort que l'ellébore avait imprégné de ses propriétés médicales (1). Rufus affirme que, par ce moyen, on déterminait très promptement des vomissements; l'ellébore seul n'aurait pas eu le même succès.

§ 64. Rufus dit même que, de son temps, on produisait des évacuations par le haut à l'aide de pédiluves d'ellébore (2).

§ 65. En vertu du même principe, Hérodote, médecin pneumatiste, contemporain de Rufus, donnait deux cuillerées de décoction d'ellébore aux sujets pour lesquels des vomissements légers étaient suffisants (3).

§ 66. Au contraire, Galien, qui administrait l'ellébore avec beaucoup de défiance, avoue ingénument qu'il lui paraît dangereux de faire prendre sans traitement préalable du *veratrum album* aux malades, dont les humeurs rendues visqueuses par la paresse et la débauche ont toujours besoin d'être d'abord purifiées (4).

§ 67. Antyllus donne aux vieillards, aux enfants, etc., quelques gouttes d'une infusion d'ellébore (5).

---

(1) *Loc. cit.* La même méthode est recommandée par Pline (*Hist. nat.*, lib. XXV, sect. xxiv), et par Galien (lib. I, *De meth. med. ad Glauc.*, cap. 12). Pourtant il est facile de voir que, dans un pareil procédé, il ne saurait y avoir d'uniformité ni de précision assez rigoureuse, comme le dit Murray (*Apparat. medic.*, t. V, p. 158).

(2) Rufus, *loc. cit.*

(3) Apud Oribas., *loc. cit.*, lib. VIII, cap. 3, p. 275.

(4) Τὸ τοίνυν διδόναι ἐλλέβορον ἄνευ τοῦ προδιαιτῆσαι σφαλερὸν, etc. (Voy. Galen. *Comment. in* Hippocr., lib. *De fracturis* (edit. Chart., t. XII, p. 203).

(5) Apud Oribas., *loc. cit.*, lib. VIII, cap. 5, p. 277.

§ 68. J'arrive maintenant au traitement plus important des maladies chroniques par le *veratrum album*, à
l'elléborisme des anciens.

G. *Elléborisme des anciens* (1).

§ 69. En général, contre les maladies graves et invétérées, les médecins anciens employaient le *veratrum
album* à fortes doses, mais ils usaient dans ce traitement de beaucoup de circonspection ; ils voulaient
triompher, suivant leur système, d'une maladie violente par un remède plus violent encore (2), tout en
évitant autant que possible les accidents qui pouvaient
naître d'un pareil traitement.

§ 70. Dans les temps les plus reculés, pour combattre
toutes les maladies chroniques, à peu d'exceptions près,
les médecins ne connaissaient pas d'autre remède que
le *veratrum album* ; ils y recouraient comme à l'ancre de
salut, lorsque tous les remèdes ordinaires avaient
échoué.

(1) On trouve le mot ἐλλεβορίζειν employé déjà par le continuateur
anonyme du livre d'Hippocrate *Sur le régime dans les maladies aiguës*
(ed. Chart., t. XI, p. 165), et par l'auteur du sixième livre des *Épidémies* (*loc. cit.*, t. IX, p. 360) : il sert à indiquer l'emploi de l'ellébore
comme vomitif : mais le substantif ἐλλεβορισμὸν, désignant le traitement
des maladies chroniques, se rencontre pour la première fois dans Arétée
(*De curatione diuturnorum morborum*, lib. II, cap. 13); plus tard
Cœlius Aurelianus (*Chronic.*, lib. I, cap. 4), dans un langage barbare,
substitue à ce terme barbare les mots *decoctum veratri*.

(2) Galien explique d'une manière trop mécanique et trop grossière
l'action des fortes doses d'ellébore dans les maladies chroniques. « Dans
les affections invétérées et qu'on ne peut déraciner, pour ainsi dire,
qu'avec un *levier*, nous employons, dit-il, le *veratrum*. » Ἑλλεβορίζειν
μὲν ἐὰν πάνυ χρόνιον ᾖ τὸ πάθος, καὶ ὡς ἂν εἴποι τις μοχλείας δεόμενον,
εἰς ταῦτα γὰρ ἐλλεβόρῳ χρώμεθα.

§ 71. Le *veratrum album*, dit Arétée (1), est le plus efficace, non seulement des vomitifs, mais encore de tous les purgatifs, sans exception; non par l'abondance et la variété des matières·excrétées (car le choléra produit les mêmes effets), non par les efforts et la violence des vomissements (sous ce rapport le mal de mer est plus remarquable), mais par la puissance et l'énergie merveilleuse avec laquelle il rétablit la santé des malades au moyen d'une évacuation légère et peu violente. Bien plus, c'est l'unique remède des maladies chroniques profondément enracinées dans l'organisme et qui ont fait échouer tous les autres médicaments. Il ressemble par son action au feu, il en produit tous les effets et avec plus de puissance; il rend aux asthmatiques une respiration facile, aux visages pâles un teint florissant, et de l'embonpoint aux corps les plus maigres.

H. *Détails historiques sur l'emploi de l'elléborisme.*

§ 72. Avant l'époque d'Hippocrate, beaucoup de médecins craignaient de se servir de l'elléborisme, parce

(1) Ἐςὶ ὁ λευκὸς (ἐλλέβορος) οὐκ ἐμετηρίων (conjecture de Wigan pour ἐμετήριον que porte le texte) μόνον, ἀλλὰ καὶ ξυμπάντων ὁμοῦ καθαρτηρίων ὁ δυνατώτατος, οὗ τῷ πλήθει καὶ τῇ ποικιλίῃ τῆς ἐκκρίσιος· τόδε γὰρ καὶ χολέρη πρήσσει· οὐδ' ἐντάσει καὶ βίῃ τῇσι ἐπὶ τοῖσι ἐμέτοισι· ἐς τόδε γὰρ ναυτίη καὶ θάλασσα κρέσσον· ἀλλὰ δυνάμι καὶ ποιότητι οὔτι φαύλῃ· Τῇπερ ὑγιίας τοὺς κάμνοντας ποιέει, καὶ ἐπ' ὀλίγῃ καθάρσι, καὶ ἐπὶ σμικρῇ ἐντάσι. Ἀτὰρ καὶ πάντων τῶν χρονίων νούσων ἐς ῥίζαν ἰδρυμένων, ἢν ἀπαυδήσῃ τὰ λοιπὰ ἄκεα, τόδε μοῦνον ἰητήριον· πυρὶ ἴκελον γὰρ, ἐς δύναμιν, λευκός ἐλλέβορος, καὶ ὅ, τι περ πῦρ ἐργάζεται ἐκκαίον, τοῦδε πλέον ἐλλέβορος εἴσω παρικθέων πρήσσει, εὔνοιαν μὶν ἐκ δυσπνοίας, ἐξ ἀχροίης δε εὐχροίην καὶ ἀπὸ σκελετίης, εὐσαρκίην. (*De curat. chronic.*, lib. II, cap. 10, ed. Boerh., p. 136.)

qu'ils ignoraient la dose et les précautions nécessaires
dans l'emploi du *veratrum*. L'inexpérience de ceux qui
le mettaient en usage amenait plus d'une fois des résultats fâcheux.

§ 73. Nous le savons par un médecin de l'école de
Cnide, Ctésius, parent d'Hippocrate et presque son
contemporain, mais un peu plus jeune : « Au temps de
mon père et de mon aïeul, dit-il (1), aucun médecin
ne donnait d'ellébore, car on en ignorait le mode d'emploi, le poids et la dose convenables. Si quelquefois on
donnait à un malade une potion de *veratrum*, on l'aver-
tissait du danger qu'il allait courir. De tous ceux qui en
ont pris, il y en a beaucoup de suffoqués, peu de guéris.
Maintenant il semble qu'on l'emploie en toute sûreté.

§ 74. Après les auteurs des Prénotions coaques,
Hippocrate lui-même, qui florissait vers l'an 436 avant
notre ère, pratiqua avec confiance l'elléborisme, il en-
seigna les précautions exigées par ce mode de traitement ; mais ces préceptes, suivant sa coutume, sont
très laconiques. Je les citerai plus loin, quand je parlerai de la manière d'administrer l'ellébore.

§ 75. Dans les siècles suivants, l'elléborisme suivit
des fortunes diverses. En effet, les écoles de médecine
qui s'élevèrent après la mort d'Hippocrate s'appliquèrent moins à la guérison des maladies qu'à la vaine recherche de la gloire et au désir de briller par des
études spéculatives et de subtiles théories. Aussi, soit
par ignorance, soit par négligence des précautions que
demande l'usage de l'ellébore, il arriva que cette sub-

---

(1) *Fragm.* ap. Oribas. *collect.*, lib. VIII, cap. 8, p. 285.

stance fut souvent regardée comme dangereuse et tomba en discrédit (1).

§ 76. Elle n'en fut pas moins employée par un grand nombre de médecins de cette époque, comme nous l'apprennent les livres attribués à Hippocrate, c'est-à-dire les pseudo-hippocratiques (2).

§ 77. C'étaient surtout les médecins des deux Anticyres qui pratiquaient alors spécialement l'elléborisme. Pendant plusieurs siècles, ils traitèrent avec beaucoup de succès une multitude de malades qui, abandonnés des autres médecins, arrivaient de toutes parts dans les deux Anticyres, ville célèbre, comme je l'ai dit, à cause de ce traitement spécial ; ils venaient demander à l'usage du *veratrum album* la guérison des plus graves maladies chroniques.

§ 78. Plus tard, Thémison (3), fondateur de l'école méthodique, employa dans ce traitement les fortes doses de *veratrum* (4), mais ses livres sur les maladies chroniques ont été perdus (5).

§ 79. Après lui, Cornelius Celsus (6), dans ses

---

(1) *Voy.* plus haut, à la note du § 61, les paroles de Mnésithée, médecin de l'école dogmatique.

(2) Par exemple, dans la continuation apocryphe du livre d'Hippocrate, *Du régime dans les maladies aiguës* (ed. Chart., t. XI, p. 165, 175, 180); de plus, dans les livres pseudo-hippocratiques, *Sur les maladies populaires*, surtout dans le cinquième (publié probablement par un médecin de Cos, peut-être par le fils de Dracon), dans le sixième (composé selon toute vraisemblance par Thessalus), et dans le septième (qui est l'œuvre de plusieurs auteurs) ; enfin dans les traités *Des affections* et *Des affections internes*, en plusieurs endroits.

(3) Vers l'an 63 avant notre ère.

(4) Plin., *Hist. nat.*, lib. XXV, sect. LIII.

(5) Cités par Cœlius Aurelianus (*Tard. passion.*, lib. I, cap. 1).

(6) Au commencement de notre ère.

écrits sur la médecine, a dit quelques mots sur l'usage du *veratrum album ;* mais il en a parlé incidemment ; on ne sait s'il y recourut lui-même.

§ 80. Vient ensuite Arétée, de Cappadoce, médecin inspiré du génie d'Hippocrate. Il a fourni avec talent sur l'elléborisme beaucoup de renseignements utiles ; il vivait sous le règne de Domitien.

§ 81. Rufus (probablement d'Ephèse (1)) et les pneumatistes Hérodote et Archigène, à la fin du premier siècle de notre ère, firent, pour propager et enseigner l'usage de l'ellébore, des efforts très soutenus, comme l'attestent suffisamment les fragments de leurs écrits conservés par Oribase.

§ 82. Peu de temps après, vint Claudius Galenus (2), de Pergame, fondateur d'école, le flambeau, le porte-parole de la thérapeutique générale, Galien, plus occupé d'imaginer des théories subtiles que de consulter l'expérience. Dédaignant de découvrir par des essais les propriétés des médicaments, il préférait la généralisation et l'hypothèse (3) ; il donna ainsi un funeste exem-

(1) Les fragments qu'Oribase cite sous ce nom paraissent appartenir à Rufus d'Éphèse. En effet, on en trouve une partie dans un manuscrit qui contient l'*Anatomie* de Rufus d'Éphèse, traduite en latin par J.-P. Legras (Grossus) dans la collection de Henri Estienne, *Principes artis medicæ,* 1567, in-fol., p. 128.

(2) C'est surtout dans le milieu du second siècle de notre ère que florissait à Rome cet auteur si célèbre dans les écoles de médecine, presque uniquement suivi pendant treize siècles.

(3) Ce n'est point par des expériences sur le corps humain, c'est par conjecture qu'il a indiqué la vertu médicinale et les propriétés de tous les simples : par exemple, au livre XI *De simpl. medicam. facultate,* (t. XIII, p. 173), il place arbitrairement les deux ellébores dans la troisième classe comme plantes *chaudes* et *sèches ;* et pourtant ces deux plantes, dont l'action médicale sur le corps humain est toute différente, ne sauraient avoir les mêmes propriétés.

ple. Il négligea l'emploi de l'ellébore, ou plutôt il le prit en défiance. En effet, dans ses longs et nombreux écrits qui témoignent, du reste, de son abondance et de sa finesse d'esprit, il est à peine fait mention d'un remède si remarquable. Dans son livre *Sur les sujets qu'il est nécessaire de purger*, il rappelle, il est vrai, d'après Hippocrate et Rufus, les précautions à prendre et le traitement préliminaire recommandés par les médecins anciens dans le traitement par l'ellébore; mais il n'ajoute rien de son propre fonds, rien qui fasse voir qu'il recourait lui-même à l'elléborisme. Il dit au contraire : « Nous avons donné quelquefois, avec de l'oxymel, des raiforts dans lesquels on avait laissé pendant vingt-quatre heures des fibres d'ellébore blanc, pour provoquer ainsi de légers vomissements. » Il semble indiquer par là qu'il ne pratiquait point l'elléborisme, et qu'il employait seulement l'ellébore d'après la méthode de Philotimus. Il recommande encore ailleurs ce traitement léger (*Method. medic. ad Glauconem*, lib. I, cap 12). Dans ses commentaires sur les livres d'Hippocrate, il dit çà et là quelques mots sur l'ellébore, d'une manière superficielle et comme en courant, en montrant bien sa répugnance pour l'emploi sérieux de cette substance. Ainsi, quand Hippocrate (1), pour une contusion du calcanéum lésé en sautant de haut, ordonne, sans doute afin de prévenir le tétanos et la gangrène, d'administrer de l'ellébore le jour même ou le lendemain, avant que la fièvre survienne, ou quand elle est peu violente, ou non continue, Galien avoue qu'il

---

(1) Ou son aïeul, à qui plusieurs auteurs attribuent les livres *Sur les fractures* et *les articulations*.

n'ose pas prescrire l'ellébore, même lorsqu'il n'y a pas de fièvre (1), tant il avait d'éloignement pour l'elléborisme des médecins anciens !

§ 83. Est-ce en se conformant à l'exemple seul de Galien, ou bien à ses préceptes suivis partout à la lettre par tous les médecins comme des oracles d'une divinité infaillible, est-ce toute autre autre cause qui a fait négliger presque complétement par ses successeurs immédiats (2) la pratique de l'elléborisme ? Je l'ignore : le fait est que pendant près de deux siècles ce traitement a été fort peu en honneur jusqu'au moment où un homme également distingué comme médecin et comme chirurgien, Antyllus (3), s'appliqua tellement à ce mode de traitement, que dans l'exposition des précautions nécessaires pour l'application de l'ellébore, il s'est placé sans contredit au premier rang.

§ 84. Un peu après lui, Posidonius, médecin d'un certain mérite, comme l'attestent les fragments conservés par Aétius, rivalisa avec Antyllus par l'attention qu'il donna à l'elléborisme (4).

---

(1) Ἡμεῖς δὲ οὐδ' ἀπυρέτῳ τολμῶμεν διδόναι (ἑλλέβορον). *Comment.* II, in librum De fracturis (ed. cit., t. XII, p. 200).

(2) Cœlius Aurelianus, qui, à ce qu'il semble, fut contemporain de Galien, et ne vécut point après lui, recommande l'elléborisme contre l'épilepsie (*loc. cit.*, lib. VIII, cap. 6). Cet auteur écrit d'un style africain, je veux dire peu latin, rude et incorrect.

(3) Il vivait vers l'an 330 de notre ère : ses fragments ont été conservés par Oribase et par Aétius ; Sprengel en a fait une édition à part.

(4) Il paraît avoir publié ses ouvrages au temps d'Oribase et un peu avant, vers l'année 360. Oribase, dans son chapitre sur l'épilepsie (*Synopsis*, lib. VIII, cap. 6), transcrit mot pour mot, sans mentionner la source où il l'a puisée, une recette qu'Aétius (*Tétrab.* II, serm. II, cap. 13), attribue formellement à Posidonius. Il ne faut pas confondre avec un philosophe du même nom qui vivait antérieurement, et que

§ 85. Après Posidonius , le traitement des maladies chroniques par l'ellébore retomba insensiblement en défaveur et finit par être complétement abandonné. En effet, Oribase, vers l'an 362, dans sa Collection dédiée à l'empereur Julien dit l'Apostat, a rassemblé, d'après les anciens, beaucoup de détails sur l'elléborisme ; mais là précisément où il aurait dû en parler par lui-même, dans sa *Synopsis* à son fils Eustache, il n'en fait pas mention.

§ 86. Au siècle suivant, Asclépiodote, se séparant de son maître fanatique , Jacques Polychreste, rétablit (vers l'an 460) la pratique de l'elléborisme longtemps négligée et interrompue , et, par des cures merveilleuses, obtenues à l'aide de cette méthode dans des maladies très graves et très invétérées, il se fit une grande réputation (1). Mais de tous les médecins de l'antiquité il fut le dernier dans cette voie; après lui, les Grecs oublièrent entièrement l'elléborisme, et les Arabes, qui vinrent ensuite, ne le remirent pas en honneur (2).

Strabon désigne comme un ami de Ptolémée (*Geogr.*, lib. XI, p. 491), notre Posidonius, le médecin, qu'on nomme quelquefois Possidonius, je ne sais pour quelle raison ; car l'étymologie, le texte grec de l'édition d'Aldus , et Photius même (p. 565) indiquent également le nom de Ποσειδώνιος.

(1) Ἀσκληπιόδοτος — τοῦ λευκοῦ ἐλλεβόρου πάλαι τὴν χρῆσιν απολω-λυῖαν — αὐτὸς ἀνεκαίνησε, καὶ δι' αὐτοῦ ἀνιάτους νόσους ἰάσατο. (*Photii* Μυριόβιβλον, p. 1054, ed. Schotti. Rothomagi, 1653, in-fol.)

(2) Mesué, qui vivait sous le kalifat de Rachid, vers l'an 800, et qu'on nommait l'Évangéliste des médecins , contribua beaucoup à l'abolition complète du traitement par le *veratrum album*. Dans son *Livre sur les simples*, chap. 30, il s'exprime ainsi : « Il y a deux espèces d'ellébore, le blanc et le noir : celui-ci est plus salutaire que le blanc , qui a des symptômes menaçants et terribles. »

§ 87. Ainsi, vers l'an 545, Aétius (1), qui réunit en seize livres, avec beaucoup d'ordre et de clarté, tous les écrits des anciens sur le traitement des maladies, a extrait avec soin d'Antyllus et de Posidonius tout ce qui a rapport à l'elléborisme, mais il n'y ajoute rien de son propre fonds.

§ 88. Au temps de Justinien, Alexandre de Tralles, qui écrivit en grec douze livres sur la médecine, partageait les préventions des médecins de son époque (2) contre l'emploi du *veratrum*, au point de préférer à cette plante la pierre d'Arménie (oxyde de cuivre qu'on trouve dans la terre) comme un purgatif sans violence et sans danger, et sous ce rapport différent du *veratrum album* (3).

§ 89. Plus tard, il est vrai, Paul d'Egine, qui vers l'an 640 publia en grec sept livres sur la médecine, a indiqué sommairement (4), d'après les anciens, la manière d'employer l'ellébore, mais il laisse voir qu'il ne s'en servit pas personnellement.

§ 90. Enfin, Actuarius (5) n'a fait que mentionner en passant (6) le *veratrum album*, et encore d'après le rapport d'autrui.

(1) Le savant G. Weigel (*Aetianarum exercitationum specimen*, Lips., 1791, in-4°, p. 8) a démontré qu'Aétius florissait entre 540 et 550, Alexandre de Tralles vers 560.

(2) *Voy.* J. Freind (*Hist. de la médecine*, t. I, p. 160) : « Ce médicament, dit-il, si renommé parmi les anciens, était (du temps d'Alexandre de Tralles) déjà devenu tout à fait hors d'usage.

(3) Livre I, à la fin du chapitre sur la *mélancolie*.

(4) Lib. VII, cap. 10.

(5) D'après un passage de Myrepsus, écrivain de la fin du XIIIᵉ siècle, qui cite Johannes Actuarius, celui-ci ne paraît pas avoir vécu au delà de l'année 1280 (*voy.* Freind, *loc. cit.*, p. 463, 464).

(6) *Meth. med.*, lib. V, cap. 8.

I. *Opinion des anciens sur l'efficacité ou l'inefficacité de l'elléborisme, selon les saisons, les maladies et les sujets.*

§ 91. Le printemps était la saison que les médecins
de l'antiquité croyaient la plus propice aux évacuations par l'ellébore; au second rang ils plaçaient l'automne, et s'il fallait choisir entre l'hiver et l'été, ils
préféraient l'été pour les vomissements, l'hiver pour les
purgations (1).

§ 92. Les cas où l'on défendait l'emploi de l'elléborisme étaient les asthmes, la toux, les ulcères intérieurs,
par exemple les phthisies pulmonaire (2) et hépatique;
l'hémoptysie, lors même que le sujet paraissait être
bien portant [on craignait la rupture d'une veine dans
les poumons, surtout chez les personnes maigres ayant
la poitrine étroite et le cou long, c'est-à-dire un *habitus*
phthisique, vu que ces sujets ont presque toujours des
tubercules dans la poitrine, la respiration difficile et
une toux violente (3)]; les maux de gorge; les maladies
du col; les douleurs à l'orifice cardiaque chez les sujets
qui vomissent avec difficulté (4); la lienterie (5); la
cataracte à son début; les maux de tête qui amènent,
par intervalles, des douleurs violentes, avec rougeur de
la face et distension de vaisseaux; enfin l'étranglement
hystérique (6).

---

(1) Hippocr., sect. ɪv, aphor. 4 et 6.
(2) Hippocr., sect. ɪv, aphor. 8. — Rufus apud Oribas. *Collect.*,
lib. VII, cap. 26, p. 244.
(3) Ruf., *loc. cit.*, p. 245.
(4) Ruf., *loc. cit.*, p. 244; 245.
(5) Hippocr., *loc. cit.*, aphor. 12.
(6) Aétius, d'après Antyllus et Posidonius, lib. III, cap. 124.

§ 93. L'ellébore était interdit dans toutes les fièvres, excepté dans quelques cas de fièvre quarte (1).

§ 94. De plus, les vomissements par l'ellébore parais-saient défavorables aux gens chargés d'embonpoint (2), aux pléthoriques (3), aux personnes sujettes à des éva-nouissements.

§ 95. Les personnes timides et pusillanimes suppor-taient difficilement ce mode de traitement qui exige, plus que tout autre, du courage et de l'énergie : il ne convenait donc ni aux femmes, ni aux vieillards, ni aux enfants (4).

§ 96. Les cas où on l'employait surtout étaient les maladies prolongées et violentes, sans fièvre; les alié-nations mentales (5), la mélancolie (6), les douleurs anciennes des pieds et de l'articulation coxo-fémorale, les douleurs des articulations (7), la goutte à son dé-but (8), l'épilepsie (9), les spasmes des muscles de la

(1) Galen., lib. I, *De meth. med. ad Glauconem*, cap. 12. — Rufus, *loc. cit.*, p. 264.

(2) Ruf., *loc. cit.*, p. 245, Cf. Hippocr. (sect. IV, aph. 16) : Ἑλλί-βορος; ἐπικίνδυνος τοῖσι τὰς σαρκὰς ὑγιέας ἔχουσι; σπασμὸν γὰρ ἐμποίει. Ailleurs, pour la même raison, il conseille d'évacuer par le haut les per-sonnes maigres : Τούς ἰσχνοὺς — ἄνω φαρμακεύειν (sect. IV, aph. 6).

(3) Aétius, lib. III, cap. 124.

(4) Ruf., *loc. cit.*, p. 245.

(5) Corn. Cels., *De medicina*, lib. II, cap. 13, d'accord avec tous les médecins de l'antiquité.

(6) Arétée, *Curat. diut.*, lib. I, cap. 5.—Galen., *De atra bile*, cap. 7. —Plin., *Histor. natur.*, lib. XXV, sect. XCIV : « Efficacius elleborum ad vomitiones et ad bilem nigram extrahendam. »

(7) Ruf., *loc. cit.*, p. 263. — Aétius, *loc. cit.*, cap. 121.

(8) Arétée, *Curat. diut.*, lib. II, cap. 12 : Καὶ γὰρ τοῖσι ποδαγρικοῖσι ἑλλέβορος τὸ μέγα ἄκος, ἀλλὰ ἐν τοῖσι πρώτῃσι προσβολῇσι τοῦ πάθεος.

(9) Cels., *loc. cit.*—Cœl. Aurelianus, *Tard. pass.*, lib. I, cap. 4, § 108, 111.

face (1), la paresse d'esprit (2), la perte de connaissance (apoplexie), les vertiges qui obscurcissent le cerveau (3), la paralysie chronique (4), les maux de tête

(1) Cels., lib. IV, cap. 2.

(2) On ne l'employait pas seulement contre les infirmités de l'esprit ;
mais, chose étonnante, les hommes d'étude, même en bonne santé, s'en
servaient pour éveiller leur esprit. Pline nous l'apprend : « Ad pervi
» denda acrius quæ commentabantur, sæpiùs sumptitabatur veratrum. »
(*Hist. natur.*, lib. XXV, sect. XXI.) On peut citer le philosophe aca-
démicien Carnéade, qui, avant de réfuter les livres du stoïcien Zénon,
prit de l'ellébore blanc pour vomir. « Scripturus adversus stoici Zenonis
» libros, superiora corporis elleboro candido purgavit.» (A. Gellius, *Noct.*
att., lib. XVII, cap. 15.) Le même Carnéade, avant de soutenir une
discussion contre Chrysippe, prit de l'ellébore pour se fortifier le cerveau
et donner ainsi à son esprit plus de liberté et de pénétration. « Cum Chry-
» sippo disputaturus, elleboro se ante purgabat ad exprimendum inge-
» nium suum attentius et illius refellendum acrius. » (Valer. Maxim.,
lib. VIII, cap. 74.) C'est à cet usage de l'ellébore, pris pour éveiller
l'intelligence, que se rapporte la phrase de Lucien de Samosate : « Pour
acquérir l'intelligence, il faut trois doses d'ellébore : « Οὐ θέμις γενέσθαι
σοφὸν, ἢν μὴ τρὶς ἐφεξῆς τοῦ ἐλλεβόρου πίῃς. (βίων πρᾶσις, *Op.*, t. I,
p. 564, ed. Reitz.) De même par ces mots : *Tribus Anticyris insana-*
bile caput, Horace désigne plaisamment une intelligence tellement endormie, que trois doses d'ellébore ne suffisaient pas à la réveiller.

Dans l'antiquité, cet emploi de l'ellébore contre les affections mentales
était si fréquent à Anticyra, et si connu, que par métonymie, le nom de
cette ville fut transporté à l'elléborisme même, et qu'on disait Anticyra
pour elléborisme et ellébore. De là cette plaisanterie mordante qu'Horace lance contre les avares :

> Danda est ellebori multo pars maxima avaris ;
> Nescio an Anticyram ratio illis destinet omnem.
>> (HORAT., lib. II, sat. III, v. 82, 83.)

Perse a dit aussi :

> Anticyræ melior sorbere meracas.
>> (PERS., sat. IV, v. 16.)

C'est une imitation du vers d'Horace :

> Expulit elleboro morbum bilemque meraco.
>> (Epist. 2, lib. II, v. 137).

(3) Rufus, *loc. cit.*

(4) Aétius, *loc. cit.*, cap. 121. — Cœl. Aurelianus, *loc. cit.*, lib. II,
cap. 1.

opiniâtres (1), la langueur ; le vitiligo, la lèpre blanche (2), l'éléphantiasis (3) et les autres exanthèmes de
la peau ; de plus, la calvitie, la chute de la barbe, le
cauchemar, l'hydrophobie confirmée (4), les calculs
néphrétiques, les crudités anciennes (5), le flux cœliaque (6), les maladies de la rate (7), le goître (8), le
cancer occulte, bien que ce remède ne parût pas convenir aux ulcères proprement dits (9) ; enfin, une multitude presque innombrable de maladies (10).

§ 97. Dans les maladies qui de leur nature sont
chroniques, on croyait les doses d'ellébore d'un emploi
beaucoup plus utile au commencement même de la
maladie, avant qu'elle eût acquis trop de force ; en
effet, la plupart de ces affections deviennent avec le
temps et l'habitude tout à fait incurables (11).

§ 98. Si, au contraire, les maladies se montrent
avec des accès et des intermittences périodiques, les

(1) Ruf., *loc. cit.* — Aértée, *Cur. diut.*, lib. I, cap. 2.

(2) Ruf., *loc. cit.*

(3) Plin., *loc. cit.*, lib. XXV, sect. XXIV.

(4) Ruf., *loc. cit.*, p. 263 : « Efficit ut qui aquam jam reformidarunt,
» amplius non metuant ; id autem olim agricolæ quoque cognoverunt,
» qui, ubi canes morbo caperentur, elleboro purgabant, ac medici multo
» post homini, qui simili morbo laborabat, elleborum dare in animum
» induxerunt. »

(5) Ruf., *loc. cit.* — Plinius, *loc. cit.*

(6) Cels., *loc. cit.*, lib. IV, cap. 16. — Arétée, *Curat. diut.*, lib. II,
cap. 7.

(7) Ruf., *loc. cit.*, p. 265.

(8) Cels., lib. V, cap. 28, § 7.

(9) Ruf., *loc. cit.*

(10) Aétius (d'après Antyllus et Posidonius), *loc. cit.*, cap. 121 : « Τὸ
δὲ ἐξαριθμεῖν ἐφ' ὧν πάθων εὐδόκιμός ἐστιν ὁ ἑλλέβορος, οὐ ῥᾴδιον διὰ τὸ
πλῆθος. »

(11) Ruf., *loc. cit.*, p. 267.

sujets dont les paroxysmes observaient des intervalles plus rapprochés, se trouveraient mal de l'usage de ce remède ; il convient au contraire à ceux dont les paroxysmes sont plus longs. Lorsque les intermittences sont longues et régulières, il faut administrer l'ellébore longtemps avant l'accès ; si elles sont courtes et irrégulières, on procède à l'elléborisme dès que l'accès est fini, surtout dans l'épilepsie (1).

K. *Traitement préparatoire à l'elléborisme.*

§ 99. Lorsque l'emploi du *veratrum album* paraissait nécessaire, on mettait le malade à un régime spécial. C'était communément, suivant le précepte d'Hippocrate (2), pour ceux qui ne vomissaient que difficilement, une nourriture plus substantielle et du repos , avant de prendre le remède. (A ces précautions, les livres pseudo-hippocratiques, par exemple, le sixième livre des *Épidémies*, ajoutent les bains.) Plus tard, les médecins voulaient que le malade eût recours à des moyens artificiels pour s'habituer à vomir.

§ 100. Les personnes mêmes qui vomissaient facilement, devaient vomir trois fois avant de prendre la dose d'ellébore : d'abord après le repas, puis à jeun (3), enfin en prenant préalablement du raifort (4) , ou de

(1) Rufus, *loc. cit.*, p. 265.
(2) Hippocr., sect. IV, aphor. 13. — Corn. Cels., lib. II , cap. 15.
(3) Après le repas ou bien à jeun, les malades ne vomissaient qu'au sortir du bain , en s'introduisant dans la gorge les doigts ou une plume imbibée d'huile , et en se chatouillant le pharynx.
(4) On mangeait plus d'une livre, jusqu'à une livre et demie de raifort après avoir pris préalablement un peu de nourriture et de l'eau pour boisson; on attendait une heure entière jusqu'au moment où les hoquets

l'origan, ou de l'hyssope, ou de la rue (1). Quelques
médecins conseillaient de vomir trois fois au sortir du
repas (2), puis ils mettaient un intervalle de deux ou
trois jours ; on prenait ensuite l'ellébore.

§ 101. Quant aux personnes qu'on savait éprouver
beaucoup de difficulté à vomir, on les préparait longtemps à l'avance, quelquefois jusqu'à trois semaines (3);
et à plusieurs reprises : par exemple, tous les trois à
quatre jours, on les habituait à vomir (4). Ces essais
devaient être d'autant plus fréquents, qu'on approchait
davantage de l'épreuve décisive ; mais on prenait soin
de proportionner ce traitement préliminaire aux forces
du sujet pour ne pas l'exténuer à l'avance ; car, plus
que tout autre, le traitement par l'ellébore veut un
corps robuste (5).

§ 102. On laissait entre les vomissements deux ou
trois jours entiers d'intervalle, pendant lesquels des
aliments faciles à digérer, le repos et la distraction,
rétablissaient les forces du sujet.

§ 103. Après le dernier vomissement, il fallait un
ou deux jours d'intervalle (6) avant de prendre le

---

et les nausées commençaient ; ou enfin on provoquait les vomissements
avec les doigts ou avec une plume introduite dans la gorge. Cela s'appelait *vomir au raifort*. (Archig., ap. Oribas., *loc. cit.*, lib. VIII, cap. 1,
p. 270.)

(1) *Leviter decoctas herbas si quis comederit.* Rufus, ad. Aetium,
lib. III, cap. 119.

(2) Aétius, lib. III, cap. 127.

(3) Archig., *loc. cit.*, p. 267.

(4) Aux sujets qui vomissaient très difficilement, on prescrivait ordinairement quatre vomissements tout au plus après le repas, et deux avec
le raifort. (Archig., *loc. cit.*, p. 267, 271.)

(5) Ruf., *loc. cit.*, p. 266.

(6) Archig., *loc. cit.*, p. 268.

veratrum. On ordonnait alors un lavement pour tenir le ventre libre (1), un bain et un peu de nourriture.

L. *Manière d'administrer le* veratrum album *dans l'elléborisme.*

§ 104. En général, le *veratrum* s'administrait de trois manières, en infusion, en décoction ou en substance.

§ 105. L'ellébore qu'on préférait comme le plus énergique et le meilleur (2) était celui dont la racine était coupée avec des ciseaux (3) en fragments gros comme notre gruau (que les anciens appelaient de la polente broyée), ou pareils pour la forme et pour la grosseur aux graines de sésame (4). Si l'on voulait évacuer doucement (5), on le coupait en gros fragments ; si, au contraire, on se proposait de déterminer des évacuations violentes, on le divisait en petites parti-

---

(1) Archig., *loc. cit.* — Aét., lib. VIII, cap. 127.

(2) Ruf., *loc. cit.*, p. 266.

(3) Paul. Ægin., lib. VIII, cap. 10.

(4) Dans un passage d'Antyllus, conservé par Aétius (lib. III, c. 128), cette préparation de la racine s'appelle ψολιστὸν. Oribase cite ce passage (*Collect.* I, 8, cap. 5, p. 277); mais Rasorius l'a mal traduit : *In ramenta derasam.* Un peu plus bas, Antyllus (voy. Aétius, *loc. cit.*, c. 121) décrit plus au long cette opération : Τὰ κάρφη λαβὼν τέμνε ψαλίδι εἰς ἀλφιτῶδη μεγέθη ἢ πιτυρώδη (de la grosseur de blé égrugé). Ces morceaux coupés avec des ciseaux, il ordonne de les essuyer avec un linge pour enlever la poussière fine et prévenir ainsi la suffocation. Archigène (*loc. cit.*, p. 272) veut qu'avant de couper les fibres de l'ellébore, on fasse une ou deux incisions en longueur dans les plus épaisses.

(5) Ruf., *loc. cit.*, p. 266. Ces gros morceaux offraient moins de points de contact avec les membranes internes de l'estomac, en sorte que la dose la plus forte de *veratrum* ainsi préparé n'équivalait qu'à une faible dose de poussière fine; de plus, cette grosseur des fragments empêchait qu'ils ne descendissent dans les intestins et que l'évacuation ne se fît par le bas.

cules. On avait soin qu'elles fussent toutes d'une grosseur égale et qu'il ne s'y glissât pas de poussière fine, pour que les vomissements n'eussent pas lieu à des intervalles inégaux (1).

§ 106. Pour quelques médecins, la dose la plus forte (2) de ce *veratrum*, ainsi réduit en morceaux, était de 2 drachmes 1/2 (180 de nos grains); pour d'autres c'étaient seulement 2 drachmes (3) (144 grains). La dose ordinaire, 10 oboles (120 grammes); la plus faible, 8 oboles (96 grains). On l'administrait dans de l'eau ou dans du vin, dans du moût (4), dans une décoction de lentilles; aux aliénés, pour le leur faire prendre à leur insu, on le donnait avec de la bouillie (5), de l'oxymel (6) ou en pilules (7).

§ 107. Cette préparation très simple du *veratrum* était la plus prompte de toutes à provoquer les vomissements, et presque toujours en moins de deux heures elle amenait, sans troubles excessifs, la bile et la pituite (8); dès que le malade avait rejeté le *veratrum* même, l'évacuation cessait en quatre ou cinq heures (9).

§ 108. Il y avait encore une autre méthode, c'était d'écraser la racine dans un mortier : on faisait passer

(1) Archig., *loc. cit.*, p. 272.
(2) Aétius, d'après Antyllus et Posidonius, *loc. cit.*, cap. 131.
(3) Archig., dans Oribas., lib. VIII, cap. 2, p. 273.
(4) En latin, *passum : vinum uvis passis confectum.*
(5) Archig., *loc. cit.*
(6) Mélange de miel et de vinaigre.
(7) Archig., *loc. cit.*, p. 275. Pour les pilules, on réservait principalement la poudre fine du *veratrum album*.
(8) Ἄνευ πολλοῦ σπαραγμοῦ. Antyllus, dans Aétius, *loc. cit.*, cap. 128.
(9) Antyll., dans Oribase, *loc. cit.*, p. 277, et dans Aétius, *loc. cit.* cap. 128.

à travers un crible très étroit la poudre la plus fine (1)
et l'on donnait aux malades dociles la plus grossière (2)
à la dose de 1 drachme et 2 oboles (96 grains). De
l'aveu des anciens, cette préparation agissait lentement (3); souvent les vomissements ne commençaient
qu'après quatre ou cinq heures ; mais il ne restait point
de bile ni de pituite. Il est vrai qu'on pouvait craindre
les spasmes [les crampes (4)] et des vomissements excessifs à cause de l'abondance des évacuations, mais ce
mode d'administration n'en offrait pas moins beaucoup
d'avantages.

§ 109. On broyait presque toujours les fibres de la
racine avec la moelle, mais quelquefois on humectait
avec une éponge les fibres les plus charnues ; on fen-
dait avec une aiguille l'écorce gonflée dans toute sa
longueur; on enlevait la peau, et après avoir fait sécher
à l'ombre la racine ainsi dépouillée, on la broyait dans
un mortier : on croyait obtenir par ce procédé un remède plus efficace (5).

§ 110. On se servait pareillement de l'*infusion*. On
mettait 5 drachmes (310 grains) de fragments de racine
dans une demi-hémine attique d'eau de pluie [5 onces 3 gros (6)] ; on les faisait macérer pendant trois

(1) On mêlait cette poudre fine avec du miel épaissi et l'on en faisait
des pilules de 96 grains. (Aétius, *loc. cit.*, cap. 131.)

(2) Aétius, *loc. cit.*, cap. 131. On donnait surtout aux aliénés cette
poudre épaisse dans des gâteaux miellés ou dans de la bouillie, pour le
leur faire prendre à leur insu. (Archig., *loc. cit.*, p. 274.)

(3) Aét., *loc. cit.*, cap. 128.

(4) Συνολχῆς, Aét., *loc. cit.*

(5) Plin., *Hist. nat.*, lib. XXV, sect. XXI. — Archig., *loc. cit.*,
p. 272.

(6) Massar., *De ponderibus et mensuris*, fig., in-8, 1584, lib. III,
cap. 14.

jours (1), on passait au tamis cette infusion, et on la faisait chauffer pour l'administrer aux vieillards, aux enfants (2) et aux sujets hectiques (3).

§ 111. Selon d'autres, la préparation la plus sûre était la *décoction* (4), qui se faisait de la manière suivante : Prendre 1 livre (14 onces 1/2) de *veratrum* coupé en morceaux avec des ciseaux (5), la faire macérer pendant trois jours dans six hémines d'eau (64 onces 4/5), la faire cuire sur un feu lent jusqu'à l'évaporation du tiers de l'eau ; retirer ensuite la racine, ajouter au liquide 2 hémines de miel (6) (21 onces 2/5), épaissir le mélange (7) jusqu'à ce qu'il ne fasse plus de taches (8), ou qu'il ait, selon le précepte d'Archigène (9), la consistance d'éclegme. Archigène donnait de ce sirop à un sujet préparé pour l'elléborisme, la dose d'un petit

(1) Cette longue macération dans l'eau diminuait beaucoup la force du *veratrum*. En effet, toutes les plantes mises dans l'eau entrent en fermentation, et celle-ci affaiblit d'autant plus les vertus médicinales, que la macération ou l'infusion durent plus longtemps, si l'on n'y ajoute des spiritueux extraits par la distillation des végétaux en fermentation, procédé que les anciens ne connaissaient pas. La racine de *veratrum album*, quand elle n'est pas tout à fait sèche, est plus prompte que les autres racines à se décomposer ; la poudre d'ellébore, si elle n'est pas bien séchée, est très sujette à moisir et à fermenter. Or cette moisissure détruit entièrement et très vite toute l'action curative des plantes.

(2) Antyll., dans Oribas., *loc. cit.*, p. 277. — Dans Aétius, lib. III, cap. 129.

(3) Aétius, *loc. cit.*

(4) Herodot., *loc. cit.*, p. 275.

(5) Ἐψαλισμένον (Aétius, *loc. cit.*, cap. 129).

(6) Archig., *loc. cit.*, ajoute le double de miel (43 onces 1/5).

(7) Cette longue cuisson et cette inspissation diminuaient beaucoup l'énergie du remède : aussi les doses de cette liqueur épaisse, malgré leur grosseur et leur volume, étaient faibles et peu énergiques.

(8) Herodot., *loc. cit.*, p. 274.

(9) Dans Oribas., lib. VIII, cap. 2.

mystre (1) (260 à 288 grains) ; Hérodote en administrait aux personnes robustes la valeur d'un mystre ; mais quand il n'y avait pas besoin de vomissements, il réduisait la dose à 2 cuillerées (2) (144 grains). D'autres médecins épaississaient la décoction avec du miel à un tiers, et donnaient de ce composé une dose d'une grande cuillerée (3) (108 grains). En léchant la pâte ainsi préparée, le malade évitait, affirmaient-ils, les spasmes et les vomissements excessives (4). D'autres faisaient de ce looch des pilules. On employait ce procédé surtout avec les aliénés, quand il fallait tromper la prévoyante défiance de ces malades (5).

M. *Substances que l'on associait au* veratrum album. *Sésamoïdes.*

§ 112. Les médecins de l'antiquité ne se servaient pas tous d'une méthode aussi simple pour administrer le *veratrum album.* A l'infusion, quelques uns mêlaient de l'origan, de l'absinthe ou du natron ; d'autres, de la fécule (6) (*thapsia*) ; d'autres encore du raisin sauvage (7) (*taminia uva*).

§ 113. On mêlait surtout à l'ellébore blanc certaines

---

(1) *Voy.* Massar., *De ponderibus et mensuris,* lib. III, cap. 30, 31, collationnés avec le chap. 2. Le cotyle contenait 15 onces 3/5 de miel ; le grand mystre attique était le dix-huitième du cotyle attique ; le petit mystre en était le vingt-quatrième.

(2) Dans Oribas., *loc. cit.,* p. 265.

(3) Massar., *loc. cit.,* cap. 38.

(4) Aétius, *loc. cit.,* cap. 130.

(5) Archig., *loc. cit.,* p. 275.

(6) La racine de *thapsia asclepii,* L.

(7) Les semences de *delphinium staphisagria,* L.

graines nommées *sésamoïdes*, à cause de la ressemblance
que leur forme ovale leur donne avec les grains de sésame (1); on les appelait encore *ellébore d'Anticyre*, ou
Anticyricon, non que la plante qui porte ces graines
ressemble à la plante de l'ellébore blanc, mais en partie
parce que ces graines ont, comme vomitif, des effets
analogues à ceux de l'ellébore (2), en partie parce que,
dans l'elléborisme (3), on les employait surtout à Anticyre de Phocide (4) pour prévenir la suffocation (5) que
produit le *veratrum album*. Telle était du moins l'opinion adoptée et répandue par les médecins d'Anticyre.

§ 114. Anticyre de Phocide était, comme je l'ai dit,
très célèbre dans l'antiquité pour les cures par l'ellébore. L'excellente préparation qu'on y donnait au *veratrum album* attirait, au témoignage de Strabon (6), un
grand nombre de malades dans cette ville : on savait
que la Phocide possédait une substance médicale semblable au sésame, qui servait à préparer l'ellébore du
mont OEta. Pline dit aussi : « *In Anticyra insula tutis-*

_____

(1) « Granum sesamæ (sc. simile). » Plin., *Hist. natur.*, lib. XII,
sect. LXIV. — Dioscor., lib. IV, cap. 152 : Σπέρμα ὅμοιον σησάμῳ.

(2) Διὰ τὸ καθαίρειν αὐτοῦ τὸ σπέρμα παραπλησίως ἐλλεβόρῳ. Galen.,
De simpl. med. fac. lib. VIII, cap. 18, sect. II.

(3) Διὰ τὸ μίγνυσθαι ἐν ταῖς καθάρσεσι τῷ λευκῷ ἐλλεβόρῳ. Dioscor.,
lib. IV, cap. 152.

(4) Strab., *loc. cit.*

(5) Σησαμοειδὲς — ξυμμίσγεται — ἐλλεβόροισιν, καὶ ἦσσον πνίγει. Voy.
le continuateur du livre *Sur le régime dans les maladies aiguës*. (Op.
Hippocr. et Galen., ed. Chart., t. XI, p. 182.)

(6) Διὰ τοῦτο ἀποδημεῖν δεῦρο πολλοὺς καθάρσεως καὶ θεραπείας χάριν·
γίνεσθαι γάρ τι σησαμοειδὲς φάρμακον ἐν τῇ φωκικῇ, μετ' οὗ σκευάζεσθαι τὸν
οἰταῖον ἐλλέβορον. (*Geogr.*, lib. IX, p. 640.)

*sime sumitur elleborus , quoniam sesamoides admis-
cent* (1). »

§ 115. On donnait quelquefois, comme vomitif, le
sésamoïde seul, du poids d'une drachme (2), broyé avec
de l'oxymel ; dans l'elléborisme, on en mettait un tiers
pour une dose de *veratrum* (3).

§ 116. Dans les premiers temps, on désignait ces
graines, mêlées dans l'elléborisme ou *veratrum album*,
par le nom simple de *sesamoides* (4); plus tard, on les
appelait *sesamoides magnum*, non pas à cause de leur
grandeur même, mais évidemment parce qu'elles servaient à l'elléborisme (*cura magna*), et qu'elles étaient
regardées comme supérieures à une autre graine du
même nom (5), et surtout pour les distinguer aussi d'un

(1) *Hist. nat.*, lib. XXV, sect. xxi. Pline se trompe quand il prend
l'Anticyre de Phocide pour une île : cette ville était située sur le continent,
à un demi-mille du port. Pausanias a très bien marqué cette position.
(*Geogr.*, lib. X, p. 682; Hanov., 1613.) Tite-Live confirme son témoignage : *Breve terra iter eo* (Anticyram) *ab Naupacto est.* (Liv., lib. XXVI,
cap. 26.)

(2) Plin., *Hist. natur*, lib. XII, sect. lxiv. Le pseudo-hippocrate,
continuateur du livre *Du régime dans les maladies aiguës* (Op. Hippocr., ed. Chart., t. XI, p. 182), indique une dose plus forte : Σησαμοειδὲς ἄνω καθαίρει· ἡ πόσις ἡμιόλιον δραχμῆς ὁ σταθμὸς (une drachme et
demie) ἐς ὀξυμέλιτα τετριμμένον.

(3) *Voy.* le même continuateur du livre *Sur le régime dans les maladies aiguës*, loc. cit. — Dioscoride (lib. IV, cap. 152) indique une proportion plus précise : Autant de graines qu'on peut en tenir avec trois
doigts, avec une obole et demie de *veratrum album* (18 grains) dans de
l'hydromel.

(4) Ce mot ne se trouve pas dans les écrits authentiques d'Hippocrate.
Le premier qui le mentionne est Dioclès, qui florissait vingt ans après la
mort d'Hippocrate. — Voy. le *Dictionnaire d'*Erotianus (Oper. Hippocr.
et Galeni, ed. Chart., Parisiis, 1679, t. II, p. 133).

(5) Au temps de Théophraste (*Hist. plantar.*, lib. X, cap. 11), on
désignait aussi, sous le nom de *sésamoïde*, la graine d'ellébore noir, qui,
suivant l'expression de Rufus (dans Oribas. *Collect.*, lib. VIII, cap. 27,

certain sésamoïde blanc, appelé *sesamoides minus* (1).

§ 117. On ne sait pas encore précisément à quelle plante appartenait cette graine sésamoïde, employée comme vomitif et mêlée au *veratrum album*, dans l'antiquité, et surtout à Anticyra (2) pour diminuer le danger de la suffocation. Théophraste a dit : On mêle à l'ellébore la graine d'une petite plante, l'*elléborine* (3), pour faciliter le vomissement. Ce nom d'elléborine venait sans doute de ce qu'elle avait des effets analogues à ceux de l'ellébore, et servait, comme celui-ci, de vomitif ; les graines de cette plante paraissent avoir été les mêmes qui s'appelèrent plus tard *sesamoides magnum* et dont la plante se rapprochait beaucoup, par sa forme, de l'érigon ou du seneçon (4), avec des fleurs blanches, une racine grêle et des graines amères.

§ 118. Ce n'est donc pas une conjecture sans vraisemblance de dire que par le mot *sesamoides* on désignait les semences d'une certaine espèce de seneçon (âcre?

p. 253), ressemble à la graine du *cnicus* (carthamus), plante d'Égypte, et, prise à la dose de 2 drachmes, sert aux évacuations par le bas, plus efficacement que la racine même. C'est ce que Dioscoride affirme : Ὂν καὶ αὐτὸν (χαρπὸν τοῦ ἐλλεβόρου μέλανος) καλοῦσιν οἱ ἐν Ἀντικύρᾳ σησαμοιδῆ (lib. IV, cap. 151).

(1) Graine d'une plante inconnue. Dioscor. (lib. IV, cap. 153) et Rufus (*loc. cit.*, p. 255) en fixent la dose, pour les purgations, à la moitié d'un acétabule (mesure qui peut contenir neuf de nos drachmes).

(2) Voilà pourquoi cette graine sésamoïde d'Anticyre s'appelait *Anticyricon*, et, à Anticyre même, par un abus de langage, *ellébore*, à cause de la similitude de ses effets ; enfin, chez les étrangers, *anticyricus helleborus*. (*Voy.* Galen., *De facult. simpl.*, lib. VIII.)

(3) Μίσγεται πρὸς τὴν πόσιν, ὅπως εὖ ἐμέση , τὸ τῆς ἐλλεβορινῆς σπέρμα (Theophr., *Hist. plant.*, lib. X, cap. 11).

(4) Ruf., *loc. cit.*, p. 250. — Plin. (*Hist. nat.*, loc. cit.) : « Cætera simile erigeronti herbæ. » Dioscoride dit de même : Ἔοικεν ἡ πόα ἠριγέροντι (*loc. cit.*, cap. 152).

fétide? visqueux ? je l'ignore). En effet, notre *érigon âcre* est un vomitif très puissant, comme le démontrent les observations de Stedman (1), qui a vu s'ensuivre des vomissements violents, rien qu'en appliquant sur la peau cette herbe fraîchement cueillie. Cullen (2) rapporte aussi que le peuple se sert de cette plante comme d'un vomitif énergique. S'il en est ainsi, quelle énergie d'action n'auront pas les semences même de cette plante, prises comme potion et mises en contact avec les nerfs de l'estomac. Ne sait-on pas qu'en général les semences concentrent en elles toutes les propriétés de la plante, comme on le voit, par exemple, dans les semences de la grande ciguë et de l'ellébore noir.

N. *Précautions observées pour favoriser l'action du* veratrum.

§ 119. Dès qu'un malade avait pris du vératrum , il se lavait la bouche aussitôt avec de l'eau froide ; on lui faisait sentir des odeurs pour dissiper et faire disparaître les nausées survenues trop tôt (3).

§ 120. Si les forces du malade le permettaient, il devait se tenir assis. S'il était faible, il restait couché , pendant deux ou trois heures, sur un lit étendu à terre ; on lui faisait sentir des odeurs et laver la bouche avec de l'eau froide ; on cherchait à le distraire par quelque récit amusant ; on lui frottait les membres et l'on y

---

(1) *Edinburgh medical Essays*, vol. II , art. 5.

(2) *Traité de matière médicale.* Paris, 1790 , t. II , p. 568.

(3) On avait remarqué que les vomissements venus trop tôt (en moins de deux heures) étaient insuffisants pour guérir la maladie, tandis qu'arrivés trop tardivement, c'est-à-dire après quatre ou cinq heures, ils provoquaient une grande prostration et des symptômes terribles.

appliquait même ensuite des ligatures. Enfin, on lui recommandait le repos pour éviter qu'il ne rendît trop vite le médicament.

§ 121. Après deux ou trois heures, on le plaçait sur une couche suspendue ou élevée, et on le balançait pour faciliter ainsi le vomissement.

§ 122. D'abord le malade chez lequel le vomitif produisait bien ses effets sentait de la chaleur à la gorge et à l'œsophage; puis la salive affluait abondamment dans la bouche; il était forcé de cracher souvent pour la rejeter. Enfin, il vomissait, avec de la pituite, une partie des aliments qui séjournaient dans l'estomac, et une partie du remède. Ces vomissements recommençaient quelque temps après, et quand il avait rejeté à plusieurs reprises le remède et les aliments, il vomissait d'abord la pituite avec un peu de bile, puis une quantité plus grande de bile avec de la pituite, et enfin de la bile pure. Pendant ce temps, le malade éprouvait de légers hoquets; il avait la face rouge, les veines gonflées, le pouls faible et accéléré.

§ 123. Quand le vomissement s'est fait convenablement, le visage reprend la couleur de la santé, le pouls se ranime, le hoquet cesse. A partir de ce moment, les vomissements surviennent peu à peu et à des intervalles plus longs (1). Souvent il y a des déjections alvines, lors même que le vomissement n'est pas excessif (2).

§ 124. Si pendant le vomissement le hoquet était

(1) Antyll., ap. Oribas. *Collect.*, lib. VIII, cap. 6, p. 277, 278. — Aétius, *loc. cit.*, cap. 133.
(2) Aétius, *loc. cit.*

trop gênant, le malade prenait du mélicrat (1) dans lequel on avait fait bouillir de la rue, et ensuite un peu d'eau tiède que l'on faisait rejeter en introduisant les doigts dans l'arrière-bouche. On faisait des frictions huileuses sur tout le corps, puis après un intervalle de deux heures, on mettait le malade au bain et on lui donnait une nourriture substantielle (2).

O. *Moyens employés en cas d'action imparfaite du* veratrum (3).

§ 125. Pour écarter les obstacles qui gênaient le vomissement, on avait plusieurs moyens : Un lit élevé et suspendu, propre à être balancé, une couche molle (4), des éponges, du vinaigre étendu d'eau, du mélicrat préparé de diverses manières, avec de l'hyssope ou de l'origan, ou de la rue, ou du thym; enfin, différentes huiles, du *veratrum blanc* délayé dans beaucoup d'eau, des ventouses, de petits coins, une plume, des espèces de gantelets, des clystères, des fomentations, du vin.

§ 126. Que si les vomissements étaient trop prompts et que le sujet courût risque de rejeter le remède avant d'en avoir tiré profit, alors on lui donnait de l'eau froide pour se laver continuellement la bouche, ou, si ce moyen ne suffisait pas pour arrêter les envies de vomir, du vinaigre étendu d'eau ; on lui appliquait des ligatures, on lui frottait les membres, on lui faisait tenir

(1) De l'eau miellée.
(2) Antyllus, *loc. cit.*
(3) Surtout d'après les préceptes d'Antyllus (ap. Oribas. *Collect.*, *loc. cit.*)
(4) Aétius, lib. III, cap. 132.

sans cesse dans la bouche des morceaux assaisonnés au sel de cuisine, on lui faisait garder le silence, le repos, et on l'astreignait à se tenir assis.

§ 127. Quand, de cette manière, on n'arrêtait point l'envie de vomir, on appliquait sur le dos et sur la région de l'estomac des ventouses bien chaudes, et l'on faisait boire par intervalles un peu d'eau chaude ; si alors la disposition pour le vomissement persistait toujours au même degré, le malade prenait un peu de suc d'absinthe ou bien la décoction de cette herbe. Deux ou trois de ces remèdes suffisaient dans tous les cas pour arrêter l'aversion de l'estomac pour le médicament, ainsi que les envies de vomir.

§ 128. Au contraire, lorsque le vomissement se faisait trop attendre, quelques médecins faisaient prendre au malade de l'eau miellée chaude dans laquelle on avait fait bouillir de la rue, ou bien ils prescrivaient de l'huile mêlée avec de l'eau (*hydrelœum*) (1) ; d'autres plaçaient le malade sur un lit élevé, la tête penchée en bas, et lui ordonnaient d'introduire les doigts dans l'arrière-bouche pour irriter la luette et les amygdales et pour provoquer ainsi le vomissement. Ensuite il fallait tour à tour fléchir et étendre le dos et les jambes ; on leur donnait même des coups de poing dans le ventre.

§ 129. Quand on ne pouvait pas obtenir ainsi l'évacuation, on mettait le malade sur un lit suspendu ; on l'agitait, on le balançait (2), on l'invitait à provoquer

(1) Aétius, *loc. cit.*, p. 133. Dans ce passage, Cornarius a traduit les mots χρονιζούσης καθάρσεως par *perseverante vomitu ;* il faudrait *vomitu cunctante.*

(2) Hippocrate défend le repos et le sommeil aux malades qui ont pris

les vomissements en introduisant dans l'arrière-bouche les doigts frottés avec une huile nauséabonde ou avec une solution de scammonée.

§ 130. Si ces moyens ne suffisaient pas encore, on introduisait dans l'œsophage (1) huit ou dix plumes d'oie trempées dans une huile nauséabonde (huile d'iris ou de cyprès) (2), ou des gantelets en cuir mou, larges de douze travers de doigt, bourrés à la partie antérieure de laine, et trempés dans un certain onguent. En excitant ainsi les nausées et l'envie de vomir, on provoquait les vomissements,

P. *Moyens employés contre les symptômes graves et funestes qui se manifestaient pendant l'action du* veratrum.

§ 131. Les sujets qui sont menacés d'une suffocation imminente rendent, après avoir pris le *veratrum*, un peu de salive, et malgré de violentes envies de vomir, ils ne peuvent rien rejeter. Leur face se gonfle, les yeux deviennent saillants, les organes de la respiration participent au resserrement de l'arrière-bouche, et la respiration devient très difficile. Quelques uns sortent la langue et tout leur corps est couvert d'une sueur abondante ; d'autres fois on observe claquement des

---

du *veratrum;* il veut, au contraire, qu'on lui donne du mouvement en le balançant : Ἐπὴν πίῃ τις ἐλλέβορον, πρὸς μὲν τὰς κινήσιας τῶν σωμάτων μᾶλλον ἄγειν, πρὸς δὲ τοὺς ὕπνους καὶ μὴ κινήσιας, ἧσσον · δηλοῖ δὲ καὶ ἡ ναυτιλίη, ὅτι κίνησις τὰ σώματα ταράσσει (sect. IV, aphor. 14). — Ἐπὴν βούλῃ μᾶλλον ἄγειν τὸν ἐλλέβορον, κίνει τὸ σῶμα (sect. IV, aphor. 15).

(1) Huile dans laquelle on avait fait cuire des graines de cyprès (arbre d'Égypte).

(2) Antyll., *loc. cit.*, p. 278, 280.

dents, resserrement des mâchoires avec troubles de l'esprit (1).

§ 132. Ce sentiment d'étranglement, commun chez les personnes qui ont de la peine à vomir, on le calmait en faisant boire sans cesse du mélicrat, dans lequel on avait fait bouillir de la rue ou quelque autre des substances indiquées plus haut comme excitants de l'estomac.

§ 133. Si le mal prenait un caractère grave, on faisait boire trois ou quatre cyathes d'une décoction ou d'une infusion de *veratrum album* (2), qui, en rendant plus énergique l'action de celui qu'on avait pris déjà, devait faciliter beaucoup les vomissements. On laissait de côté les autres vomitifs, parce qu'ils sont de qualité différente, et qu'ils ne font qu'irriter l'estomac sans déterminer l'expulsion du *veratrum* pris d'abord (3).

§ 134. Aucun de ces remèdes ne faisait-il disparaître le danger de suffocation, on appliquait un clystère très âcre, pour donner un peu de relâche à ce symptôme et pour gagner le temps de se procurer d'autres remèdes; ou bien on faisait prendre trois oboles (36 grains) de galbanum, ou trois cyathes d'urine très vieille, tous moyens regardés comme propres à combattre avec succès le danger de la suffocation (4).

§ 135. On avait encore une autre ressource, c'était

(1) Herodot., ap. Oribas., *loc. cit.*, p. 283.
(2) Le cyathus contenait douze drachmes (14 1/2 des nôtres). —*Voy.* Massar., *loc. cit.*, p. 43.
(3) Ingénieuse pensée, ingénieuse méthode, tout à fait conforme à la nature.
(4) Antyllus, *loc. cit.*

de provoquer l'éternument en faisant flairer des substances âcres, en balançant continuellement le malade sur un lit suspendu, et en chatouillant le pharynx avec des plumes (1).

§ 136. Quand il y avait perte de la voix et perte de connaissance, on introduisait de petits coins entre les dents du malade pour plonger dans l'œsophage des plumes ou des gantelets, dans le but de provoquer les vomissements et de faire cesser le mal. On excitait des éternuments, surtout avec de la poudre du *veratrum* ou bien encore avec de la poudre d'euphorbe; souvent il arrivait au malade de rejeter une masse de pituite qui, pour être restée trop longtemps adhérente à l'estomac, avait produit la suffocation et la perte de la voix.

§ 137. Lorsque ce moyen échouait, on étendait le malade sur un drap de toile, dont les extrémités étaient tenues par des jeunes gens robustes qui tantôt le faisaient sauter en l'air, tantôt le lançaient sur le côté. Dans le cas où ces balancements et ces secousses ne lui faisaient pas reprendre connaissance, on n'avait pas d'autre procédé pour le rappeler à la vie (2).

§ 138. Quant au hoquet qui survient toujours après l'administration du *veratrum*, s'il était faible et qu'il revînt à de longs intervalles, on ne faisait rien pour l'empêcher; on le regardait même comme propre à éveiller l'inertie de l'estomac. Quand il était trop violent, et qu'il en résultait un tremblement et des mouvements convulsifs de la bouche, on faisait prendre

(1) Aétius, lib. III, cap. 132.
(2) On peut excepter le café fort.

chaque fois du mélicrat dans lequel on avait fait cuire
de la rue.

§ 139. Lorsque ce moyen était insuffisant, on faisait
usage de sternutatoires ; enfin, si le hoquet continuait
toujours, on appliquait des ventouses sur toute la longueur de l'épine dorsale, on faisait des ligatures aux
membres, et on les échauffait avec des fomentations, ou
bien on les plongeait dans de l'eau chaude. Effrayer et
provoquer le malade par des insultes, était un moyen
de lui faire retenir longtemps son haleine, ou de le
forcer à faire une inspiration prolongée suivie d'une
expiration très lente (1).

§ 140. Pour les accidents qui suivaient aussi souvent
que le hoquet l'emploi de l'ellébore, je veux dire les
contractions musculaires et les crampes, surtout dans
les jambes, dans les cuisses, dans les bras et dans les
muscles qui servent à la mastication, pareillement
aux extrémités des pieds et des mains, on employait
contre eux, lorsqu'ils étaient très violents, des onctions
huileuses, des fomentations, des frictions ; on réchauf-
fait les parties affectées, et on les comprimait fortement avec les mains ; enfin on administrait à l'intérieur
le castoréum.

§ 141. En outre, quand les vomissements étaient
abondants, comme il arrive presque toujours chez ceux
qui sont pris de spasmes, c'était avec des bains tièdes
plusieurs fois répétés qu'on dissipait cette douleur (2).

§ 142. Pour arrêter les vomissements excessifs, on
administrait des boissons très chaudes, on avait recours

(1) Antyll., *loc. cit.*, p. 281, 282.
(2) Ibid., *loc. cit.*, p. 282, 283.

à des frictions énergiques, on appliquait des ventouses sur les hypochondres ou sur le dos, qu'on enlevait ensuite avec violence. L'absinthe en breuvage était aussi regardée comme excellente pour provoquer les vomissements. Si le vomissement continuait toujours, on se se servait de soporifiques : on croyait que le sommeil arrête les excrétions (1).

§ 143. Pour obvier à la chute des forces, il fallait des aliments substantiels et du vin, et quand les évacuations avaient été très abondantes, pour réchauffer le malade, on lui donnait du pain trempé dans du vin vieux ou de l'omphacomel (2).

CONCLUSION.

§ 144. Telle était en général la méthode suivie par les anciens dans l'elléborisme. La plupart des médecins de l'antiquité attestent que ce traitement présentait plutôt des périls imaginaires que des dangers réels. En effet, outre la phrase (3) que j'ai rapportée plus haut (4), d'après l'autorité d'Arétée, Rufus dit aussi (5) : « L'ellébore paraît très redoutable ; c'est pourquoi les médecins et les malades évitent ce médicament. Mais si l'on connaît bien les procédés de

---

(1) Antyll., loc. cit., et Aétius, loc. cit., cap. 134. — Hippocrate, pour arrêter l'évacuation produite par l'ellébore, recommande de même le repos absolu et le sommeil : Ἐπὴν δὲ παῦσαι (βούλῃ, τὸν ἐλλέβορον) ὕπνον ποίει καὶ μὴ κίνει (sect. IV, aphor. 15).

(2) Du miel avec du verjus.

(3) Ὑγιέας τοὺς κάμνοντας ποιέει καὶ ἐπ' ὀλίγῃ καθάρσι, καὶ ἐπὶ σμικρῇ ἐντᾶσι. Chron. curat., II, cap. 10.

(4) Au § 71.

(5) Ap. Oribas., loc. cit., p. 263.

l'elléborisme, et que l'on prenne du *veratrum*, on trouve que rien n'est plus commode que cette substance, que c'est un remède excellent pour produire l'évacuation, et qu'il ne peut faire aucun mal. » Ce témoignage est confirmé par celui de Pline : « Le *veratrum* qui inspirait autrefois beaucoup de terreur, est devenu plus tard d'un usage si commun, que souvent les gens d'étude y recouraient pour acquérir plus d'activité dans leurs travaux littéraires (1). »

§ 145. Pourtant il ne m'est pas permis de recommander à mes contemporains ce mode de traitement herculéen, désigné sous le nom d'*elléborisme*, et qui servait dans l'antiquité à chasser et souvent à anéantir, comme par miracle, avec de fortes doses de *veratrum album*, tant et de si graves maladies. J'ignore si ce mode de traitement pourrait se concilier avec nos habitudes et notre thérapeutique. Je sais aussi bien que personne quelle est la puissance de l'habitude, et son influence dans l'art de guérir qui pourtant, de sa nature, devrait être libre et indépendant. Si elle ne régnait en souveraine dans le domaine de cet art, l'ellébore pourrait aujourd'hui, avec quelques modifications, être appelé à rendre de précieux services dans les maladies les plus graves et les plus invétérées.

§ 146. Du moins il est certain qu'on peut guérir radicalement ces maladies avec des doses beaucoup plus faibles et même minimes d'ellébore, pourvu que le médicament soit très exactement approprié à la maladie. Les anciens ne pouvaient guérir au moyen de l'elléborisme que les maladies auxquelles convenait le *veratrum*

(1) *Histor. natur.*, lib. XXV, sect. XXI.

en général, n'importe à quelle dose, si ce n'est à une dose trop forte.

§ 147. Ces paroles des anciens nous le montrent assez : « Ce n'est point, disent-ils, le vomissement produit par le *veratrum album* qui guérit les maladies chroniques. En effet, il arrive souvent qu'on prenne et qu'on digère de l'ellébore, sans évacuer, mais avec autant d'avantage que si ce remède avait produit des évacuations (1). »

§ 148. Il faut donc regretter que l'éloignement des modernes pour l'ellébore ne permette pas d'employer ce remède dans toutes les maladies chroniques contre lesquels il convient par sa nature et dont il est le remède vraiment unique (2). Cependant on pourrait l'administrer aux doses les plus faibles qui, pourvu qu'elles fussent toujours proportionnées à la maladie même la plus chronique, ne porteraient dans l'organisme aucun trouble sérieux.

DE L'ELLÉBORE NOIR.

§ 149. Il nous reste à parler de l'ellébore noir, ainsi

---

(1) Πολλοὶ λαβόντες τὸν ἐλλέβορον καὶ πέψαντες αὐτὸν ἐκαθάρθησαν μὲν οὐδὲν ὅλως, ὠφελήθησαν ἧττον τῶν καθαρθέντων. (Aétius, d'après *Antyllus* et *Posidonius*, lib. III, cap. 123.)

(2) De même que chaque maladie est distincte de toutes les autres, elle demande un remède particulier, approprié à sa nature spéciale, et qu'il faut choisir avec soin dans cette multitude de médicaments les plus divers. Ce remède propre et particulier est le seul qui puisse opérer une guérison rapide, sûre, constante; les autres remèdes, moins en rapport avec la maladie à guérir, sont en partie inutiles, en partie contraires à la guérison, et même pernicieux.

nommé parce que la racine était noire à l'extérieur, celle du *veratrum*, c'est-à-dire de l'ellébore blanc, étant toute blanche. Nous avons quelques remarques à faire sur le nom de cette plante et sur l'usage auquel elle servait à Anticyra. Les médecins de cette ville, qui pratiquaient spécialement l'elléborisme, employaient aussi l'ellébore noir comme un auxiliaire dans le traitement des maladies chroniques.

§ 150. L'ellébore noir, au temps d'Hippocrate, n'était pas connu, ou l'était à peine, ou du moins il n'avait pas encore reçu ce nom distinctif. Dans les livres authentiques du maître, dans les écrits de ses prédécesseurs ou de son aïeul (Prénotions coaques ; les livres des fractures et des articulations), il n'est pas même fait mention du nom de cette plante.

§ 151. L'unique passage où on le trouve cité, et qui a été attribué jusqu'ici à Hippocrate, n'est pas authentique (1).

(1) *Du régime dans les maladies aiguës*, t. XI, p. 44. Il est plus que probable que ce livre soit de trois ou quatre auteurs différents. En effet, on a dit que le premier ouvrage d'Hippocrate est le *Traité de la tisane* (voy. *Athenæi Deipnosoph.*, lib. II, p. 57; Cf. Cœlius Aurelianus et Plinius). Ce livre parlait seulement de l'usage de la tisane : « Nihil contine- » bat nisi *ptisanæ usum* (voy. Plin., *Hist. nat.*, lib. XVIII, sect. XV, et lib. XXII, sect. LXVI). Il paraît commencer à : Δοκέει δὲ μοὶ ἄξια γραφῆς εἶναι, x. τ. λ. (*loc. cit.*, p. 7), et s'arrêter à ces mots : ἀκριβῶς θεωρῶν, sans aller plus loin. Ce qui vient immédiatement après, à partir de ὀδυνή δὲ πλευροῦ (*loc. cit.*, p. 36-116), est, sans aucun doute, un morceau ajouté où il n'est plus parlé de la tisane, et qui est sans doute du même auteur, qui a fait un prologue remarquable jusqu'au commencement du *Traité sur la tisane.* Ce morceau contient d'excellents détails sur le régime dans les maladies aiguës; mais on s'aperçoit qu'il est d'une date plus récente. On y voit (*loc. cit.*, p. 42) un soin plus scrupuleux dans le choix de la veine pour la saignée : « C'est la veine *interne* du pli du coude » qu'il faut saigner dans la pleurésie. » A l'endroit qui nous occupe sur-

§ 152. C'est donc nécessairement un peu après Hippocrate que cette nouvelle plante (l'ellébore noir) à vertu purgative a été découverte ou désignée par un nom (1); car il en est fait mention dans les écrits pseudo-hippocratiques par les successeurs immédiats d'Hippocrate, et Théophraste en a fait la description. L'épi-

tout (*loc. cit.*, p. 44), non seulement l'ellébore noir et le *peplum* sont recommandés comme évacuants, non seulement les effets de chacun de ces remèdes se trouvent distingués avec beaucoup de précision, mais encore plusieurs graines aromatiques sont ajoutées, à cause de leur parfum, à la formule de l'évacuant. De tels raffinements de luxe, au témoignage de l'histoire, ne peuvent se rapporter qu'à une époque plus ou moins récente. De plus, dans ce passage (p. 44, Cf. p. 3), il est question de beaucoup d'autres évacuants (ἀλλὰ πολλὰ τῶν ὑπηλάτων); ce qui ne pouvait se faire avant le règne des Ptolémées. Car c'est alors que le commerce, ayant étendu ses rapports avec les nations voisines et éloignées, multiplia le nombre des médicaments : les rois eux-mêmes s'appliquaient alors à l'étude de la médecine (depuis l'an 300 avant notre ère). Pour le *peplion* qui est mentionné en cet endroit, Théophraste ne le connaissait pas encore cent ans après Hippocrate : cette addition apocryphe du *Traité sur la tisane* ne peut donc pas avoir été écrite alors, puisque le *peplion* s'y trouve nommé avec l'ellébore noir. Nos inductions se confirment par la ressemblance de ce morceau avec le premier livre *Sur les maladies des femmes*, faussement attribué à Hippocrate. L'auteur, qui est peut-être le même, se sert de la même phrase et des mêmes expressions : Πέπλιον φυσῶν εἶναι καταρρηκτικόν. Enfin, les reproches et le blâme adressés aux autres médecins, parce qu'ils employaient un trop petit nombre de médicaments, l'amour-propre d'école, les raisonnements abstraits sur la nature des choses, les opinions plus récentes sur le classement des maladies et sur leurs noms, le choix scrupuleux d'une veine spéciale pour la saignée dans une maladie déterminée, les réflexions orgueilleuses de l'auteur anonyme du prologue et de l'addition au *Traité sur la tisane*, ce sont là autant de traits caractéristiques qu'on ne rencontrera nulle part dans les écrits authentiques d'Hippocrate.

(1) Peut-être Hippocrate lui-même commença-t-il à employer cette plante, comme paraît l'indiquer la fin du *Traité sur les plaies de la tête* : Τούτου χρὴ τὴν κάτω κοιλίην ὑποκαθῆραι φαρμάκῳ ὅτι χολὴν ἄγει (Opp. Hippocr., ed. Chartier, t. XII, p. 128); mais si elle était en usage, elle n'avait pas encore ce nom.

thète de μέλας servit alors à le distinguer de l'ellébore
primitif, le *veratrum album*, qui, pendant tant de siècles,
jusqu'à la découverte de cette nouvelle plante, avait été
véritablement l'évacuant unique, et qui, pour cette
raison, gardait naturellement le nom simple sans autre
désignation spéciale (1).

§ 153. Examinons si l'ellébore noir des anciens est le
même que le nôtre. C'est une question assez difficile à
décider, si l'on s'en rapporte au texte de Dioscoride (2),
donné par Sarrazin et généralement suivi. Mais avec le
secours de la critique et des variantes fournies par les
manuscrits, on peut le rétablir, et l'on reconnaîtra alors
cette identité : Ἔχει δὲ τὰ φύλλα χλωρὰ πλατάνῳ προςεμφερῆ,
ἐλάττονα δὲ (3) — καὶ πολυσχιδέςτερα, καὶ μελάντερα καὶ
ὑποτραχέα· καυλὸς βραχὺς (4), ἄνθη δὲ λευκὰ, ἐμπόρφυρα, τῷ
δὲ σχήματι ῥοδοειδῆ (5), καὶ ἐν αὐτῷ καρπὸς κνήκῳ ὅμοιος·

(1) *Voy.* plus haut, §§ 10, 16.

(2) *Mater. med.*, lib. IV, cap. 151.

(3) Les mots : πρὸς τὰ τοῦ σφονδυλίου, qu'on lit à cet endroit dans le
texte ordinaire, peuvent se supprimer ; ils manquent dans quelques manuscrits.

(4) Le texte de Sarrazin porte τραχὺς ; mais il faut lire βραχὺς avec
Serapion (*De simpl.*). La tige de l'ellébore noir, s'il en a une, est très
courte et n'est pas hispide.

(5) J'ai restitué le mot ῥοδοειδῆ, fourni par quelques manuscrits, au
lieu de βοτρυώδη, que donne le texte de Sarrazin et qui n'a point de sens.
Cette restitution du mot ῥοδοειδῆ est autorisée par la traduction arabe de
ce passage même. On trouve dans Avicenne (lib. II, *De medicament.*
simpl., art. *Charbak Aswad :* هنـیـنه الومد نس یشبیه, c'est-à-dire,
« semblable à la rose ». Quant au mot βοτρυώδη, il est évident qu'il ne
se trouvait point tout d'abord dans le texte ; il manque dans un exem-
plaire imprimé, comme l'attestent les marges de Sarrazin. Pourtant, c'est
à une époque très ancienne qu'il s'est glissé dans la phrase (peut-être
était-ce une glose marginale destinée à rappeler le mot ῥοδοειδῆ que l'injure du temps avait effacé). L'ancienneté de cette fausse leçon est indiquée par Avicenne, qui traduit exactement βοτρυώδη (mot sans aucun

— ῥίζαι δ' ὕπεισι λεπταὶ, μέλαιναι, οἱονεί ἀπό τινος κεφαλίου
κρομμυώδους ἠρτημέναι, ὧν καὶ ἡ χρῆσις. C'est-à-dire, l'ellébore noir a les feuilles vertes, semblables à celles
du platane, mais plus petites, plus divisées, plus
noires et légèrement hispides, la tige courte, les
fleurs blanches, empourprées, semblables à la rose.
Les graines ressemblent à celles du cnicus; les radi-
cules sont minces, noires, elles ont à leur partie supérieure la forme d'un bulbe; on trouve aussi à s'en
servir.

§ 154. Le texte une fois rétabli, la description faite
par Dioscoride se rapporte assez bien à celle de notre
ellébore noir. Dans le nôtre, les fleurs ont aussi des
pétales blancs semblables à ceux de la rose ; leur face
externe est parsemée de petites taches rougeâtres, qui
s'empourprent pendant la floraison. Bellon assure même
qu'il a trouvé sur le mont Olympe de l'ellébore noir à
fleurs rouges (1).

§ 155. Théophraste décrit mieux encore cette
plante (2). Voici ses propres termes, d'après la récen-
sion de Scaliger et la mienne (3) : Τοῦ μελάνος μὲν καυλὸν
— βραχὺν σφόδρα, φύλλον δὲ πλατύσχιςον, μῆχος ἔχον εὔμηκες,
εὐθὺς δὲ ἐκ τῆς ῥίζης ἠρτημένον τε καὶ ἐπιγειόφυλλον · πολ-
λύρριζον δ' εὖ μάλα ταῖς λεπταῖς καὶ χρησίμοις. C'est-à-dire :
« tige très courte, feuille largement lobée, radi-

<hr>

sens, si on le rapporte à des fleurs). Avicenne a suivi la leçon de l'exem-
plaire dont il se servait, et qui, sans doute, à côté du mot ῥοδοειδῆ,
avait reçu, de la marge, cette glose absurde : βοτρυώδη.

(1) Petri Bellonii, *Observat. singul. et memorab. rerum in Græcia,
Asia*, etc., per Clusium. Antverpiæ, 1589, in-8.

(2) *Hist. plant.*, X, 11.

(3) *Voy.* plus haut, §§ 24, 27.

cale et couchée sur la terre ; racines nombreuses , minces , d'un bon emploi. » Scaliger, au lieu de πλατύσχιςον, propose de lire πλατανόσχιςον, sans doute pour se conformer au texte de Pline (1). Ce changement n'est pas nécessaire : πλατύσχιςον est un mot bien fait par analogie avec les composés : πλατύκαρπος, πλατύκαρφος, πλατύφυλλος , etc., et les feuilles de l'ellébore noir ont réellement cette forme.

§ 156. Enfin , pour démontrer que la plante des anciens est la même que la nôtre , voici encore une autre preuve. C'est qu'Avicenne décrit l'ellébore noir de Dioscoride sous le nom de : حرلق أسود , et que ce nom, au témoignage de Forskal (2), qui a vu cette plante, sert encore aujourd'hui en Orient à désigner l'ellébore noir.

§ 157. « Cette plante , dit Dioscoride, vient dans les lieux âpres, élevés et sans eau; celle qui croît dans ces endroits est la meilleure. Tel est l'ellébore noir d'Anticyre (3) : c'est la meilleure espèce. » Il fait ensuite l'éloge de celui qui croît sur l'Hélicon, sur le Parnasse, et en Ætolie; c'est celui de l'Hélicon qu'il préfère. Théophraste a pour celui-ci la même préférence; il nous apprend qu'il en venait encore en Béotie, en Eu-

---

(1) *Platano similia*, dit Pline l'ancien , *Histor. natur.*, lib. XXV, sect. XXI.

(2) Voy. *Mater. med.*, in append. ad *Descript. animalium in itinere orientali*, p. 152.

(3) Pausanias décrit ainsi le territoire d'Anticyre de Phocide : Τὰ δὲ ὄρη τὰ ὑπὲρ Ἀντίκυραν πετρώδη τε ἄγαν ἐςὶ, καὶ ἐν αὐτοῖς φύεται μάλιστα ὁ ἐλλέβορος · ὁ μὲν οὖν μέλας ἐςὶ γαςτρὶ καθάρσιον, κ. τ. λ. C'est dans des contrées semblables à celles décrites par Dioscoride et par Pausanias que l'ellébore croît aussi chez nous.

bée et dans beaucoup d'autres districts; Rufus (1) loue
celui qui poussait en Lycestide et près du marais d'As-
cania.

§ 158. Dioscoride conseille de choisir, parmi les
racines, celles dont les fibres sont gonflées et charnues,
qui renferment un peu de moelle, et ont une saveur
âcre et brûlante.

§ 159. Les anciens croyaient que l'ellébore noir faisait évacuer facilement par le bas (2) la bile jaune et la
noire, et la pituite; aussi l'employaient-ils dans les
fièvres intermittentes (3). Les cas où l'on se servait de
cette substance étaient : la céphalalgie chronique et
l'hémicranie, la manie (4), la mélancolie (5), l'hydropisie sans fièvre (6), l'épilepsie (7), la paralysie (8), la
goutte invétérée (9), les maladies des articulations (10),
l'inflammation du foie (11), l'ictère chronique (12), les

(1) Ap. Oribas., *loc. cit.*, p. 289.

(2) Aétius, lib. III, cap. 27. — Freind (*Histoire de la médecine*,
t. II, p. 167) a eu tort de dire que Johannes Actuarius fut le premier à
affirmer l'action facile de l'ellébore (de l'ellébore *noir*, bien entendu;
c'est celui qui est désigné dans le passage cité par Freind); personne
chez les anciens, si ce n'est un arabiste sans importance, Avenzoar, personne n'a jamais regardé ce remède comme dangereux.

(3) Aétius, *loc. cit.*

(4) Ruf., *loc. cit.*, p. 251. — Aétius, *loc. cit.*

(5) Dioscor., lib. IV, cap. — Corn. Celsus, lib. II, cap. 2 : « Veratrum
» nigrum aut atra bile vexatis, aut cum tristitia insanientibus, aut iis
» quorum nervi parte aliqua resoluti sunt. »

(6) Plin., *loc. cit.*, lib. XXV, sect. xxii. — Actuar., *Method. med.*,
lib. V, cap. 8.

(7) Dioscor., *loc. cit.*

(8) Dioscor., *loc. cit.* — Plin., *loc. cit.*

(9) Plin., *loc. cit.*

(10) Diosc., *loc. cit.* — Plin., *loc. cit.*

(11) Corn. Celsus, *loc. cit.*, lib. IV, cap. 8.

(12) Aétius, *loc. cit.*

affections anciennes de la trachée-artère (1). Au commencement de la léthargie, Arétée (2) prescrivait de
l'ellébore noir avec de l'oxymel pour provoquer de
légères évacuations alvines.

§ 160. Pour une forte purgation, on faisait prendre
une drachme de cette racine (72 grains); pour une purgation douce (3), trois oboles (36 grains) ou quatre
(48 grains) avec de l'oxymel, ou avec une décoction de
lentilles ou avec des bouillons simples; on y ajoutait de
la scammonée ou du sel (4). D'autres médecins prescrivaient deux drachmes de racine sèche en poudre dans
du vin doux, ou dans de l'oxymel, ou dans une décoction de lentilles ou d'orge mondé, ou dans du bouillon
de poulet pour une purgation légère ; si on la voulait
plus forte, il fallait une drachme de racine, mêlée avec
trois oboles de scammonée (5).

§ 161. Quant à l'usage externe de la racine d'ellébore, on l'appliquait sur les yeux dans l'obscurcissement de la vue (6); on l'introduisait dans l'oreille et on
l'y laissait séjourner pendant deux ou trois jours pour
guérir la surdité (7); on la prescrivait contre le goître (8); on l'enduisait d'un onguent pour en couvrir
les parties affectées de gale (9); on l'employait mêlée à

---

(1) Paul. Ægin., lib. VII, cap. 4.
(2) *Curat. acut.*, lib. I, cap. 2.
(3) Dioscor., *loc. cit.*
(4) Plin., *loc. cit.*
(5) Ruf., *loc. cit.*, p. 251.
(6) Plin., *loc. cit.*
(7) Dioscor., *loc. cit.*
(8) Plin., *loc. cit.*
(9) Dioscor., *loc. cit.*

du vinaigre contre le vitiligo, l'impétigo et la lèpre (1) ;
on la faisait infuser dans du vinaigre pour faire un gar-
garisme contre les maux de dents (2) ; on l'appliquait
sur le ventre des hydropiques, en cataplasme, avec de
la farine et du vin (3) ; enfin, on l'introduisait dans les
trajets fistuleux (4) où on la laissait pendant deux ou
trois jours pour hâter la guérison.

§ 162. Les semences qui étaient un purgatif plus
puissant que la racine, et que l'on connaissait sous le
nom de *sésamoïdes* (5), s'administraient, pour le même
usage, dans du mélicrat, à la dose de moins de deux
drachmes (6).

§ 163. L'ellébore noir, que les anciens prescrivaient
contre un grand nombre de maladies chroniques, a
cessé d'être employé dans la médecine actuelle ; on
lui a substitué d'autres substances, bien qu'il soit certain que c'est un remède d'une haute portée et très salutaire, pourvu qu'on sache discerner la maladie à laquelle il est particulièrement approprié.

(1) Dioscor., *loc. cit.*
(2) Dioscor., *loc. cit.* — Plin., *loc. cit.* — Galen., *De simpl. med.
fac.*, lib. VI.
(3) Dioscor., *loc. cit.*
(4) Dioscor., *loc. cit.* — Galen., *loc. cit.*
(5) *Voy.* plus haut, la note du § 116.
(6) Ruf., *loc. cit.*, p. 251.

BIBLIOGRAPHIE MODERNE

DE L'ELLÉBORISME ET DE L'ELLÉBORE.

Holzheim (P.). *Essentia hellebori extracta.* Coloniæ, 1606.

Codronchi (B.). *De helleboro commentarius.* Francofurti, 1610, in-8°.

Castelli (P.). *Epistolæ de helleboro,* etc. Romæ, in-4°. — *Essentia hellebori rediviva, secundo extracta,* etc. Coloniæ, 1623, in-8°.

Deusingerus (A.). *Literæ in quibus de hellebori nigri natura et viribus,* etc. 1665, in-4°.

Camerarius (A.-J.). *Dissert. de helleboro nigro.* Tubingæ, 1684, in-4°.

Schulze (J.-H.). *De helleborismis veterum.* Halæ, 1717, in-4°.

Wolleb (L.). *De helleboro nigro.* Resp. Schobinger. Basileæ, 1721, in-4°.

Bachovius (G.-C.). *Dissert. inaug. botan. med. de helleboro nigro.* Altdorfii, 1733, in-4°.

Buchner (A.-E.). *De salutario et noxio hellebori nigri ejusque præparatorum usu.* Resp. J.-A.-C. Stresmann. Halæ, 1751, in-4°.

Linke (P.-C.). *De hellebori nigri et præsertim viridis usu medico,* etc. Resp. P.-A. Boehmer. Halæ, 1774. — *Epistola de hellebori viridis in fluore venereo usu medico.* Servestæ, 1775, in-4°.

Hartmann (P.-E.). *Virtus hellebori nigri hydragoga.* Resp. C.-G. Franz. Francofurti, 1787, in-4°.

Pinel (Ph.). *Encyclopédie méthodique.* Paris, 1782. — *Médecine,* t. V, p. 761, article ELLÉBORISME.

Hahnemann (S.). *Dissert. historico-medica de helleborismo veterum.* Lipsiæ, 1812, in-4°.

Hanin. *Notice sur les ellébores connus des anciens (Journal général de médecine,* XLIV, 75, 192). Paris, 1812.

Paulet. *Examen de la partie botanique de l'Essai d'une histoire pragmatique de la médecine,* par Sprengel. (*Ibid.,* LII, 410 et suiv.)

Tobias. *De hellebori nigri indole chemica et usu medico.* Berolini. 1820, in-4°.

Pelletier et Caventou, Analyse chimique de l'ellébore blanc, *veratrum album* (*Journal de pharmacie,* Paris, 1820, t. VI, p. 363).

Feneulle et Capron, Analyse des racines d'ellébore noir du commerce (*Journal de pharmacie,* Paris, 1821, t. VII, p. 503.

Ribbeck (P.). *De helleborismo veterum.* Berolini, 1824, in-4°.

Mérat et Délens, *Dictionnaire universel de matière médicale et de thérapeutique générale,* Paris, 1831, article HELLEBORUS, t. III, p. 466.

Beauvais de Saint-Gratien. *Effets pathogéniques et toxiques de plusieurs médicaments sur l'économie animale en état de santé,* Paris, 1845, article VERATRUM ALBUM, p. 232 à 325.

VIII

UN CAS DE FOLIE (1).

Après m'être occupé pendant plusieurs années de l'étude et du traitement rationnel des maladies chroniques les plus graves, des affections syphilitiques, de la cachexie et de l'hypochondrie, de la folie, j'avais établi aux environs de Gotha, avec le secours de l'autorité ducale, une maison de santé pour la guérison de ces maladies. On vint y confier à mes soins M. Klockenbring, mort depuis à l'âge de cinquante-trois ans, des suites d'une opération chirurgicale. Avant que sa santé eût été atteinte, il avait attiré sur lui l'attention de toute l'Allemagne par ses talents administratifs, par son érudition classique et par la variété de ses connaissances.

Déjà cinq années avant que l'aliénation mentale se manifestât complétement, des excès de travail, le séjour du bureau, une continuelle contention d'esprit et une nourriture trop substantielle avaient excité dans son organisation des troubles qui rendaient son humeur fantasque, bizarre, insupportable. Je ne saurais déterminer combien l'abus du vin eut de part à ce dérangement de sa raison.

Son hypochondrie avait déjà atteint un haut degré, lorsqu'une attaque violente dirigée contre lui, dans un

(1) Publié en 1796.

pamphlet satirique, accabla son esprit très sensible à l'honneur et au jugement de l'opinion; le délabrement de son système nerveux acheva la triste catastrophe.

Dans l'hiver de 1791 à 1792, M. K. tomba dans une folie furieuse, qui, pendant près de six mois, brava le traitement de M. Wichmann, un des plus grands médecins de notre époque. Il fut amené, au mois de juin, dans mon établissement.

Quoique très gros, et dans les jours de santé très maladroit, il montrait une adresse, une souplesse remarquables dans tous ses mouvements. Il avait le teint sordide, la face recouverte de nodosités d'un bleu rouge; il portait des signes fortement prononcés de désordre mental; sourire et grincement des dents, étourderie et insolence, timidité et opiniâtreté, extravagance puérile et orgueil excessif, désirs sans besoin: tel fut le mélange des traits qui formaient le tableau de son état psychique.

Pendant les premières semaines, je me bornai à l'observer, sans le soumettre à un traitement.

Ses accès de fureur duraient jour et nuit, sans interruption, sans repos. A peine était-il tombé de fatigue sur la couche, qu'il se relevait avec une nouvelle force. Tantôt, d'un ton menaçant, il condamnait à mort ses anciens chefs qu'il accusait des plus grands crimes; tantôt il déclamait d'un air tragique des passages de l'Iliade, les discours d'Hector et d'Agamemnon; d'autres fois il sifflait un air populaire, se roulait dans l'herbe, puis chantait une strophe du *Stabat mater* de Pergolèse. Un jour, il se mit à raconter à son gardien, nommé Jacob, la rivalité de Jacob le patriarche avec

Ésaü, au sujet du droit d'aînesse; il se servait des paroles mêmes de l'Ancien Testament, mais il ne put
terminer son récit. Une nouvelle idée venait le transporter dans des régions étrangères, et il chantait une
ode d'Anacréon sur un air qu'il croyait ancien, ou bien
il se jetait aux pieds du gardien étonné, en poussant
des hurlements accompagnés de pleurs et de sanglots.
Souvent il se levait tout à coup avec des mugissements
terribles, et vomissait contre ses ennemis des malédic-
tions entremêlées de morceaux du *Paradis perdu* de
Milton, ou de l'*Enfer* du Dante; ou bien il murmurait
en langue wende des exorcismes contre les mauvais
esprits; il indiquait, avec une baguette, les quatre régions du ciel; il traçait sur le sable des caractères magiques, puis faisait le signe de la croix; ensuite il écla-
tait en rires bruyants, ou, dans une extase amoureuse,
il composait des vers, et alors, arrivé à la plus haute
chaleur de l'imagination, il embrassait tendrement un
de ses gardiens qu'il prenait pour une Daphné.

Ce qu'il avait de plus remarquable dans son délire,
c'était l'exactitude de sa mémoire qui lui rappelait fidèlement des morceaux de différents auteurs et de
langues diverses, surtout ceux qu'il avait appris dans
sa jeunesse. C'était là une preuve de l'étendue de ses
connaissances; mais en même temps une sorte d'orgueil et d'ostentation perçait dans toutes ces bizar-
reries.

Il ne tarissait pas en confidences intimes sur les rapports qui l'avaient uni à des empereurs et à des reines,
sur ses amours avec des princesses, sur sa parenté avec
des têtes couronnées, etc. Toutes ces confidences, il les

faisait à son gardien à demi-mots, avec un air d'impor-tance ridicule.

Dans les plus mauvais moments, il tutoyait tout le monde, et voulait être tutoyé à son tour.

Lorsqu'il était éveillé, et qu'il se trouvait seul, il se parlait toujours à lui-même.

Dans ses actes, il ne montrait pas moins d'incohé-rence que dans ses paroles.

Malgré tous les avertissements, il trompait la surveil-lance de son gardien pour déchirer et mettre en mor-ceaux, avec les doigts ou avec des fragments de verre, ses vêtements, ses draps, ses couvertures.

A tout moment, désir nouveau : à manger, à boire, un habit, une table, un instrument de musique, la vi-site d'un de ses compatriotes, du tabac, etc. D'abord il avait repoussé toute nourriture, jeté à terre, sali tout ce qu'on lui apportait, et, bien qu'il eût le pouls très fort, et que la langue fût couverte d'un enduit blan-châtre, il avait refusé de boire (1), souillant son verre et le renversant. Pour exprimer un nouveau désir, il n'attendait pas que le premier fût satisfait.

Il démontait son clavecin et le reconstruisait de la façon la plus absurde ; tout cela pour découvrir, au milieu d'un vacarme horrible et des bouffonneries les plus ridicules, l'ancien son, complémentaire de l'har-monie. Dans cette vue, il composa des formules algé-briques qu'il expliqua aux gardiens, en leur confiant

(1) Dans la période la plus violente de la maladie, il avait le système nerveux tellement troublé par le dérangement de son cerveau, que 25 grains d'émétique ne provoquaient ordinairement chez lui que trois vomissements, et quelquefois moins.

ses projets. Jour et nuit, c'était un travail et une préoccupation continuelle.

Dans les premiers temps, il passait les nuits à courir, à pousser des cris sauvages.

Il avait beaucoup de goût pour les parures les plus grotesques ; il cherchait à prendre des allures majestueuses. On eût dit tout ensemble un héros de tragédie et un arlequin. Il se peignait la figure de toute sorte de couleurs, avec de la graisse, etc.; il arrangeait sa coiffure, étalait son jabot et ses manchettes; il marchait presque toujours la tête ornée d'une couronne de brins d'herbe, de paille ou de fleurs, les reins serrés d'une ceinture (1); signes pathognomoniques qui indiquaient le siége du mal. Mais quel était le remède? Il ne le disait pas : son instinct de somnambule n'allait pas jusque-là.

Cependant, un soir, dans le paroxysme de son délire, il demanda tout à coup une plume, de l'encre et du papier. Lui, qui d'ailleurs ne voulait jamais entendre parler de maladie du corps, il écrivit une ordonnance (2) dont il exigea l'exécution immédiate. Les substances, en petit nombre, qu'elle contenait étaient si bien choisies, si bien appropriées à son état morbide, que j'aurais été presque tenté de voir en lui un médecin plein d'instruction, s'il n'avait en même temps prescrit comme véhicule quelques bouteilles de vin de Bourgogne, et en outre des tranches de lard qui devaient

---

(1) Il n'oubliait jamais cette étrange parure, lors même qu'il se mettait à courir tout nu ou à se rouler dans l'herbe, ce qu'on ne pouvait pas toujours empêcher.

(2) Elle commençait par : Pr. *semences de stramoine*, gr. ij, etc.

être prises après le remède. Mais comment un esprit (1)
livré aux transports de l'imagination la plus déréglée
avait-il pu découvrir, pour le traitement de son espèce
de folie, un excellent moyen curatif, ignoré de beaucoup de médecins ? Comment l'idée lui était-elle venue
de se l'ordonner, sous la forme et à la dose les plus
convenables ?

Une circonstance presque aussi remarquable, c'est
que dans les accès les plus violents, il savait indiquer
non seulement le quantième du mois, mais avec une
précision singulière, l'heure même du jour et de la
nuit.

Dès que son état commença à s'améliorer, cette puissance de divination devint de plus en plus vague et incertaine, et aussitôt qu'il eut recouvré toutes ses facultés intellectuelles, elle disparut complétement.

Après son rétablissement définitif, je le priai amica-
lement de m'expliquer cette énigme, ou, au moins, de
me décrire la sensation par laquelle cette puissance de
divination s'était manifestée chaque fois en lui.

« Je frissonne quand j'y pense, me répondit-il ; je
vous en supplie, ne me rappelez plus ce souvenir. » Et
cependant il parlait alors avec sang-froid de tout le
reste de sa maladie.

Il décrivit, comme une espèce d'état léthargique, la
première et la plus fâcheuse période de sa folie, et il
désignait le jour où, à l'en croire, il aurait senti le
premier réveil de son intelligence.

De temps à autre, il me remit des travaux littéraires

(1) La lecture lui était absolument interdite ; il n'avait pas de livres à
sa disposition.

qu'il avait composés. J'en trouvai plusieurs profondément médités. C'étaient le plus souvent des sonnets et des élégies sur ses souffrances ; les vers étaient écrits en plusieurs langues ; il les adressait à des amis. Il me montra aussi des odes à Dieu, à son roi, à moi et à ma famille. Ces œuvres étaient ordinairement très correctes, ornées de citations des poëtes et des philosophes anciens. Il citait aussi la Bible, en indiquant avec une grande exactitude le livre, le chapitre et le verset ; et pourtant, comme je viens de le dire, il n'avait aucun livre à sa disposition. Dans un temps où son état était encore très grave, il composa sa biographie en latin ; il en écrivait un morceau chaque jour, et, sans prendre aucune copie, il reprenait exactement le lendemain la suite de son récit, là précisément où il l'avait laissé la veille.

Mais la folie de l'auteur se montrait toujours à quelque signe. Ces poésies, souvent irréprochables, odes, romances, ballades, élégies, il les écrivait sur des morceaux de papier triangulaires, ou bien en lignes diagonales sur des carrés de papier ; quelquefois, par une minutieuse puérilité, il enfermait les dithyrambes les plus sublimes dans des figures géométriques qu'il prenait soin de dessiner.

C'était chez lui une manie constante d'appliquer partout le triangle et le nombre trois : il pliait en trois sa couverture de lit et son oreiller ; avant de boire, de manger, de s'habiller, il crachait trois fois, ou bien faisait trois signes de croix en guise d'exorcisme. Il garda en partie cette habitude jusqu'au moment où il

eut presque entièrement recouvré l'usage de ses facultés
et où l'on put l'abandonner à lui-même.

Ce qu'il y avait de plus singulier, c'était son penchant
à composer des vers (1), surtout quand sa guérison fut
en voie de progrès. Il faisait, par exemple, des chants
populaires pour améliorer les mœurs, pour combattre
les préjugés, etc., en expliquant le sujet par des exemples dont quelques uns étaient très remarquables et
dans le goût des anciens temps. Il adaptait à ses vers
des mélodies naïves, faites dans le même style, et les
chantait en s'accompagnant du clavecin dont il jouait
avec beaucoup de talent (2).

Au milieu de ces travaux, que je ne lui avais pas con-
seillés, il montrait dans tout le reste de sa conduite,
surtout lorsqu'on se cachait de lui pour l'observer, une
extravagance puérile et grotesque.

Mais je dois lui rendre cette justice, que jamais dans
ses travaux écrits ni dans ses paroles, lorsqu'il était
seul, sans savoir qu'on l'observait, dans la période même
la plus violente de la folie, l'instinct sexuel ne le fit
jamais s'écarter des lois d'une morale sévère ; il mon-

(1) Quand il fut rétabli, je le priai plusieurs fois de composer pour
moi un petit poëme en souvenir. Il essaya, mais il ne put arriver à produire rien de passable, tant il avait eu, avant sa maladie, peu de disposition pour la poésie.

(2) Il jouait très bien de la flûte et de l'orgue ; mais ces deux instruments le jetaient en de tels transports, que je dus les lui interdire, même
lorsque la guérison eut déjà fait de notables progrès. En général, même
dans le paroxysme de la folie, il était extrêmement sensible aux circonstances les plus légères. Bien que ma présence lui fût toujours très
agréable et lui apportât une grande consolation, il me priait souvent de
ne pas toucher de la main son bras ou sa main nue : il en éprouvait,
disait-il, comme une commotion électrique.

trait même souvent une disposition toute contraire. Sans
être sur ce point d'une austérité excessive, il était cependant beaucoup plus réservé que beaucoup d'hommes
du monde. Son corps ne portait aucune trace de débauche; on comprendra donc comment les bruits ca-
lomnieux répandus sur son compte, et surtout le pamphlet dont nous avons parlé, avaient dû l'impressionner
vivement.

Bien qu'il eût pour moi beaucoup d'affection et de
respect, même dans ses accès les plus terribles, comme
après son rétablissement (1), et que, une fois guéri, il
montrât pour tout le monde de la douceur et de l'obligeance, il n'en fut pas moins extrêmement sournois,
faux et insolent dans le passage du premier état au second, c'est-à-dire quand son intelligence commença à
revenir, qu'il put déjà s'entretenir raisonnablement
pendant une demi-heure avec les personnes qui lui rendaient visite, et qu'il montra des manières convenables
quand on l'observait. Énigme vraiment singulière !

Ce désordre mental, qui avait, pour ainsi dire,
rompu l'équilibre de la tête et du cœur, était accompagné d'une faim dévorante et insatiable (2). Ces deux

---

(1) Comme je ne fais jamais infliger aux aliénés des coups ou d'autres
châtiments corporels, parce qu'on ne saurait punir des actes irréfléchis,
et que ces violences aggravent presque toujours, sans l'améliorer jamais,
l'état de ces malades si dignes d'intérêt, il me montrait souvent, les
larmes aux yeux, les traces laissées sur son corps par les cordes dont ses
gardiens s'étaient servis auparavant pour le contenir. Le médecin qui
traite les aliénés doit savoir leur inspirer du respect et de la confiance ;
il ne doit jamais se sentir blessé de leurs outrages. L'explosion de leur
colère la plus injuste doit seulement exciter son intérêt pour leur déplo-
rable malheur et servir d'encouragement à son humanité.

(2) Dix livres de pain par jour, outre les autres aliments, ne suffi-

maladies disparurent en même temps et par degrés ; le traitement que j'employai rétablit complétement la santé et la raison.

L'amitié qu'il me témoigna après son rétablissement complet m'indemnisa largement des ennuis que j'avais trouvés auprès de lui.

Avant même de quitter ma maison de santé, une traduction qu'il fit d'un ouvrage de statistique d'Arthur Young montra qu'il avait entièrement recouvré ses facultés intellectuelles. Le gouvernement de Hanovre le nomma directeur de loterie : c'était une fonction moins fatigante que celle qu'il avait exercée jusqu'alors. Il la remplit jusqu'à sa mort, qui fut causée par une rétention d'urine.

Que ses cendres reposent en paix !

saient pas pour le rassasier. Quand il fut rétabli, il mangea modérément, je puis même dire excessivement peu.

IX

UNE CHAMBRE D'ENFANTS (1).

J'allai voir dernièrement une personne de ma famille. La conversation ne tarda pas à s'engager sur notre sujet favori, sur les enfants. Ma cousine (son mari, comme de raison, lui abandonnait la parole en telle question), ma cousine parlait avec beaucoup de sens et de sagesse de l'éducation physique ; elle m'inspira le désir de voir sa petite famille.

Elle me conduisit dans un corridor joignant la cour, et ouvrit la porte d'un réduit sombre et bas, tout infecté des odeurs les plus désagréables : voilà ce qu'elle appelait sa chambre d'enfants. A l'entrée, un cuvier rempli de linge trempé dans de l'eau bouillante ; autour de la cuve, occupées à laver le linge, plusieurs femmes dont le babillage éhonté blessait les oreilles, comme les vapeurs d'une eau sale irritaient les poumons. La vapeur, condensée en gouttes, coulait le long des vitres.

Je fis comprendre à ma cousine combien les émanations du linge viciaient l'air que les enfants devaient respirer ; je lui expliquai comment l'humidité relâche toutes les fibres du corps, et lui montrai ainsi le double inconvénient d'un séjour prolongé dans une chambre toute remplie de vapeurs.

(1) Publié en 1795.

« Je ne comprends pas, me répondit-elle, que la lessive puisse avoir des effets nuisibles; de saleté, je n'en vois point; quant à l'humidité, c'est peu de chose.

—Je parle de la décomposition presque imperceptible de l'air, dont l'effet très nuisible se fait sentir facilement, surtout sur des enfants de cet âge.

—Qu'à cela ne tienne! je fais quelquefois des fumigations avec des baies de genièvre; il n'en faut pas davantage pour dissiper toutes les mauvaises odeurs. »

A ces mots, je m'aperçus que ma chère cousine n'aurait pu comprendre une démonstration subtile de la différence des propriétés de l'azote et de l'oxygène pur, deux corps très distincts, bien qu'ils diffèrent peu par l'odeur et point du tout par la couleur; elle ne m'aurait pas écouté davantage si je lui avais expliqué comment l'air qu'on a longtemps respiré sans le renouveler exerce une action toxique, lente, mais inévitable sur les animaux, sur les hommes, et surtout les enfants d'un âge tendre, qui ne sauraient y vivre dans un état de santé supportable. Je n'osais même pas parler des vapeurs aqueuses qui, en se dissolvant invisiblement dans l'air chaud, pénètrent d'une manière imperceptible par les pores de la surface molle du corps de l'enfant, et empêchent ainsi la transpiration naturelle. Il fallut bien m'abstenir également, malgré les démangeaisons de ma langue, de prouver par un syllogisme en *barbara* que les fumigations faites avec des baies de genièvre et autres substances semblables pouvaient bien contribuer à désoxygéner l'air, mais qu'elles ne pouvaient transformer l'air vicié en air respirable. Heureusement je réprimai l'im-

patience de mon esprit d'opposition et je me proposai
de chercher un argument *ad hominem.*

« Il se peut que je me trompe, ma chère cousine, et
que vous ayez raison ; il se peut que la lessive, fréquemment répétée dans une chambre d'enfants, et les vapeurs exhalées par les langes derrière le poële, n'aient
pas d'influence nuisible sur la santé, et je me rendrai
à discrétion aussitôt que vous m'aurez amené vos chers
petits anges qui, je n'en doute pas, sont dans l'état le
plus florissant. »

« Je ne saurais vous les amener, répondit-elle ; mais
vous pouvez les voir là-derrière. Je ne sais ce qu'a ce
pauvre François ; à neuf ans, il ne peut pas encore
marcher sans béquilles. »

Alors parut un petit être chétif qui se leva de sa
place et s'avança péniblement vers nous ; il avait les
genoux tournés en dedans, les cuisses et les jambes
atrophiées, la tête légèrement penchée en arrière et
enfoncée entre les épaules, la face pâle et flasque, les
yeux ternes et fortement proéminents, le front épais,
les oreilles très grandes, légèrement écartées de la tête,
les narines dilatées, la langue épaisse, sortant un peu de
la bouche entr'ouverte, les bras amaigris et capables à
peine de s'appuyer sur les béquilles. Bientôt l'enfant
retourna, haletant, à son petit fauteuil pour se reposer
de cette fatigue. Involontairement je haussai les épaules
et poussai un long soupir.

Je fus saisi d'un sentiment mêlé de reconnaissance
envers Dieu et de pitié profonde, lorsque je dis à mon
fils, bel enfant aux joues vermeilles, qui m'avait accompagné, de donner une poignée fraternelle à cette vic-

16

time innocente d'une détestable éducation physique.
Mon petit étourdi embrassa tendrement son cousin, et
lui demanda ce qu'il buvait dans un grand pot qui se
trouvait là : « C'est mon café de l'après-dîner, » répon-
dit l'enfant, et il en versa une tasse à mon fils. Celui-ci
s'en excusa : « Je ne bois, dit-il, que ce que je connais. »

« Il me semble que vous n'approuvez pas l'usage de
cette boisson, me dit ma cousine ; mais que pourrais-je
donner à mon fils ? Le café lui fait du bien, et il ne
peut supporter autre chose. »

Oh ! que j'aurais voulu faire à cette malheureuse
mère une verte réprimande en lui montrant tous les
inconvénients d'une boisson qui agite notre sang et qui
excite l'irritabilité de notre fibre musculaire au point
de la détendre tout à fait à la longue, et de l'affaiblir
jusqu'au tremblement ; qui consume par degré toute
la chaleur vitale ; qui, sans posséder de propriétés
nutritives, trompe la faim et la soif ; qui provoque
enfin, chez les personnes affaiblies au plus haut degré
par son usage une gaieté factice, semblable à une ivresse
passagère, et suivie d'une prostration générale, inconvénients terribles chez un enfant délicat, déjà très irritable, et qui font de lui un être rachitique et cachec-
tique, un extrait d'homme pour lequel la mort serait
un bienfait.

C'est avec toutes ces vérités, mises en évidence, que
je voulais éveiller l'étincelle endormie de son amour
maternel. Mais je me retins en songeant que le café
était aussi la boisson favorite de madame ma cousine.
Je me contentai de lui donner à entendre, avec un ton

de voix aussi calme que possible, qu'à mes yeux le café ne devait être que la boisson des jours de fête pour les personnes de quarante et quelques années, ou, dans certains cas, un remède.

« Vous voudriez donc, me dit-elle, monsieur l'intolérant, priver aussi ma fille de sa nourriture favorite ? »

C'étaient des sucreries que cette enfant de trois ans, qui ne savait pas encore marcher et qui ne pouvait pas l'apprendre, avalait avec une gloutonnerie dégoûtante. La pauvre fille, pâle et bouffie, avait la respiration râlante ; la salive lui coulait de la bouche, le regard était terne, le ventre gros. Elle dormait peu et était affligée d'une diarrhée continuelle qui, à ce que m'assurait ma cousine, faisait sortir de son corps toutes les mauvaises humeurs.

Je la priai d'essayer si elle-même, en mangeant souvent des sucreries, pourrait conserver sa santé, et s'il n'en résulterait pas pour elle des renvois aigres, des vers, de l'inappétence ou une faim dévorante, ou de la diarrhée. A plus forte raison, une telle nourriture devait-elle être dangereuse pour un enfant qui ne pouvait se mouvoir, et dont l'estomac délicat souffrait ordinairement de renvois et d'aigreur.

Ces paroles semblèrent produire quelque impression sur son esprit, surtout quand je l'invitai à faire l'épreuve d'une espèce de vinaigre que j'avais préparé moi-même tout simplement avec du sucre et de la levure.

« Ne pourriez-vous pas me donner aussi un bon conseil pour mon autre enfant qui est dans le berceau près du poêle ? Il a toujours une sueur froide, il ne dort

pas, et crie sans cesse comme si on l'écorchait. Il a
quelquefois des attaques d'épilepsie. Oh ! si Dieu voulait le rappeler dans son sein ! C'est un spectacle trop
navrant de voir de telles souffrances. Trois de mes enfants, qu'ils reposent en paix ! sont déjà dans le cime-
tière; ils sont tous morts des suites de la dentition.
Quant à celui-ci, le pauvre petit ! voilà trois mois qu'il
fait des dents. Il porte toujours la main à la bouche.
Ma belle-mère craint qu'on ne lui ait jeté un sort;
aussi lui a-t-elle enveloppé les mains de bandes rouges;
de plus, elle fait brûler neuf sortes de bois. »

« Malheureux enfant, répondis-je, quelle faute peut-il
avoir commise? Où trouver des êtres malfaisants qui
possèdent l'art d'altérer, par des paroles soi-disant
magiques, la santé d'un enfant qui se porte bien, nourri
d'aliments sains en quantité convenable, et fortifié par
l'exercice au grand air et par la propreté? Vraiment,
ajoutai-je, non sans une certaine violence, bien naturelle à la vue d'une si affligeante misère, vraiment, ma
cousine, si vous cessiez de mettre dans la bouche de cet
enfant un nouet qu'il s'habitue à sucer et qui provoque
des aigreurs et des surcharges d'estomac, si vous fai-
siez souvent la toilette de votre fils, si vous le couchiez
dans un endroit bien sec, si vous évitiez toutes ces
odeurs nuisibles que je remarque autour du berceau;
si l'enfant était moins chaudement couvert, que vous
prissiez le soin de le laver tous les jours avec de l'eau
fraîche, de le tenir loin du poêle, de le faire porter ou,
mieux encore, de le porter souvent au grand air; si vous
ne lui surchargiez pas l'estomac de nourriture, et surtout d'une nourriture malsaine, alors cette pauvre créa-

ture pourrait trouver la vie plus agréable ; votre fils aurait moins à gémir de toutes les souffrances dont vous
l'accablez et que vous attribuez à la dentition et à je ne
sais quels sortiléges ; il serait bien portant, il recouvre-
rait la gaieté ; en un mot, il serait pour vous une source
de joie et non d'affliction. Savez-vous que les maladies
provenant de la dentition sont extrêmement rares chez
les enfants tout à fait sains ; que ce que l'on appelle
dentition pénible est un prétexte inventé par les ignorants pour empêcher de voir qu'ils n'entendent rien
aux maladies des enfants, et pour mettre sur le compte
de la nature les fautes des mères, des gardes et des
médecins ? Chez mes six enfants, jamais une indisposi-
tion grave n'est venue annoncer l'éruption des dents.
Quand je leur regardais la bouche, je trouvais toujours
les dents attendues, bien plantées à leur place et bien
alignées. A quoi bon toutes ces plaintes sur les prétendus phénomènes morbides de la dentition, quand la
négligence a seule causé toutes ces maladies ? »

J'étais en verve ; je continuai à faire entendre à ma
cousine que l'air était méphitique dans une chambre
basse, sombre, chaude, remplie d'émanations de toute
sorte et souvent des exhalaisons du linge sale. Je lui
montrai que, dans les heures de la journée, les enfants
qu'on ne porte pas au grand air (ce qui est tout à fait
indispensable aux petits enfants), ont absolument besoin d'une chambre spacieuse, bien éclairée, bien
aérée et tenue très proprement.

« Viens, mon fils, ajoutai-je, quittons ce triste hôpital
d'enfants, viens dehors, au vent de l'automne, purifier
nos poumons de cet air vicié. Dieu rappellera bientôt

à lui ces pauvres êtres abandonnés, et aussi ce malheureux infirme dont la vue fait couler tes larmes. Sortons,
sortons ! »

Ma cousine était passablement troublée ; elle me demanda encore des conseils, elle voulut me remercier.
Mais je la quittai sans plus tarder. « Pour le moment,
lui criai-je, les avis que ma pitié et mon indignation
m'ont forcé de vous donner suffisent pour occuper
votre zèle maternel. » Et je sortis brusquement avec
mon fils aux joues fraîches et vermeilles.

X

APPLICATION

DE L'HOMOEOPATHIE AU TRAITEMENT DU CHOLÉRA SPASMODIQUE OU ASIATIQUE (1).

On a fait connaître une recette contre le choléra asiatique, qui a été si secourable à Dunabourg qu'il n'est mort qu'un cholérique sur dix. Le remède principal qui y entre est le CAMPHRE; il y est en proportion décuple de tous les autres ingrédients. Mais il ne serait pas mort un dixième, un centième même des malades auxquels on applique cette recette, si l'on avait laissé tout à fait de côté les médicaments accessoires et les saignées qui ne pouvaient que nuire au traitement, et si l'on n'avait eu recours qu'au camphre, appliqué, il est vrai, dès le commencement de la maladie; car ce n'est qu'avec cette dernière condition que le camphre seul est d'un secours si incroyable.

Si le médecin arrive trop tard vers le malade, lorsque le moment le plus favorable à l'action du camphre est passé, et que la seconde période de la maladie est déjà venue, où le camphre n'est plus indiqué; alors si

(1) *Bibliothèque homœopathique*. Genève, 1833, pages 66, 149, 151.

le médecin a néanmoins recours à ce remède, son emploi laisse mourir le malade.

C'est pourquoi il est important que chacun, à la première atteinte du choléra, traite ses proches avec le camphre, sans attendre l'arrivée du médecin et ses remèdes; lesquels, si excellents qu'ils soient, pourront être administrés tardivement. C'est ainsi que j'ai reçu une multitude de rapports, de Gallicie et de Hongrie, de personnes qui ne sont pas médecins et qui ont rétabli leurs gens, comme par miracle, en les traitant par le camphre, au moment de l'invasion de la maladie.

Lorsque le choléra survient pour la première fois, il commence toujours par sa première période, caractérisée par des crampes toniques; il y a prostration subite des forces du malade; il ne peut plus se tenir debout; son visage est décomposé; les yeux sont cernés; la face devient bleue et froide, aussi bien que les mains; tout le corps aussi devient froid : le découragement, l'angoisse, le désespoir s'emparent du malade et se peignent dans tous ses traits; à moitié étourdi et privé de sentiment, il se lamente ou bien il crie d'une voix creuse et rauque, sans pouvoir exprimer clairement les douleurs, les brûlements qu'il ressent dans l'estomac, l'œsophage, et les crampes qui le tourmentent aux mollets et dans les autres muscles; il crie dès qu'on lui touche le creux de l'estomac; il n'a ni soif, ni mal de cœur, ni vomissements, ni diarrhée.

C'est dans cette première période qu'on peut apporter un prompt secours en administrant le camphre; mais il faut que les proches du malade en prennent

eux-mêmes le soin ; car cette période passe rapidement
ou à la mort, ou à la seconde période, qui devient
beaucoup plus grave, et que le camphre ne guérit
point. Dans ce premier intervalle donc de la maladie,
on doit administrer au malade, aussi souvent que possible, et au moins toutes les cinq minutes, une ou deux
gouttes d'*esprit-de-vin camphré* (composé d'une partie
de camphre dissous dans douze parties d'alcool) sur
un morceau de sucre, ou dans une cuillerée d'eau.

Avec la main pleine du même alcool camphré, on
fera des frictions sur la peau des bras, de la poitrine
et des jambes ; on pourra aussi administrer un lavement avec une demi-livre d'eau chaude et deux cuillerées à café, au moins, du même médicament. De
temps en temps, on pratiquera des fumigations avec
du camphre placé sur une plaque métallique chauffée,
afin que, si le malade ne peut pas avaler, à cause des
crampes de la mâchoire, il éprouve encore le bénéfice
du camphre, qui s'introduira dans ses poumons par la
respiration. Plus vite on emploie ces moyens, à la première atteinte de l'infection, plus vite aussi et plus
certainement on guérit le malade ; cela peut avoir lieu
dans l'espace de deux heures (1). Alors reviennent la
chaleur, les forces, la connaissance, le repos, le sommeil ; et le malade est sauvé.

Si l'on a laissé passer ce moment si précieux pour

(1) Il s'est présenté des cas où le malade, n'ayant pas pris de camphre
dans la première période, et ayant été mis de côté comme mort, remuait encore les doigts ; alors un peu d'esprit camphré mêlé d'huile,
placé dans sa bouche, l'a fait passer d'une mort apparente à la vie.

l'utilité du camphre, le cas est plus grave; le camphre
a perdu son pouvoir salutaire.

On voit, surtout dans les contrées septentrionales,
survenir des attaques de choléra, dans lesquelles on
remarque à peine la première période, caractérisée
par les crampes toniques que je viens de décrire; et
où la maladie passe presque immédiatement à sa seconde période, celle des crampes cloniques, selles
copieuses, aqueuses, mêlées de flocons blanchâtres,
jaunâtres et même rougeâtres; soif inextinguible, coliques abdominales violentes, vomissements abondants
de grande quantité de liquide, avec angoisses toujours croissantes, soupirs, bâillements; froid glacial
de tout le corps, même de la langue; bleu marbré
des bras, des mains et du visage; yeux fixes, abattus;
affaiblissement de tous les sens, pouls lent, convulsions très douloureuses des mollets, et crampes des
membres.

Dans ces cas, l'alcool camphré donné par gouttes,
toutes les cinq minutes, ne doit être continué que jusqu'au moment où se manifeste une amélioration frappante, laquelle, avec un moyen aussi prompt et aussi
actif que le camphre, doit se montrer au bout d'un
quart d'heure. Si l'amélioration n'est pas aussi promptement visible, il ne faut pas hésiter à employer les
remèdes propres à la seconde période.

On donne alors au malade une ou deux dragées
de cuivre (*cuprum* X,ιv) délayées dans une cuillerée
d'eau, toutes les heures, ou toutes les demi-heures,
jusqu'à ce que le vomissement ou la diarrhée cesse,

et que la chaleur et le calme reparaissent (1). Mais il
ne faut employer aucun autre moyen, aucun autre remède : ni thé aromatique, ni bain, ni vésicatoire, ni
saignée : sans cela le cuivre n'agira pas.

On rencontrera des avantages pareils dans l'action
d'une petite quantité d'ellébore blanc (*veratrum album* X,ɪᴠ); néanmoins la préparation de cuivre est
plus excellente et plus curative, et une seule dose en
est suffisante, lorsqu'on la laisse agir assez longtemps
pour que le malade se sente soulagé; à ce moment
seul on doit satisfaire à ses demandes avec modération.

Dans des cas semblables, résultat d'une réplétion
immodérée de l'estomac avec des aliments de digestion
difficile, on se trouvera bien de quelques tasses de
bon café.

Quelquefois, lorsqu'on a laissé écouler plusieurs
heures avant d'apporter le secours, ou qu'on a employé
des moyens peu rationnels, l'état du malade passe à
une sorte de fièvre nerveuse, avec délire. Alors la racine de bryone (*bryonia* X,ɪɪ) donnée alternativement
avec celle de sumach (*rhus toxicodendron* X,ɪɪ) peut
rendre les plus grands services.

Cette préparation de cuivre jointe à un régime

---

(1) Si l'huile de cajeput, si chère et si rarement pure, est si utile
contre le choléra asiatique, qu'à peine un cholérique sur cent, traités
par cette huile, succombe, elle doit cette propriété à ses rapports singuliers avec le camphre, qui font qu'on peut la considérer comme une
sorte de camphre liquide; et à la circonstance qu'elle nous est apportée
des Indes dans des vases de cuivre; elle contient alors des particules de
ce métal; aussi, lorsqu'elle n'a pas été rectifiée, elle a une teinte bleu-
verdâtre. On a aussi éprouvé en Hongrie que de porter sur soi une lame
de cuivre qui touche la peau, préserve de l'infection; c'est ce qui m'a
été assuré par plusieurs rapports authentiques de ce pays.

doux et régulier, et à une propreté convenable, offre
le préservatif le plus efficace et le plus sûr, si le malade en prend chaque semaine, le matin à jeun,
une dragée (*cuprum* X,I), sans boire immédiatement
après. Il ne devra commencer cette pratique que lorsque le choléra aura paru dans le lieu qu'il habite, ou
dans son voisinage. Le bien-être d'un homme sain n'en
recevra néanmoins pas la moindre atteinte.

Le camphre administré avant le choléra n'en préserve pas ; la préparation de cuivre a sur lui ce grand
avantage.

Le *cuivre*, comme prophylactique contre le choléra,
s'est montré généralement efficace partout où il a été
employé, et où son action n'a pas été troublée par de
grosses fautes de régime ou par l'odeur du camphre.
Les meilleurs médecins homœopathistes l'ont trouvé
également indispensable dans le second stade de la
maladie développée, en le faisant alterner, suivant
les symptômes, avec le *veratrum album* X,I. J'ai conseillé également de faire alterner ces deux substances,
de semaine en semaine, pour se préserver de la maladie.

Je sais de bonne source qu'à Vienne, à Berlin et à
Magdebourg, des milliers de familles ayant suivi mes
instructions sur le traitement par le camphre, ont rétabli, souvent en moins d'un quart d'heure, ceux de
leurs membres qui étaient atteints par l'épidémie, si
bien que la plupart du temps les voisins n'en appre-
naient rien, et encore moins les médecins, qui s'oppo-

sent de toutes leurs forces à ce traitement si simple,
si rapide, et d'un *effet toujours sûr*.

L'emploi intérieur de l'esprit de camphre, à la dose
d'une goutte toutes les cinq minutes (par conséquent
de six à huit gouttes en tout), avec quelques frictions
à la tête et à la poitrine, amène la guérison dans l'espace d'une heure. C'est ce que m'ont prouvé d'innombrables faits transmis de près et de loin (en Autriche, en Hongrie, par les ecclésiastiques) et qui n'ont
pu recevoir aucune publicité, à cause de l'opposition
des médecins en place, qui ne les laissent point passer
à la censure. Voilà pourquoi les feuilles publiques en
parlent si peu.

Au lieu de répéter de demi-heure en demi-heure,
ou d'heure en heure, suivant l'urgence, la dose de
cuivre, il est préférable de faire alterner, avec le même
intervalle, le *cuivre* avec le *veratrum album*. Si,
après avoir donné une seule dose des deux remèdes,
on voit le mieux se prononcer, il faut suspendre l'administration de ces substances, tant que l'amélioration se soutient et continue. Quand on voit prédominer une diarrhée lientérique avec des borborygmes
bruyants, on fera bien, d'après l'expérience du docteur
Veith, de donner le *phosphore* X,IV ou l'*acide phosphorique*.

Il convient aussi, pour se préserver de la maladie,
de faire alterner de sept jours en sept jours, une petite dose de *cuivre*, X,I, avec une dose égale de *veratrum*.

Il faut éviter avec soin l'odeur du camphre, si l'on ne veut pas neutraliser l'effet des prophylactiques. Il faut s'abstenir aussi de toute espèce de fumigations, et observer le régime homœopathique. Le *camphre* ne préserve pas à la longue de l'infection, parce que son action est trop fugitive (1).

(1) Plusieurs mémoires importants ont été publiés dans ces derniers temps sur le choléra-morbus ; nous citerons : *Le choléra et son traitement homœopathique*, par le docteur Roth (*Bulletin de la Société de medecine homœopathique de Paris*, 1848, t. VI, p. 5 et suiv.). — *Du choléra-morbus épidémique, de son traitement préventif et curatif, selon la méthode homœopathique* (par le docteur Léon Simon), rapport publié par la Société hahnemanienne de Paris. Paris, 1848, in-8. — *Du traitement homœopathique du choléra, avec l'indication des moyens de s'en préserver*, par le docteur G.-H.-G. Jahr. Paris, 1848, in-12. — *Recherches cliniques sur le traitement de la pneumonie et du choléra suivant la méthode de Hahnemann*, par le docteur J.-P. Tessier, Paris, 1850, in-8.   (*N. du T.*)

XI

MÉLANGES PHILOSOPHIQUES.

I.

DE LA SATISFACTION DES SENS (1).

L'homme est né pour jouir. Ainsi parle l'enfant même au berceau, appelant le sein de sa mère; et le vieillard qui se plaît encore à attiser la flamme du foyer; l'enfant qui s'amuse avec ses jouets; la fille qui aime la danse; le jeune homme qui aime le bain; et la mère de famille, livrée tout entière aux apprêts des fêtes domestiques; et le père joyeux, rentrant dans sa demeure et recevant les douces caresses de ses en-fants.

Toute la création connaît le plaisir et la jouissance. Pourquoi ces biens seraient-ils refusés à l'homme, doué d'une sensibilité plus exquise, plus délicate?

Certainement, l'homme est fait comme tous les êtres pour la jouissance et le plaisir, mais, seul, il dépasse, dans le choix et le nombre de ses jouissances, la juste mesure. Un animal, vivant en liberté, ne prend pas d'autre nourriture que celle qui convient à sa nature et à sa santé; il en prend ce qu'il faut pour son bien-être, et rien de plus; il ne boit que pour se désaltérer;

(1) Publié en 1795.

il ne se repose que quand il est fatigué ; il ne s'accouple que rarement, et seulement à des époques déterminées pour la propagation de sa race, quand un instinct irrésistible le porte vers l'objet de ses désirs.

La satisfaction de nos besoins sexuels n'a pas d'autre but que la conservation de notre vie, de notre santé, et la reproduction de notre race ; le plaisir est d'autant plus vif que les besoins sont plus forts et plus énergiques ; mais chez les hommes les plus heureux, chez ceux qui vivent conformément à la nature, il perd de son attrait, dès que le besoin est satisfait.

Au delà de cette mesure si souvent dépassée dans les classes moyennes et élevées, commencent la luxure et la débauche. Multiplier les excitations des sens, cela s'appelle vivre. « J'ai beaucoup vécu », dit le libertin énervé ; il me semble, au contraire, qu'il a vécu fort peu.

La nature a départi à chaque homme en particulier une certaine somme de plaisirs matériels que son système nerveux peut supporter sans préjudice pour la santé. L'homme tempérant apprendra bientôt, par une expérience faite de bonne foi, la limite qui convient à son organisation ; et, en respectant les lois de la nature, il est plus heureux que ne saurait le croire l'homme abandonné à ses désirs.

Celui qui, séduit par de funestes exemples ou par les avantages de la fortune, dépasse la somme de jouissances que comporte sa santé, s'apercevra que les sens répugnent d'abord à cet excès. La satiété, le dégoût, ce sont là des avertissements que donne la sagesse de la nature. S'il continue à fatiguer son corps par l'abus des plaisirs, s'il emploie des moyens factices pour réveiller ses nerfs engourdis, il parviendra sans doute à rendre son système nerveux très irritable, ce qui n'arrive point à l'homme tempérant; mais cette sensibilité excessive ne produit guère de jouissances réelles. Car, à mesure que, par des moyens artificiels, nous essayons d'augmenter le nombre et la vivacité de nos plaisirs, nos sens s'émoussent, et nos impressions deviennent chaque jour moins agréables.

Il faut au sybarite, pour exciter son appétit blasé, des épices, du sel, des vins forts et chargés d'alcool; les aliments les plus assaisonnés lui deviennent insipides, et son palais demande chaque jour des sauces nouvelles, de nouvelles inventions de l'art, qui combattent les mouvements du cardia, et lui fassent oublier sa fonction naturelle, son devoir, si je puis dire, de rejeter le superflu. Cet homme que deux ou trois plats ont bientôt rassasié, n'en exige pas moins impérieusement que le génie gastronomique lui serve encore deux ou trois services, dont les mets, par leur aspect agréable, par leur parfum suave, par leur saveur piquante et variée, enfin par l'abus des condiments, trompent sans cesse et de plus en plus les sens fatigués, et surtout la langue. Mais ce n'est là qu'un plaisir factice, tout d'imagination, ce n'est point une jouissance réelle, née d'un bien-être véritable et général.

Le paysan qui bat le blé dans la grange éprouve, en prenant son repas de bouillie de seigle, de pommes de terre et de sel, plus de jouissance que le gourmet, dont le dîner coûte peut-être mille fois davantage. L'un, gai, joyeux pendant le jour, dort, la nuit, d'un som-

meil profond et réparateur ; l'autre se couche l'estomac tout surchargé; il ne connaît qu'un sommeil léger,
plein d'angoisses, troublé par des rêves pénibles, et,
quand il se lève le matin, il a le front assombri, la langue épaisse ; ses bâillements convulsifs attestent assez
que la nuit ne lui a point apporté un repos bienfaisant
et salutaire.

Lequel vaut mieux, du repas pris sous le chaume
ou du somptueux festin? Qui, du paysan ou du gastro-
nome, a goûté la jouissance la plus élevée, la plus
réelle? A quelle table s'est assis le vrai plaisir?

Le villageois qui boit de la bière le dimanche,
éprouve ce jour-là plus de plaisir que le riche Président
n'en a trouvé à boire pendant toute la semaine les vins
les plus exquis et les plus chers. L'un, en se désalté-
rant tous les jours de travail à la source voisine de sa
pauvre chaumière, a conservé sa santé, son humeur
joyeuse; l'autre a dépensé beaucoup d'argent pour
s'échauffer et s'étourdir.

En vain le libertin s'imagine qu'à dissiper honteusement des forces créées pour une fin plus noble, il trouvera de vifs plaisirs et des jouissances heureuses. Sans
parler de l'affaiblissement et des souffrances sans nombre qui sont les suites inévitables de ses écarts insensés,
sans rappeler qu'il se prive ainsi des douces joies de
la paternité, sans montrer les rides précoces que la
débauche marque profondément sur son front sillonné,
le libertin reste toujours l'esclave misérable d'une
habitude qui lui cause moins de plaisir que de peines
et de douleurs. Infortuné! il ignore les charmes inef-
fables de ces rares et féconds embrassements d'une

tendre épouse, dont la vertu, la pudeur inspirent le respect, et savent remplir le lit conjugal des jouissances d'un véritable amour.

Celui qui aime à vider jusqu'à la lie la coupe de la volupté, pourra trouver ce qu'il cherche sur la couche effrontée des courtisanes. Mais adieu à toute sensation délicate! le cœur s'émousse; l'amour, cet ange du ciel, devient pour l'enfant perdu de la débauche un jouet ridicule. Bientôt le libertin verra ses sens même s'engourdir et s'éteindre, si bien qu'il faudra, pour les exciter, les plus grossiers aiguillons et des ressources qui, en révoltant la pudeur, font frémir l'imagination. L'épuisement du corps et de l'âme, le mépris de soi-même, le dégoût de la vie, une mort misérable et prématurée, voilà donc les fruits de ces prétendus plaisirs!

Que les hautes classes sachent le comprendre, elles qui s'efforcent de se distinguer par le raffinement des mœurs, par l'éclat du dehors et des apparences, pourquoi, dans les choses de l'amour, sont-elles si inférieures aux classes pauvres? Pourquoi tombent-elles si bas et dans un tel excès d'abrutissement? C'est qu'elles veulent trop jouir, et trop vite. Les riches pourraient être heureux s'ils connaissaient la véritable, l'unique voie qui conduit au bonheur, la source intarissable des jouissances les plus réelles et les plus vives, des joies abondantes et profondes : la modération.

II.

SOCRATE ET PHYSON.

LES APPARENCES ET LA RÉALITÉ ; OÙ SE TROUVE LE BONHEUR (1).

SOCRATE.

Bonjour, Physon, je suis content de te voir et de
t'approcher : de loin j'admirais déjà l'éclat et la beauté
de ta robe.

PHYSON.

Elle me coûte je ne sais combien de drachmes ; le
pourpre a dû, pour la teindre, fournir trois fois son
suc précieux, Désormais il n'est personne qui puisse se
mesurer avec moi ; les plus riches citoyens d'Athènes
évitent ma rencontre et me jettent des regards d'envie.
Quel changement! avant que j'eusse fait un héritage,
je passais obscur et ignoré.

SOCRATE.

Ainsi maintenant tu vaudrais beaucoup plus, tu serais plus heureux qu'aux jours où, pour un faible sa-
laire, tu bêchais mon jardin?

PHYSON.

Certainement; car n'est-ce pas le bonheur que de
pouvoir passer à table les heures du jour et de la nuit,
de se faire servir les mets les plus délicieux et les plus
chers, de verser à de nombreux convives du vin des
Cyclades, du vin de cinquante ans, et d'achever leur
ivresse par les concerts des joueurs de cithare et des

(1) Publié en 1795.

chanteuses? N'est-ce pas le bonheur que de posséder de vastes domaines et d'avoir à ses ordres des troupeaux d'esclaves ?

SOCRATE.

Physon, avant d'avoir recueilli cet héritage, tu étais sain d'esprit et de corps; tu avais pour richesse une petite maison, l'amour de ta femme, de tes enfants, de tes voisins, le prix de ton travail qui te faisait vivre, enfin les trésors d'une santé florissante et solide. A combien monte ton héritage?

PHYSON.

Cinq millions.

SOCRATE.

A combien évalueras-tu, en argent, la différence qui se trouve entre un fou, comme ce malheureux Aphron, et un homme jouissant de toute son intelligence, de toute sa raison ?

PHYSON.

Plus de cent millions !

SOCRATE.

Pour quel prix donnerais-tu tes cinq enfants?

PHYSON.

Je ne les donnerais pas pour toute ma fortune. Les médecins seraient les rois du monde, s'ils pouvaient remédier à la stérilité ou sauver les enfants de la mort.

SOCRATE.

Très bien! mais alors il me semble que ta femme n'a pas valu moins.

PHYSON.

Par Junon ! je ne la donnerais pas pour des millions, si elle vivait encore. Excellente femme, si fidèle, si bonne ménagère ! quand j'étais pauvre et que je vivais de fèves, je ne l'aurais pas échangée contre tous les trésors de la terre.

SOCRATE.

Mais pour un moindre prix tu accepterais bien la cécité, la paralysie, la surdité, la fièvre lente?

PHYSON.

Que Jupiter me préserve de ces maux ! Le soleil qui dore les collines, quand, le matin, il se lève du sein de l'Océan au milieu des nuages, pour répandre sur le globe habité la vie et la joie avec les rayons de la lumière ; les chants mélodieux de Philomèle dont la voix lutte avec la lyre d'Apollon ; la vivacité du sang qui coule dans mes veines, l'haleine pure qui s'échappe de ma poitrine, la vigueur de mon estomac et les charmes du sommeil bienfaisant, t'imagines-tu que ce soient là des biens à vendre et que je veuille changer contre de l'or?

SOCRATE.

Qu'Hygiée te les conserve ! Mais, d'après ton calcul, il me paraît que ton héritage ne t'a guère enrichi : c'est une poignée de sable apportée sur la grève. Que sont en effet les cinq millions que tu viens de recueillir, comparés aux innombrables trésors de ton bonheur passé? Voyons, est-ce pour ce léger accroissement de ta richesse que tu t'estimes heureux? si tu méprises ta vie antérieure et ta pauvreté féconde en plaisirs véritables, je te plains, car je suis forcé de croire que tu n'as jamais rendu aux dieux immortels les actions de grâces qui leur étaient dues. C'est un tort, mon ami, surtout pour toi qui es d'ailleurs un homme honorable. Est-ce que auparavant les dieux regardaient ton offrande de sel et de farine grillée avec moins de bienveillance qu'ils ne regardent aujourd'hui tes sacrifices solennels?

Physon, attends qu'il fasse nuit, et touche alors cette robe que tu portes; est-ce que dans l'obscurité tu sentiras le prix de cette étoffe éclatante? Tu ne verras, tu ne sentiras rien, si ce n'est que ton corps est couvert. Mais ne l'était-il pas également lorsque tu vivais à travailler de tes mains pour quelques oboles? Trouves-tu maintenant à écouter les flatteries de tes parasites plus de plaisir que tu n'en goûtais autrefois en recevant de ton patron une poignée de main quand il était content de toi? Marches-tu maintenant plus à l'aise sur des tapis brodés d'or qu'autrefois sur le gazon et sur des tapis de verdure? Peut-être le vin de Perse te désaltère-t-il mieux que ne faisait la source voisine de ta chaumière, couverte de mousse? Peut-être quand tu te lèves à midi de la couche moelleuse où tu as cherché le repos après un brillant festin, tu sens tes forces mieux réparées qu'autrefois sur la natte de paille où tu te couchais après les travaux de la journée? Probablement les langues de phénicoptères servies dans des plats d'or, lors même que ton estomac toujours surchargé ignore pour ainsi dire la faim, semblent plus agréables à ton palais que le lait et le pain après les durs travaux du jour? Sans doute les caresses étudiées des courtisanes offrent à tes sens qui s'émoussent chaque jour davantage une jouis-

sance plus pure, plus durable, que ne faisaient les embrassements tendres et sans artifice de ton épouse
fidèle, lorsque sa chevelure noire, sans parure et sans
ornement, tombait sur ses épaules brunies au soleil,
que son sein toujours chaste n'était agité que pour toi,
et que pour toi seul ses yeux noirs brillaient d'amour?
Peut-être dans les palais aux colonnes de marbre peu-
plés d'esclaves de prix, peut-être dans un lit incrusté
d'ivoire, à côté de sacs remplis d'or, est-on à l'abri
des maladies, des coups de foudre et des voleurs,
plus que dans l'humble chaumière pourvue de vivres
pour plusieurs jours et entourée de voisins et d'amis fidè-
les? Physon! Physon! ne méconnais pas la destinée de
l'homme, ne méconnais pas le bonheur de tes jours
passés, et ces jouissances paisibles que t'a si longtemps
accordées la faveur des dieux immortels. Examine toi-
même si tu n'as pas sujet de regretter ton sort antérieur, et si ta position actuelle est véritablement digne
d'envie.

Connais-tu cet homme, vêtu de laine grossière, qui
vient de passer? Sa figure vénérable respire un vaste
amour de l'humanité : c'est le médecin Eumène. Les
richesses que son art lui rapporte, il ne les consacre
point à acheter de splendides maisons de campagne, à
épuiser toutes les fantaisies du luxe et de l'opulence.
Son bonheur est de faire le bien. Pour ses besoins modestes il n'emploie que le dixième à peu près de son
énorme revenu. Il fait valoir le reste, et comment? A
secourir les pauvres dans leurs maladies, à leur fournir des médicaments, à nourrir leurs familles pendant
la convalescence, à rafraîchir les mourants avec le plus

précieux de ses vins. Il va chercher les malheureux dans leurs tristes demeures et leur apparaît comme une divinité bienfaisante. A l'heure même où le soleil vivifiant, cette image du Dieu inconnu, craint de se montrer aux mortels, Eumène va porter son secours, ses consolations et ses conseils dans les asiles de la misère. On l'adore comme dans les anciens temps on adorait les demi-dieux bienfaisants, Osiris, Cérès, Esculape. Veux-tu marcher sur ses traces, Physon? Reviens à toi-même, et mon estime te sera rendue.

XII

UNE ALLIANCE

EST-ELLE POSSIBLE ENTRE L'HOMŒOPATHIE ET L'ALLOPATHIE ?

Déclaration de S. Hahnemann (1).

J'invite tous mes vrais disciples à publier leur opinion sur le mémoire du docteur Kretzschmar (2), et je vais leur en donner l'exemple.

L'emploi des mélanges de médicaments, association dont même les personnes étrangères à la médecine sentent l'inconvenance, n'est pas le seul motif qui doive faire rejeter l'allopathie, puisqu'elle n'hésite pas non plus à accabler la vie, souvent d'une manière irréparable, au moyen d'un seul médicament, par exemple, du calomélas. Elle doit l'être encore en raison des autres procédés par lesquels elle épuise les forces et les humeurs du corps malade, à l'aide soit des émissions sanguines, des sudorifiques, des bains chauds, des vomitifs et des purgatifs, soit de moyens doulou-

(1) Au sujet d'un mémoire du docteur Kretzschmar sur cette question (*Archives de la médecine homœopathique*, Paris, 1835, t. II, p. 177). Dans ce mémoire, l'auteur, tout en déclarant cette alliance impossible, n'avait point repoussé absolument l'emploi de palliatifs empruntés à l'ancienne école.

(2) MM. Rummel, Muller, Trinks, Rueckert, Tietze, Hartlaud ont également publié leur opinion sur le mémoire de Kretzschmar (*Archives*, t. II, p. 187 à 220).

reux, comme les cautères, les vésicatoires, les sinapismes, l'acupuncture, le moxa, l'adustion, etc., procédés qui tous débilitent incroyablement la force vitale,
dont l'énergie, combinée avec l'action du remède bien
choisi, peut seule procurer la guérison.

La seule homœopathie sait et enseigne que la guérison n'est opérable qu'au moyen de toute la force vitale encore existante chez le malade, quand un médicament parfaitement homœopathique au cas présent de
maladie, et administré à la dose convenable, détermine
cette force à mettre en jeu son activité curative. L'un
des plus inestimables avantages de l'homœopathie est
donc de ménager autant que possible, dans le traitement, cette force vitale, indispensable à la guérison.
C'est là ce qui la place infiniment au-dessus de toutes
les méthodes allopathiques. Elle seule donc évite tous
ces moyens ruineux pour la vie, jamais nécessaires, et
constamment contraires au but.

Il faut que l'homœopathe connaisse bien peu son art,
qu'il soit bien inhabile à choisir les remèdes et à les
employer convenablement, pour ne pas savoir, sans
maltraiter ainsi ses malades, les guérir d'une manière
infiniment plus sûre, plus prompte et plus parfaite que
ne le pourraient les médecins les plus accrédités de
l'ancienne école.

Depuis quarante ans je n'ai ni versé une seule goutte
de sang, ni ouvert des cautères, ni appliqué de rubé-
fiants ou de vésicatoires, ni cautérisé ou acupuncturé;
je n'ai jamais épuisé mes malades par des bains chauds,
je ne leur ai jamais soutiré leurs meilleurs sucs vitaux
par des sudorifiques, jamais je n'ai eu besoin de balayer

leur corps et de ruiner leurs organes digestifs par des
vomitifs ou des purgatifs, et cependant j'ai guéri avec
tant de succès, même sous les yeux d'ennemis qui n'au-
raient pas manqué de relever le moindre faux pas, que
la confiance publique appelle auprès de moi les malades
de toutes les classes, des contrées les plus proches
comme des pays les plus éloignés.

Ma conscience est pure : elle me témoigne que j'ai
toujours cherché le bien de l'humanité souffrante, que
j'ai toujours fait et enseigné ce qui me paraissait être
le mieux, et que je n'ai jamais eu recours aux procédés
allopathiques' pour complaire aux malades et ne pas
les éloigner de moi ; j'aime trop mes semblables et le
repos de ma conscience pour agir ainsi.

Ceux qui m'imiteront pourront, comme je le fais au
bord du tombeau, attendre avec calme et confiance le
moment de reposer leur tête dans le sein de la terre,
et de rendre leur âme à un Dieu dont la toute-puissance
doit faire trembler le méchant dans son cœur.

Discours de Hahnemann à la Société homœopathique gallicane (1).

Messieurs,

Je suis venu en France pour la propagation de l'homœopathie, et je me sens heureux de me trouver au
milieu de vous.

Au nom de tous les homœopathes, je remercie le
gouvernement français de la liberté qu'il accorde à nos

(1) *Archives de la médecine homœopathique.* Paris, 1835, t. III,
p. 321-322.

réunions et à nos travaux. J'espère que bientôt des faits plus nombreux lui prouveront l'excellence de notre art, et qu'alors il nous accordera les moyens de l'exercer convenablement pour le plus grand bien de l'humanité.

Dans un écrit qui paraîtra bientôt, je parlerai au public de l'homœopathie, que la malveillance et quelques erreurs lui ont fait imparfaitement connaître. Je lui dirai ce que doit être un homœopathiste, et quelles vertus il doit apporter dans la pratique d'un art aussi bienfaisant.

Je ne reconnais pour disciples que ceux qui pratiquent l'homœopathie *pure* et dont la médication est absolument exempte de tout mélange avec les moyens employés jusqu'ici par l'ancienne médecine. Au nom de ma vieille expérience, j'engage le public à ne donner sa confiance qu'aux zélés sectateurs de ma doctrine qui auront entièrement renoncé à cette médecine homicide; ma longue et heureuse pratique, attestée par mes journaux, dont j'offre la communication, prouve que l'homœopathie *pure*, exercée par ceux qui l'ont étudiée profondément et qui la savent exactement, suffit *seule* à tous les besoins de l'humanité souffrante.

Je remercie la Société gallicane de ses travaux. Je vois avec grand plaisir au milieu d'elle des hommes laborieux et zélés qui continueront ce qu'ils ont si heureusement commencé. Je suis vivement touché des preuves d'attachement que j'ai reçues de tous les membres qui la composent. Je m'unis au zèle qui les anime, et je seconderai leurs efforts pour la propagation de cet art divin ; car l'âge, qui n'a point ralenti ma marche, n'a pas non plus refroidi mon cœur ni affaibli ma pensée, et l'homœopathie sera toujours un culte pour moi.

Quant à la Société de Paris, si l'on a pu jusqu'ici, sauf quelques exceptions que je me plais à reconnaître, trouver qu'elle laissait à désirer une instruction plus approfondie de notre art, la faute en est sans doute à la nouveauté de l'apparition de l'homœopathie à Paris. En exhortant messieurs les membres de cette Société à un redoublement indispensable d'étude, je leur ferai observer, ainsi qu'à vous tous, messieurs, que, lorsqu'il s'agit d'un art sauveur de la vie, *négliger d'apprendre est un crime*. Aussi suis-je convaincu que ce reproche ne vous sera plus adressé; car, animés comme vous l'êtes de l'amour de l'humanité, vous ne négligerez rien pour atteindre le but que nous nous proposons et auquel vous parviendrez certainement, si, comme je le souhaite vivement, vous restez unis de cœur et de doctrine.

Et vous, studieuse jeunesse française, vous que les vieilles erreurs n'ont pas encore pu atteindre, et qui, dans vos veilles laborieuses, ne cherchez que la vérité, venez à moi! car je vous l'apporte, cette vérité tant cherchée, cette révélation divine d'un principe de la nature éternelle. C'est aux faits qui attestent son existence que j'en appelle pour vous convaincre; mais ces faits, n'essayez de les accomplir vous-mêmes que lorsqu'une étude consciencieuse et complète en assurera le succès. Alors, comme moi, vous bénirez la Providence de l'immense bienfait qu'elle a fait descendre sur la terre par mon humble entreprise; car je n'ai été qu'un faible instrument de sa puissance, devant laquelle tout doit s'humilier.

XIII

CORRESPONDANCE (1).

———❖———

I.

AU DOCTEUR STAPF.

Leipsick, 3 septembre 1813.

Mon cher ami,

L'attachement que vous montrez pour ma personne, et votre dévouement à notre art me comblent de joie et me consolent de bien des peines. Ménagez-vous, et jugez toujours ce que vous pouvez, dans un temps donné, faire, penser, écrire et exprimer, sans épuiser vos forces et sans les user trop vite. Alors vous pourrez compter sur une santé durable et sur une longue carrière. Croyez-moi, dans une vie longue, menée avec un esprit calme et réfléchi, on peut faire beaucoup de bien à soi-même et aux autres. Vous avez des dispositions à tout ce que j'exige ici de vous, et vous arriverez certainement au but. Ce qui me le prouve, c'est l'envoi que vous m'avez fait des symptômes de *rhus*, *chamomilla*, *pulsatilla*, *nux vomica*, *cina*, *opium*. Vos observations sont exactes et consciencieuses. Continuez de travailler

(1) *Neues Archiv für die homœopathische Heilkunst.*, Bd. 1, Heft., 1-2.

dans ce sens. Ce que nous faisons sous cette inspiration est un acte religieux qui tend au bien de l'humanité; que les hommes reconnaissent ou non la pureté de nos intentions bienfaisantes, nous ne travaillons pas seulement pour les applaudissements de la foule : le saint des saints, le tout-puissant voit avec plaisir nos efforts, et c'est pour lui seul et pour notre conscience que nous vivons ici-bas et là haut.

Vous avez raison de croire que l'aggravation des symptômes, produite par un médicament, indique probablement que celui-ci peut produire par lui-même des symptômes analogues. Cependant nous ne devons pas classer ces symptômes dans la série des effets purs et positifs; au moins nous devons être très réservés sur ce point dans nos écrits. Il faut en garder souvenir, afin de pouvoir les examiner avec une attention convenable, lorsque, dans l'emploi d'un médicament, ils se présentent purs à notre observation, sans avoir paru antérieurement.

Si je vous propose une substance pour en faire sur vous-même quelques essais, j'aurai soin d'en choisir une qui ne puisse nuire à votre santé et qui ne vous fatigue pas trop. Il faut éviter tout péril et tout excès. Je vous transmets ci-contre de la teinture de vrai *ellébore noir*, que j'ai cueilli moi-même. Chaque goutte ne contient que 1/20ᵉ de grain de racine. Un jour que vous vous sentirez en bonne disposition et que vous n'aurez mangé à votre dîner rien de médicamenteux (persil, raifort, etc.), vous verserez une goutte dans huit onces d'eau auxquelles vous ajouterez un gros d'esprit-de-vin, afin de prévenir la décomposition du liquide pendant le temps nécessaire pour le prendre ; puis, après l'avoir fortement secoué ; vous en prendrez à jeun une once toutes les deux heures environ , jusqu'à ce que vous vous sentiez trop vivement affecté.

Dans le cas, nullement probable, où il se manifesterait des symptômes incommodes , quelques gouttes de la teinture de camphre dans une once d'eau, ou plus au besoin , vous auront bientôt débarrassé de tout malaise.

Une fois l'action de l'ellébore noir épuisée , vous ferez bien d'essayer la vertu du *camphre* seul (c'est un remède divin). Vous en dissoudrez environ 2 grains dans 1 gros d'alcool ; vous verserez la dissolution dans 8 onces d'eau, et vous prendrez le tout en quatre ou en six fois dans les vingt-quatre heures , en observant les mêmes mesures de précaution.

Vous devriez insérer de temps à autre, dans l'*Indicateur universel*, quelques articles en faveur de l'art homœopathique. Vous avez un style fleuri , coulant et vigoureux , et la bonne cause a besoin d'un apôtre tel que vous. Rien ne sert tant à former l'esprit que d'échanger des idées dans la conversation et de les exposer dans des écrits publics. Cet exercice donne avec le temps une grande justesse à l'intelligence, de la clarté au style, et une grande facilité pour exprimer complétement nos pensées et pour les communiquer aux autres. C'est ainsi que nous arriverons à propager notre doctrine par l'éloquence , et que nous dominerons notre époque.

18

II.

Leipsick, 24 janvier 1814.

Mon cher ami,

Dans le petit Mémoire que vous avez lu, vous m'avez donc réellement reconnu *ex ungue* (quoique je ne ressemble guère à un lion, et que, vous l'avouerez volontiers, j'aie soigneusement évité toute allusion à l'homœopathie). Je voudrais pouvoir obtenir le même succès dans tous mes écrits anonymes, afin d'amener les médicastres aux saines lois de l'expérience, sans qu'ils aperçussent la main qui les frappe et qui vient ainsi au secours de la science. Ils le sauront plus tard à leur grande honte. S'ils étaient prévenus d'avance, ils rejetteraient tout d'abord ce que je propose, et refuseraient d'en faire l'essai. C'est ce qui est arrivé dernièrement à feu M. le docteur Riedel (Dieu veuille donner la paix à son âme). Ce brave homme avait souvent affaire avec la fièvre des hôpitaux, et faisait, comme de raison, beaucoup de victimes. On lui parla de ma méthode curative : « Moi, dit-il, j'aimerais mieux crever, que de prendre un remède de Hahnemann (comme si j'avais des remèdes particuliers). » Il fut bientôt atteint lui-même de la fièvre et succomba. J'ai plaint cet homme aveugle. Pardonnez-leur, mon Père, car ils ne savent ce qu'ils font !

J'espère avec vous que tout ira mieux désormais. Notre asservissement politique imposait silence aux âmes bien intentionnées ; les meilleurs esprits étaient tellement subjugués par la crainte, que nul n'osait parler un peu haut. On n'entendait que la voix de la plèbe servile, heureuse de pouvoir, à la faveur de la démoralisation générale, satisfaire ses mauvais penchants, et d'opprimer, à l'exemple de l'oppresseur en chef (1), par la parole et par la presse, toutes les bonnes et nobles idées. Cette tourbe littéraire a seule osé lever la tête dans ces dix dernières années, en s'efforçant de renverser et d'anéantir tout ce qui avait une tendance généreuse et libérale. Maintenant que l'esprit de nos glorieux ancêtres, l'héroïsme, la fermeté, la fidélité, l'amitié, la probité, l'humanité, l'ardeur pour la vérité et pour le bonheur du genre humain, semblent se réveiller chez les pasteurs des peuples, et que tous les hommes bien pensants paraissent suivre leur exemple, il faut espérer que les enfants des ténèbres se tairont, éblouis par le jour qui commence à poindre. La vérité viendra de nouveau s'asseoir sur le trône, et le bien ne sera plus si honteusement méconnu. Ainsi soit-il !

Je vous envoie ci-joint de la teinture mère, ainsi que la 12ᵉ dilution de *rhus*, avec la teinture mère et la 18ᵉ dilution de *bryonia*. De temps immémorial on a fait de cette dernière substance un usage peu sensé. Il y a plusieurs siècles, on l'employait ordinairement à la dose énorme de plusieurs grains, et on la regardait comme un remède héroïque, provoquant des évacuations par haut et par bas. Dans les derniers siècles, les médecins en ont cessé l'usage ; ils ne savaient comment employer ce don de Dieu, terrible entre leurs mains.

(1) Napoléon.

Pour moi, je n'ai pu administrer la bryone aussi fréquemment que certains autres remèdes, car elle est
moins souvent indiquée. Toutefois elle m'a fourni un
certain nombre d'observations, comme vous pouvez
vous en convaincre par l'esquisse ci-jointe, dans laquelle l'ordre des symptômes n'est, du reste, qu'imparfaitement indiqué.

La fièvre qui a régné pendant l'automne et l'hiver
dernier se distingue, par des différences très marquées,
de celle que l'on a observée au printemps de la précédente année ; elle exige en conséquence un autre
traitement, puisque, nous autres homœopathes, nous
sommes assez peu déraisonnables pour ne pas nous
arrêter à des noms vagues et sans signification précise,
comme « fièvre des hôpitaux » ou « fièvre nerveuse »,
et que nous ne savons pas nous contenter des recettes
indiquées à ces noms dans les formulaires. Messieurs
nos collègues qui ne sont pas infectés d'hérésie, ont
moins de peine que nous : leurs formulaires les tirent
d'embarras, *e quibus omnium versatur urna, serius ocyus
sors exitura et œgrotos in æternum exilium impositura
cymbæ.*

. Mais, trêve de plaisanteries ! Sérieusement, dans
l'épidémie régnante, outre les états qui vous sont déjà
connus, il en est d'autres où l'on ne peut se passer
d'*arsenic*, des états que l'arsenic provoque par lui-même
et dans son effet primitif. Par exemple, le malade
éprouve une soif continuelle, il ne cesse d'humecter
ses lèvres et ne peut boire beaucoup ; il a les mains et
les pieds froids ; il se fait illusion sur ses forces et se
hasarde à se lever ; mais alors il s'affaisse ; il veut aller

d'un lit à l'autre et se trouve pris d'une angoisse excessive, surtout vers la troisième heure de la nuit ;
lorsqu'il ferme les yeux, ou même quand il les tient
ouverts, il voit devant lui des figures et des images qui
souvent ne présentent rien d'horrible et d'effrayant,
mais qui n'ont aucune espèce de réalité ; il est pusillanime, d'humeur pleureuse et craintive, et redoute la
mort ; il est saisi subitement d'accès de suffocation avec
ou sans toux, surtout le soir, quand il est couché ; il
éprouve souvent des nausées et un affaissement général. Dans ce cas, un globule imbibé de la 30e dilution
ne manque pas de produire un effet surprenant.

Il est encore d'autres états où le *pôle sud de l'aimant*
se montrera fort utile ; je me réserve de vous fournir
de vive voix des renseignements plus détaillés sur ce
point.

Adieu. Continuez à faire le bonheur des hommes, et
rappelez-vous quelquefois votre ami   H.

P. S. Si dans la fièvre des hôpitaux, qui sévit en ce
moment, les maux de tête siégent dans le front avec
douleurs expansives ou pulsatives, *rhus* seul suffit.
Dans la convalescence, *arnica* sera souvent d'un bon
emploi.

Un mot encore, pour montrer comment nos collègues
se livrent à leurs recherches et combien ils s'en forment d'idées fixes et confuses. Dernièrement, une personne que je soigne pour une maladie chronique m'é-
crivit de lui indiquer le traitement à suivre dans le cas
où la maladie régnante atteindrait quelqu'un de sa famille. Je lui répondis de s'enquérir des symptômes

saillants de la maladie. Cette personne chargea de
ce soin son médecin ordinaire. Je vous adresse la note
que j'ai reçue ; vous y verrez l'ignorance de cet homme
sous une fausse apparence d'érudition. Supposant que,
dans l'ensemble, la fièvre dont on me parlait si con-
fusément ne devait pas différer beaucoup de la nôtre,
j'envoyai à mon correspondant deux ou trois flacons
étiquetés, renfermant chacun des globules, et j'indi-
quai la manière de prendre chaque remède, tel globule dans tel cas, etc. On montra tout cela au médecin, et le pauvre homme de s'écrier : « Ma foi, j'y
perds mon latin ! » — « Ah ! me dis-je, il y a bien longtemps que c'est fait ! »

III.

AU MÊME.

Leipsick, 19 décembre 1815.

Mon cher ami,

Je vous envoie des listes de symptômes dressées par
plusieurs de mes élèves, et par M. Franz, porteur de
cette lettre ; vous y trouverez de nombreux et utiles
renseignements : *His utere mecum!* Renvoyez-les-moi
après les avoir copiées, pour que je puisse les rendre à
chacune des personnes qui me les ont fournies.

C'est chose impossible, contre nature, qu'un des
médecins en vogue de l'ancienne école vienne se ranger à notre parti. S'il est en grand renom, comme vous
l'imaginez, il doit sa réputation à la routine ordinaire

dont il a su habilement rajeunir les formes usées ; il a
compilé dans de nombreux ouvrages toutes les sottises
de la médecine vulgaire ; il a inventé un système subtil,
inintelligible, impénétrable ; enfin, il a poussé plus loin
que ses collègues toutes les subtilités , toutes les niai-
series à la mode ; il a menti plus hardiment que les
autres, et c'est ainsi qu'il est parvenu rapidement à la
fortune. Un tel homme est depuis longtemps dévoué au
culte du mensonge et du sophisme , qui lui ont valu sa
haute position. Le fatras de ses connaissances superficielles ne lui permettra jamais de comprendre la dignité de la vérité simple, modeste , et lors même qu'il
serait frappé de ses rayons, il se garderait bien de la
prendre sous son patronage, car elle donne un démenti
formel à toute sa science, à tout ce qui le gonfle d'importance et d'orgueil, car elle le réduit à néant. Avant
de devenir notre disciple , il faudrait qu'il foulât d'a-
bord aux pieds tous ses oripeaux. Et que deviendrait le
grand homme destiné à nous appuyer de son crédit, si
nous le dépouillons de son infaillibilité, s'il voit l'éclat
de son omniscience , source unique de sa fortune , s'é-
teindre complétement dans l'étude de la vérité nouvelle ? Comment pourrait-il devenir notre protecteur,
sans avoir d'abord saisi la vérité, c'est-à-dire sans avoir
passé d'abord par notre école (1) ? Alors s'écroulerait
tout l'édifice de sa grandeur ; pour rendre des services
modestes dans notre art, c'est lui qui aurait alors besoin

---

(1) « En vérité, en vérité, je te dis que si un homme ne naît de nouveau, il ne peut voir le royaume de Dieu.

(Év. selon saint Jean , chap. iv, v. 3).

de *notre* protection ; pour nous, qu'aurions-nous à faire de la sienne ?

Notre art, pour réussir, ne demande pas des appuis politiques, des titres, des cordons, des rubans. Au milieu des mauvaises herbes qui poussent de tous côtés autour de lui, il croît lentement, inaperçu : le gland se fait chêne. Déjà la cime modeste de l'arbre grandissant s'élève au-dessus des ronces et des épines ; les racines s'enfoncent profondément dans la terre et se fortifient par des progrès insensibles, mais sûrs ; avec le temps, il deviendra le chêne sacré, le chêne de Dieu ; il étendra ses bras immenses vers toutes les zones, inébranlable au milieu des tempêtes : l'humanité, qui a souffert jusqu'ici tant de maux et de douleurs, se reposera sous son ombrage bienfaisant.

<hr />

IV.

AU MÊME.

Leipsick, 20 février 1816.

Mon cher ami,

Vous avez oublié de me donner quelques détails nécessaires sur l'affection oculaire de madame R... Vous ne m'avez pas dit, par exemple, s'il lui est impossible de lire avec des verres convexes, légèrement grossissants, de 18 à 20 pouces de rayon ; si, avec des lunettes bien choisies, elle ne peut voir aussi bien qu'autrefois avec sa vue naturelle ; si, à une grande distance, elle ne reconnaît pas aussi bien et même mieux qu'auparavant, la pomme d'une tour ; en un mot, si elle est seulement devenue presbyte. Dans ce cas, à défaut d'une médication capable de guérir la presbyopie, les lunettes seraient d'une grande utilité. C'est une ressource qui doit suffire ordinairement.

Si, au contraire, les lunettes ne remédient pas complétement à la faiblesse de la vue (ce dont il faut se convaincre par des essais répétés), si madame R..., même en se servant des verres les plus convenables, accuse toujours les mêmes troubles dans la vision, alors c'est tout différent. Les remèdes homœopathiques les plus connus contre la presbyopie avec vue trouble, sont *belladona*, *nux*, *mezereum*, *drosera*. Peut-être en trouverai-je quelques autres parmi ceux qui n'ont pas été encore transcrits. Cependant, comme il existe trop peu d'autres signes, nous devrons probablement nous contenter de *nux* pour le moment. Peut-être la malade éprouve-t-elle quelque somnolence avant l'heure du coucher, et s'éveille-t-elle vers quatre ou cinq heures du matin, plus tôt que ne font d'ordinaire les personnes de son âge. Dans le cas où les lunettes ne remédieraient pas complétement à toute l'affection, madame R... devra prendre d'abord un globule imbibé de la 6ᵉ dilution de *nux vomica*. Mais l'amélioration ne se fera pas sentir avant cinq ou six jours.

Le docteur E... n'est venu qu'une fois me rendre visite, et il n'est resté qu'une heure. Il paraît avoir du talent ; s'il veut l'employer à l'exercice de l'homœopathie dans les hôpitaux, où, comme vous l'avez très bien dit, elle trouve son application la plus certaine et la plus facile, alors le docteur E.. aura des droits à toute notre estime. Aujourd'hui nous n'avons qu'à le remer-

cier de la bonne opinion qu'il manifeste publiquement
sur le plus noble de tous les arts. Vous savez qu'à nos
yeux rien n'a plus de valeur que les faits.

Je vous remercie sincèrement de la liste de symptômes que vous m'avez envoyée. Les narcotiques, tels
que *hyoscyamus*, sont les plus difficiles à étudier. Je
regrette que la période où chaque symptôme a été observé soit rarement mentionnée. Dans les cas que vous
me signalez, les premières heures sont les plus importantes et les plus remarquables; plus tard il ne se présente que des effets consécutifs, même après de petites
doses. Il est impossible que *hyoscyamus* et *opium* produisent, dans leurs effets primitifs, des sensations de
douleur. Je ne saurais ici vous en dire davantage sur
cette question. Voilà déjà trois mille ans que les narcotiques ont été pour le monde inattentif un objet d'erreur et de mensonge. Il faut que nous fassions exception
à la règle commune : de qui pourrait-on attendre la
vérité, si ce n'est de nous?

Les observations sur *moschus* sont bonnes, mais peu
étendues.

Ammonium causticum a sa valeur (le symptôme d'ictère est précieux), mais il n'est utile que comme médicament composé. Vous rendriez service au monde médical, si vous vouliez essayer *ammonium carbonicum*,
substance simple, dont les effets sont tout autres.

A la prochaine fête de Pâques, paraîtra, si Dieu le
permet, le tome II de la *Matière médicale pure*. Vous y
trouverez assez complétement les symptômes de *causticum* (1).

(1) *Traité de matière médicale,* traduit par A.-J.-L. Jourdan. Paris,

Vos symptômes de *crocus* ont beaucoup de valeur ; j'aurais seulement voulu que l'époque des premiers troubles de la vue et celle de la gaieté y fussent indiquées : n'y a-t-il pas eu, avant ou après, une période d'abattement ?

Le *phosphore* renferme beaucoup de détails remarquables. Je vous remercie d'avoir ainsi agrandi le domaine de mes connaissances.

V (1).

Leipsick, 13 mars 1816.

Mon cher monsieur K... (2),

Si vous voulez vous conformer rigoureusement à mes conseils et vous contenter de ce que je puis faire de loin, je veux bien essayer de vous secourir. Le créateur bénira mes efforts.

D'abord, le genre de vie. Une vive application d'esprit, et des études continuelles sont très nuisibles à la santé des jeunes gens, dont le corps n'est pas encore complétement développé, surtout de ceux

---

1834. — Voyez surtout *Doctrine et traitement homœopathique des maladies chroniques*, traduit de l'allemand par A.-J.-L. Jourdan. Paris, 1846, t. II, p. 106.

(1) Cette lettre et la lettre VII ont été écrites à des malades qui s'étaient confiés aux soins de Hahnemann. Il n'est pas sans intérêt de voir dans quel esprit et dans quel langage il parlait à des malades qu'il traitait par correspondance.

(2) C'était un jeune savant qui, à force de lire et d'écrire, était affligé d'une faiblesse excessive de la vue, guérie rapidement par une stricte observance des préceptes diététiques et thérapeutiques de Hahnemann.

qui ont une grande sensibilité. C'est ce qui a manqué me coûter la vie à moi-même., entre quinze et vingt ans. A travailler de la tête, à méditer profondément, il s'use plus de force vitale qu'il n'en faut pour battre le blé dans la grange. Comment le corps, qui a besoin de tant de forces pour le développement nécessaire et irrésistible de l'organisme, pourrait-il se les laisser soustraire par les travaux de l'esprit? Comment pourrait-il se passer des efforts musculaires indispensables pour la digestion, et gênés par le travail du cabinet? Comment enfin pourrait-il être privé du grand air, sans qu'il en résultât un bouleversement complet de toute l'existence, ou au moins des états morbides dans les parties spécialement affectées : le cerveau, les nerfs, les yeux?

Si, à votre âge, j'avais eu, comme aujourd'hui, une saine intelligence de ces faits, j'aurais fait de plus grands progrès dans la science et j'aurais rendu au monde de plus grands services. Il est bien plus nécessaire de développer les forces du corps que celles de l'esprit. Celui-ci, en effet, n'a de puissance qu'autant que son activité trouve dans l'organisme des instruments convenables. Quel travail sérieux peut s'accomplir avec des instruments faibles et insuffisants? C'est dans un corps robuste, vigoureux, que l'esprit peut acquérir de la force pour entreprendre et exécuter des actes importants et durables. Conrad Gessner n'aurait pas publié ses chefs-d'œuvre d'histoire naturelle, il n'aurait pu en achever aucun, s'il n'avait compris à temps que la faiblesse de sa constitution était incapable de résister longtemps encore au double excès d'une vie studieuse et sédentaire, et d'échapper au danger d'une mort prochaine. Aussitôt il changea de régime; il prit soin de fortifier son corps par l'exercice et la fatigue, et, par ce moyen, il put dès lors terminer les travaux qui excitent encore aujourd'hui notre admiration. Il serait certainement parvenu à une vieillesse très avancée, s'il n'avait pas été enlevé par la peste du Levant.

C'est sur de tels faits que s'appuient les préceptes suivants; il suffit de quelques réflexions préliminaires. Plus le corps est sain, robuste, alerte, plus l'esprit travaille avec facilité et avec succès; tout le temps qu'on donne aux exercices du corps est largement compensé par les heureux effets qu'ils produisent sur l'intelligence même; ils lui donnent du ton et du mouvement; ils permettent à l'homme d'étude de faire en une demi-heure ce qu'il ne ferait pas en une demi-journée, en restant toujours enfermé dans une chambre. Ils changent des efforts pénibles et impuissants en un libre et facile élan.

C'est une heure après le dîner, et pas avant, que vous devez commencer votre travail.

A partir de huit heures du soir, vous cesserez tout à fait de lire et d'écrire; le sang doit alors, par degrés, circuler tranquillement dans tous les organes, et cesser de se porter avec trop d'abondance vers la tête (c'est l'effet produit par l'effort de la pensée). Il faut que le pouls reste calme jusqu'au moment où vous vous coucherez, vers dix heures. Une conversation agréable, qui ne fatigue pas, pourra remplir ces deux heures. Il vous faut un dîner substantiel et nourrissant, très peu épicé, peu salé. Vous ne mangerez pas trop souvent de la viande de porc, très rarement du veau; pour boisson,

ni thé, ni café, ni vin, mais de la bière qui ne con-
tienne que peu de houblon, ou de la bière blanche.

Quelque temps qu'il fasse, vous vous promènerez
tous les jours au grand air, pendant une heure entière (1). Vous choisirez chaque jour le moment où le
temps est le plus beau; s'il fait mauvais, vous sortirez
tout de même, même par le vent et la pluie. Dans ce
cas, pour éviter toute suite fâcheuse, il vous suffira de
changer de vêtements et de chaussures. Si vous trouvez
l'occasion de faire des armes, il sera bon de vous livrer
à cet exercice une demi-heure par jour : c'est un moyen
de donner du mouvement à la partie supérieure du
corps et de fortifier les bras, car vous devrez vous servir tour à tour de la main droite et de la main gauche.
A défaut de cet exercice, vous vous résignerez à une
occupation assez ennuyeuse, celle de scier du bois
pendant le même espace de temps.

Il est indispensable de tonifier d'abord l'ensemble de
votre constitution, avant d'employer des remèdes particuliers pour vous guérir les yeux. L'édifice croule
quand il est bâti sur de la boue ou sur du sable.

Quand vous aurez suivi pendant cinq ou six jours
le régime que je viens de vous indiquer, vous aurez
recours au remède ci-joint.

Prenez les globules le soir, suivant le numéro, c'est-
à-dire le premier globule (très petit), du petit flacon;
les soirs suivants, les globules contenus dans les
paquets.

_____

(1) Les promenades à cheval vous seraient beaucoup moins salutaires;
si vous sortiez en voiture, vous ne feriez pas d'exercice, pas d'efforts
musculaires, et c'est précisément de quoi vous avez besoin.

Lorsque vous aurez pris le onzième globule, vous me ferez un récit détaillé et circonstancié de tous les changements qui se seront produits, et vous continuerez l'usage des globules jusqu'à ce que je vous en envoie d'autres. Ce que vous avez de mieux à faire, c'est de mettre chaque jour par écrit, en peu de mots, les symptômes que vous observerez sur vous-même, et de m'envoyer ce journal. (Il est probable que vous sentirez de l'amélioration vingt-quatre heures après avoir pris les globules.) De plus, veuillez répondre aux questions suivantes :

1° L'œil gauche est-il tellement atteint de strabisme, que tout le monde puisse en remarquer la direction oblique ? Les pupilles ne se dilatent-elles pas dans l'obscurité ?

2° A quel degré éprouvez-vous des désirs vénériens ? Avez-vous souvent des érections ? Sont-elles de longue durée ? Les testicules ont-ils le volume convenable ? Sont-ils flasques et pendants, ou bien remontent-ils vers le ventre ? Le pénis est-il raccourci ou pendant ? Le scrotum est-il très petit et couvert de grosses rides, ou pendant et couvert d'une peau mince ? Les poils sont-ils épais ?

Avez-vous de la barbe au menton et à la lèvre supérieure ?

(Pour que l'esprit ait de la force et le corps de la vigueur, il faut que les parties génitales soient dans un parfait état de santé et de développement.)

3° Combien de fois, la nuit, avez-vous des éjaculations ? Voyez-vous avec plaisir une belle fille ?

4° Avez-vous beaucoup de cheveux sur la tête ? et de quelle couleur ?

Vous devez vous abstenir de toute lecture avant de dormir. Il serait bon que, pour alterner, vous pussiez lire et écrire debout sur un pupitre.

Je vous ferai connaître plus tard si vos yeux ont besoin d'applications extérieures.

VI.

AU DOCTEUR STAPF.

Leipsick, 17 décembre 1816.

Mon cher ami,

Je ne répondrai qu'à la dernière de vos deux lettres, c'est la plus importante. Je prends le plus vif intérêt à l'heureux événement qui est venu augmenter votre famille. Que votre petite fille grandisse et devienne la joie de ses parents ! Pour ma part, j'ai toujours regardé comme un des faits les plus importants de ma vie les couches de ma femme et l'accroissement de ma famille. Un être que j'ai contribué à former dans un effort commun avec celle qui m'est étroitement liée, un homme nouveau, né de notre sang, vient au monde augmenter les joies et les souffrances salutaires de son père et de sa mère, qui doivent le diriger dans la vie et le préparer à une existence supérieure dans l'éternité. Quel tableau solennel et bien propre à nous inspirer de graves et sérieuses réflexions !

Voyez sous quels auspices le nouveau citoyen fait son

entrée dans la carrière! Sa mère suspendue entre la vie et la mort, ignorant si ce combat doit mettre fin à son existence terrestre, si elle laissera dans le deuil ses enfants orphelins et son mari saisi d'angoisse. Déjà je vois s'ouvrir la tombe de l'épouse, la tombe où s'ensevelit le bonheur du mari et des enfants; les portes de l'éternité sont ouvertes, et pourtant, à côté de cette scène terrible, voici une existence nouvelle qui commence : un être d'origine divine a fait dans la terre sa joyeuse entrée. Dans ces moments critiques qui commandent le respect, Dieu tient en sa main la destinée de deux créatures. Quelle attente pleine de saisissement et d'angoisse !

Je le répète, la naissance de mes enfants a toujours influé profondément sur ma vie intérieure, et j'ai regardé chaque accroissement de ma famille comme une sorte d'épreuve que le grand principe du bien, le père des esprits, m'impose pour purifier ma conscience. Je me suis efforcé d'employer à mon amélioration morale ces moments solennels qui nous préparent pour l'éternité; j'ai essayé alors d'effacer en mon cœur toutes les taches, toutes les traces d'envie, de mensonge, d'hypocrisie et de fausseté, d'anéantir en moi toute inclination à déguiser mes véritables convictions dans ma conduite ou dans mes paroles. C'est dans ces heures que j'ai fait le vœu solennel de n'entretenir dans mon âme que des sentiments simples et honnêtes, avec l'amour de la vérité, et de chercher mon bonheur dans un perpétuel perfectionnement de moi-même, tel qu'il convient à un citoyen de l'éternité, et dans le plaisir d'être utile à mes semblables, sous les yeux de l'Être suprême, du

Père commun, du Dieu de vérité dont la toute-puissance
nous environne, dont l'intelligence découvre dans les
replis les plus secrets de notre âme notre pensée la
plus intime, dont la sainteté accable notre faiblesse et
ne laisse pas au plus saint de tous les hommes le moyen
de se justifier. Ainsi, à ces époques pleines d'émotions,
je me suis créé une vie intérieure comme il nous la
faut pour notre existence dans l'éternité et pour notre
futur passage à la vie de perfection. En vain, dans nos
jeunes années, cherchons-nous à nous dissimuler l'avenir; irrésistiblement nous sommes portés vers ce but
sublime. Avec quelle promptitude les trente et quelques
années de votre vie ne se sont-elles pas écoulées? Que
sont-elles devenues? Croyez-vous que les trente années
qui vont suivre seront plus lentes à disparaître? Alors
vous serez bien près de quitter le séjour terrestre, cette
sorte d'école préparatoire, si je puis dire; vous serez
comme moi, qui n'ai plus à compter que peu d'années
encore parmi les mortels, avant de dépouiller cette
enveloppe du corps destinée à la pourriture et aux
vers, et d'entrer calme et serein dans le royaume du
Dieu d'amour, dans le royaume de la vérité, de la
science, de la paix. Ne faisons pas de faux calculs.
L'année n'a que douze mois; il n'en reste qu'un petit
nombre pour arriver au terme. Déjà je vois clairement
des yeux de l'esprit la dernière heure, la dernière
minute de mon passage vers le père de toute vertu,
le moment suprême où d'une main froide je pourrai
à peine montrer le ciel. Ce dernier moment, il est facile, joyeux et bien venu pour celui qui a su s'y préparer.

Vous n'auriez pu choisir de meilleurs remèdes pour
votre femme; j'espère qu'elle est maintenant entièrement rétablie.

Je vous remercie des symptômes médicamenteux
que vous m'avez envoyés. Il en est quelques uns de fort
importants. Appliquez-vous de plus en plus à rechercher les expressions exactes de toutes vos sensations,
de tous les changements de votre état général, et les
conditions dans lesquelles ils se manifestent. Sous ce
rapport, je facilite beaucoup le travail de ceux de
mes disciples qui sont près de moi. Toutes les fois
qu'ils me présentent un mémoire de ce genre, je par-
cours avec eux les symptômes; je leur adresse des questions à droite et à gauche, pour leur faire compléter de
mémoire ce qui demande une expression plus exacte,
la date du fait, les conditions au milieu desquelles les
changements se sont produits, etc. Quant à vous, c'est
là un soin que vous devez prendre pour vous-même; il
faut que vous relisiez les observations que vous avez
mises par écrit, pour voir s'il n'existe pas dans vos notes
de lacune ou d'erreur.

Cette sévérité nécessaire avec laquelle je procède à
la recherche de la vérité vous fera comprendre combien
est chimérique le projet que vous avez conçu, dans
une excellente intention, de faire appel à tous les médecins pour les déterminer à expérimenter des médicaments. Une telle demande exciterait le rire et la mo-
querie. Quel est celui de nos collègues, quel est le
médicastre qui consentirait à faire des essais, ayant son
tiroir tout plein de recettes. « O tiroir de consolation !
tu ne me laisses jamais dans l'embarras. Grâce à toi, je

trouverai moyen de faire des ordonnances; quel que soit le sort du malade, ma responsabilité est à couvert. J'emploie les formules des plus illustres savants; personne ne peut me demander compte de leur succès. » Jamais de pareilles gens ne s'élèveront à une vue aussi pure ; jamais ils ne se décideront à faire des observations minutieuses; au contraire, il est bien plus commode pour eux de se passer d'expérience, de copier les autres, de ne rien changer à ce qui existe, de conjecturer et d'agir arbitrairement. Non, votre proposition ne trouverait pas d'accès auprès de ces hommes. Et quand même, par curiosité peut-être, ils vous écouteraient, comment se mettraient-ils à l'œuvre ? Que pourrait-on attendre de leur part ? Erreur, fantaisie ou mensonge. Dieu préserve la doctrine pure de cette alliance adultère !

Seule, la jeunesse, qui n'a pas encore la tête remplie du fatras des dogmes usés, dont les veines ne charrient pas encore ces millions de préjugés en fait de médecine, qui n'a pas d'idée préconçue, et pour qui la vérité, le bonheur des hommes ne sont pas de vains mots; la jeunesse ouvre l'oreille à notre salutaire doctrine. Seuls, nos jeunes disciples s'efforcent spontanément, avec la plus grande abnégation, de découvrir ces trésors des effets médicamenteux, richesses infinies que l'imbécillité et la sottise ont laissées enfouies dans la nuit de l'ignorance.

Je crois que j'ai réussi à cultiver heureusement, chez quelques uns de mes élèves, un certain talent d'observation. Ce bon grain poussera, mais pour se développer il lui faut un sol approprié.

Un dernier mot. Ne m'adressez pas d'éloges, je ne les aime point; je ne suis qu'un homme simple et droit, je ne fais que mon devoir. L'estime que nous nous devons mutuellement, exprimons-la à voix basse et par des actes qui en portent témoignage.

VII.

Cœthen, 16 janvier 1822.

Mon cher monsieur,

Il est malheureux que vous ne soyez pas marié; si vous l'étiez, la nature n'aurait pas besoin d'appeler le sperme par des éjaculations nocturnes, elle l'emploierait aux fonctions conjugales d'une heureuse union. Tant que l'homme possède encore de la vigueur, il faut qu'il élabore du sperme, et s'il ne l'emploie pas de la seule manière naturelle, agréable à Dieu, en cohabitant avec sa femme, il faut que la nature bienveillante, qui ne reste jamais inactive, l'expulse pendant son sommeil, afin qu'il puisse s'en former de nouveau. L'homme sans sperme est une créature misérable, à moitié morte (1). L'homme robuste, qui est encore capable de

(1) Cette lettre et la précédente montrent quelle importance Hahnemann attachait à la puissance de la génération sous les rapports physiologique, pathologique et thérapeutique. Ses vues sur ce sujet, telles qu'il les a souvent émises dans la conversation, sont très originales. Ainsi, il soutenait que chez un homme tout à fait bien portant (apsorique), la vertu prolifique doit se conserver jusqu'à l'âge le plus avancé. Il considérait la force zoomagnétique (le mesmérisme), pour ainsi dire comme une puissance de génération modifiée. Suivant lui, c'est un déplacement de cette puissance qui se porte de ses organes normaux sur l'organisme tout entier, d'où elle émane au dehors pour produire des effets merveilleux. Il rattachait à cette idée une observation qu'il avait faite souvent,

travailler, ne cesse pas de produire du sperme, suivant la volonté du Dieu bon. S'il ne s'en sert pas pour l'usage naturel, ou si la nature ne l'en débarrasse pas tous les huit à dix jours par des éjaculations nocturnes, alors la liqueur lui monte à la tête et détermine la mélancolie, la démence, la folie ! Dieu vous aime, et, comme par amour de la science vous avez négligé d'entrer dans le saint ordre du mariage, il vous accorde une grâce qu'il refuse à mille autres célibataires de cinquante ans : il vous préserve de l'aliénation mentale par des pollutions dont vous ne sauriez trop le remercier. Ainsi, ne regardez pas comme une maladie des pertes séminales involontaires qui se répètent tous les huit à dix jours ; acceptez-les plutôt comme un bienfait, et comme une preuve que vous pouvez maintenant encore faire le bonheur d'une femme et engendrer des enfants à votre image.

Je n'approuve pas l'usage que vous faites des bains, ni les appareils que vous employez pour prévenir artificiellement l'excrétion du sperme. Je n'aime pas non plus que vous buviez de la bière amère et plus d'une tasse de café par jour. Au contraire, vous faites bien de vous promener souvent.

Pour améliorer votre digestion, et vous préserver des hémorrhoïdes, je vous envoie plusieurs poudres. Vous en prendrez une chaque soir avant de vous coucher.

Ayez soin de m'écrire régulièrement et souvent : si

savoir : que les magnétiseurs robustes sont généralement dépourvus de la puissance de génération, ou du moins qu'ils la possèdent relativement à un très faible degré. (Note du Dr Stapf.)

vous m'envoyez une lettre tous les six mois, je ne saurais vous être utile.

VIII.

LETTRE AU DOCTEUR SCHROETER, DE LEMBERG (1).

Cœthen, 1er janvier 1829.

Cher collègue,

Je suis charmé d'avoir reçu de vos nouvelles, et je
m'aperçois avec plaisir que vous avez fait bien des progrès dans notre bienfaisante médecine; ce qui me le
prouve, c'est l'observation de la maladie de M. N...
Votre bon et obéissant malade ne doit pas seulement
rapporter la lenteur de sa guérison à son usage trop
fréquent du coït, ni à son habitude de fumer; cette
lenteur tient à une cause plus profonde, à savoir : les
mutilations organiques et les changements matériels
que le principe vital doit avoir graduellement dévelop-
pés dans l'intérieur des délicates parties de l'organisme
utiles à la locomotion et aux sensations, dans le but de
se protéger, de se défendre contre les barbares incur-
sions des violents remèdes allopathiques dont on a fait
usage. Ainsi, le paveur maniant de dures pierres, et
l'ouvrier se servant de vitriol, voient se développer des
duretés à la peau, duretés qui ont pour objet de protéger les vaisseaux et les nerfs des mains des effets de
ces corps destructeurs. Ces changements matériels et

------

(1) Publiées dans le *British homœopathic Journal*, et traduites de
l'anglais par Love, dans le *Journal de la Société homœopathique*. Paris,
1846, t. II, p. 649.

organiques, opérés par la force vitale dans le but de préserver la vie durant un mauvais traitement prolongé, empêcheront longtemps le libre mouvement et la sensation parfaite dans les membres, jusqu'à ce que la force vitale soit à même de prendre le dessus et de rétablir l'intégrité des parties. Ainsi le paveur, après avoir abandonné ses rudes travaux pour se livrer à des ouvrages plus délicats, ne recouvre la souplesse et la sensibilité de ses mains que plusieurs années après. Le médecin ne peut rien dans ce cas ; la force vitale seule opère ces changements : les mains de l'ouvrier ne sont guéries que lorsqu'il a depuis longtemps cessé de les mettre en contact avec l'acide sulfurique.

La guérison de M. N... n'est pas de longtemps possible par suite de la destruction des délicates parties internes de l'organisme, causée par la force de remèdes actifs et mal choisis. Le médecin ne peut qu'éloigner la cause primitive de la maladie (la psore), maintenant accrue à un très haut point, et laisser à la force vitale sa liberté d'action, pour réparer les désordres produits par elle même après un traitement allopathique erroné, si longtemps suivi ; la guérison, quoique certainement possible, et pouvant être raisonnablement espérée, demandera un temps considérable. L'homme pauvre, qui n'a pu avoir recours à un médecin pour une maladie chronique, quelque mauvaise que soit d'ailleurs sa maladie, recouvrera promptement la santé sous l'influence d'un traitement antipsorique bien régulier, puisque, dans ce cas, rien n'aura été détruit ou lésé par un mauvais traitement.

Si M. N... a de la patience et de la persévérance, il

peut graduellement, mais seulement graduellement, être guéri par des remèdes convenables.

. Je n'ai aucune observation à vous faire sur le choix des médicaments antipsoriques que vous avez employés jusqu'ici ; je vous ferai seulement remarquer qu'en peu de temps vous en avez trop administré. Vous verrez, puisque vous avez le *Traité des maladies chroniques*, qu'aucun d'eux n'aurait pu avoir le temps suffisant pour développer toute sa sphère d'action. Evitez cette précipitation, c'est la seule faute que j'aie remarquée dans votre traitement. Lisez mon dernier ouvrage, et vous verrez combien j'ai insisté sur ce point. Soyez aussi plus modéré relativement aux doses. Si votre *lycopode* est bien préparé, n'en donnez jamais trois globules (si petits qu'ils soient), mais seulement un seul et au plus deux.

IX.

AU MÊME, consulté relativement à une coxalgie.

Cœthen, 28 février 1829.

Cher collègue,

Je regarde le cas que vous avez bien voulu me soumettre comme très difficile à guérir, non point par rapport à la psore qui a si évidemment attaqué ici la capsule de l'articulation coxo-fémorale, poussé la tête du fémur hors de sa cavité, et produit par ce moyen une luxation en dedans (vraisemblablement en avant et en haut), mais par rapport aux productions cartilagineuses morbides qui, par l'emploi d'un mauvais traitement allopathique, ont été produites dans ces parties, qui seront difficilement ramenées à l'état normal par la force vitale, même après la destruction de la maladie primitive (la psore).

X.

AU MÊME.

Cœthen, 19 juin 1829.

Cher collègue,

Je remercie votre chère sœur, vos amis et vous, de vous être rappelé le jour de ma naissance. Je vois par là l'intérêt que vous portez à notre bonne cause et à moi. Je vous remercie aussi pour les nouvelles que vous m'avez données de vous et de votre aimable famille. J'apprends par là votre jeune âge, et maintenant je puis aisément comprendre comment vous avez été si rapidement guéri par le traitement antipsorique.

N'attribuez vos insuccès dans les cas que vous avez enregistrés qu'à l'administration des remèdes à de trop courts intervalles, et souvent à des dilutions et dynamisations non convenables et données à de trop fortes doses. Une fois, entre autres, en agissant ainsi, vous avez retardé la guérison d'environ quatre semaines. Mon avis est que vous vous en teniez rigoureusement aux préceptes renfermés dans mon *Traité des maladies chroniques*, et, si c'est possible, il faut aller encore plus loin que je ne l'ai fait, en donnant les médicaments antipsoriques encore à de plus longues périodes, en les administrant aussi à de plus petites doses que je ne l'ai

conseillé, et en dynamisant tous les médicaments antipsoriques au delà de la 30°. (Vous ne paraissez pas les
posséder tous encore.)

Vivant avec vos parents, vous ne pouvez pas avoir
besoin de beaucoup d'argent ; par conséquent faites de
plus rares visites à vos malades ; maintenez votre dignité, et surtout retirez vos soins aux malades qui ne
vous montrent point une entière confiance, et ne res-
pectent ni vous ni votre art. N'attendez jamais que l'on
vous remercie ; mais lorsqu'un malade ne fait pas
exactement ce que vous désirez, ou qu'il vous parle en
des termes peu convenables, prenez congé de lui en
disant : Puisque vous n'agissez pas comme je le désire,
et que vous contrevenez à mes ordonnances, employez
qui vous conviendra : je ne vous donnerai plus mes
soins. Faites ainsi pour tous ceux qui parleront de vous
et de l'homœopathie d'une manière inconvenante ; ne
les soignez jamais. Cela vous privera d'abord de quelques malades de peu d'importance ; mais si vous per-
sistez dans votre noble manière de faire, vous serez
respecté et recherché par la suite, et personne n'usera
de trop de liberté avec vous. Mieux vaut être sans
malades et se consacrer à l'étude en conservant sa
dignité, que d'entrer en relations avec de telles personnes.

Ne craignez pas de rester sans malades : ceux qui
vous reviendront seront plus disposés à avoir pour vous
les égards qui vous sont dus, et, de plus, ils vous paie-
ront mieux. De peur de ne pas le trouver chez lui,
n'allez pas faire de visites à un malade qui peut marcher : celui-là doit venir chez vous, surtout s'il a une

position élevée. Gardez toujours votre rang : mieux vaut souffrir de pénurie (ce que vous n'êtes pas disposé à faire), que d'abaisser d'un iota votre propre dignité., ou celle de l'art que vous pratiquez.

Ce que les allopathes ne peuvent guérir avec les onguents de soufre ou de mercure n'est point la gale primitive (car celle-ci disparaît sous l'influence des mêmes onguents en deux jours, et souvent même en quelques heures), mais bien une éruption secondaire, une vraie psore développée, manifestant sa présence par une éruption, comme il arrive souvent. Ne vous étonnez donc point de ne pas guérir ces cas rapidement, car ils appartiennent à une psore maligne.

XI.

AU MÊME (1).

Cœthen, 19 décembre 1831.

Cher collègue,

Je n'ai eu aucune occasion de traiter le choléra parvenu à son complet développement ; mais il m'est très souvent arrivé, par mes conseils et mes moyens, de l'éteindre dans son origine. Trente mille exemplaires de mon Instruction sur le traitement de cette maladie ont été livrés au public à Vienne, en Hongrie, à Berlin et à Magdebourg, et plusieurs centaines en ont été déjà

---

(1) *Neues Archiv für die homœopathische heilkunst*, de E. Stapf, t. III, cah. III, p. 103, trad. par le docteur L. Simon fils (*Journal de la médecine homœopathique*. Paris, 1847, t. III, p. 321).

distribuées; de sorte que chacun a pu, au moment où le choléra attaquait quelqu'un des siens, lui faire prendre, dès le début du mal, une goutte d'*esprit de camphre* toutes les cinq minutes, joignant à ce moyen des frictions faites avec la main sur la tête, le cou et la poitrine avec une dilution de *camphre* (de 1 à 12). A l'aide de ce traitement, le malade revenait à la santé en moins d'une heure, sans accidents, et comme s'il ne lui fût rien arrivé.

Par ce moyen, et d'après mes nombreux conseils, plusieurs centaines de personnes furent délivrées de leur maladie presque en secret, sans qu'un médecin eût été appelé, et sans que ses voisins et ses compagnons en fussent instruits. L'esprit de camphre semble donc, d'après mes recherches, être le seul agent capable de détruire inévitablement le miasme qui est la cause du choléra, ce que prouve facilement la promptitude avec laquelle il enraya cette maladie à Vienne, à Berlin et à Magdebourg. La guérison du choléra par le camphre, pendant les premières quatre heures qui suivent son invasion, a lieu seulement dans la forme aiguë de cette maladie, où, comme on le dit, dans les premières heures, lorsque aucun médecin n'a pu être encore appelé et que la maladie est à sa période de spasmes toniques. Mais, quand elle passe à la période de relâchement et de spasmes cloniques, ce qui arrive bientôt, le médecin homœopathe doit avoir recours au *veratrum* et au *cuprum*, et encore guérit-il assez difficilement.

Il y a une autre forme de choléra plus difficile à guérir que la première, c'est celle (qui n'a pas une marche aussi rapide) qui se développe lentement, et succède à la cholérine (nom que Veith père, de Vienne, à donné à cette affection). Il arrive, en effet, que le miasme (capable de produire dans son foyer un choléra toujours mortel lorsqu'on le traite par l'allopathie) ne peut plus engendrer que des symptômes isolés de cette affection, lorsqu'il atteint les habitants d'un pays plus éloigné, où il arrive seulement après s'être raréfié et affaibli. Chez les sujets robustes, ces symptômes guérissent d'eux-mêmes ; mais chez les personnes faibles, ils se transforment en vomissements, bientôt suivis d'une diarrhée indolente, mais très affaiblissante, laquelle (si l'on ne parvient à l'arrêter) est suivie, à son tour, de spasmes toniques, de délire, et amène la mort. Dans ces maladies à marche lente, il n'y a aucune indication pour le camphre, et l'on ne ferait avec lui qu'accélérer la mort du malade. L'*acide phosphorique*, au contraire, se montre spécifique, surtout si le malade éprouve des borborygmes accompagnés d'une diarrhée colliquative (qui épuise la force vitale). Le père Veith a remarqué ce fait, et je l'ai constaté, après lui, sur mes malades de Magdebourg.

Lors donc que le choléra parviendra à envahir des contrées nouvelles, on pourra le faire cesser, dans sa forme la plus aiguë, avec l'esprit de camphre. Par ce moyen, on ne verra plus de choléra complétement développé ; les attaques de cette maladie deviendront plus rares, et les cas de mort seront moins nombreux. On ne verra plus le miasme affliger les pays d'alentour ; on ne rencontrera ni cholérine, ni cette espèce de choléra à marche lente qui lui succède, et que je regarde comme le plus funeste de tous.

Relativement à la contagion de cette maladie, je prie qu'on veuille bien lire, s'il est possible, la petite brochure que j'ai publiée sous le titre : *Appel aux philanthropes sur le mode d'infection du choléra*, ouvrage accompagné d'un Appendice d'Ant. Schmit, publié chez C. Berger; on pourra consulter ensuite le *Cholera contagiosa*, de Schnitzer, publié à Breslau.

Relativement à la vaccination de votre cher petit filleul, je crois que le plus sûr est d'emprunter directement le cow-pox à la vache. Cependant, si cela ne convient pas (comme par ce moyen l'enfant est plus malade de la vaccine que dans le cas où l'on emprunte le virus à l'homme), je vous conseillerai d'inoculer le cow-pox à un autre enfant, auquel vous administrerez *sulphur X^e*, répété de deux jours l'un, en commençant aussitôt que la piqûre rougira ; puis, vous inoculerez le vaccin de cet enfant au vôtre. Car, autant qu'il est possible d'en juger, l'enfant inoculé ne peut communiquer sa psore pendant l'action du soufre.

XII.

A LA SOCIÉTÉ HOMŒOPATHIQUE GALLICANE (1).

Cœthen, 6 février 1835.

Messieurs et très honorés confrères,

J'ai reçu tardivement votre lettre du 12 mai 1834. Je

(1) Réponse à la Société homœopathique gallicane, qui avait adressé à Hahnemann le diplôme unique de membre d'honneur (*Bibliothèque homœopathique*, Genève, t. V, p. 61).

suis profondément touché des sentiments que vous avez eu la bonté d'éprouver pour moi, et que vous exprimez d'une manière si délicate par l'entremise de votre honorable secrétaire. J'accepte avec reconnaissance le titre de membre d'honneur que m'apporte le diplôme joint à votre lettre, et vous prie d'agréer mes sincères remercîments pour cette gracieuse attention.

Notre art bienfaisant fait des progrès en France, me dites-vous et me disent aussi d'autres nouvelles ; la Société qui vient de s'établir à Paris et qui m'a nommé son Président d'honneur en est une heureuse preuve. J'aime la France et son noble peuple, si grand, si généreux, si disposé à la réforme des abus, à l'adoption du nouveau et du mieux ; cette prédilection vient encore de s'augmenter dans mon cœur par mon mariage avec une Française digne de son pays.

Que Dieu, dont je ne suis que l'instrument, bénisse vos efforts, à vous tous qui travaillez avec moi à la réformation médicale si nécessaire au bien des hommes. Aveugles qu'ils sont parfois encore, faisons-leur ce bien malgré eux ; plus tard ils nous en sauront gré, car notre principe est, comme la lumière, une des grandes vérités de la nature.

Je fais des vœux pour vous, messieurs, et me recommande à votre souvenir et à votre amitié.

Salut et bonheur.

XIII.

A M. LE DOCTEUR CROSERIO, A PARIS.

Cœthen, 6 février 1835.

La première pièce dans le premier cahier des *Ar-chives de la médecine homœopathique*, t. Ier, intitulée : *De l'état présent de l'homœopathie en Allemagne*, écrite par un médecin en apparence homœopathe, offre néanmoins des aperçus peu homœopathiques, et, entre autres, celui que « l'homœopathie subira la loi éternelle des métamorphoses, que nulle chose terrestre ne peut éviter : j'en citerai pour unique preuve la répétition des doses et les dissolutions aqueuses d'Ægidi, auxquelles personne ne songeait il y a quelques années (1). »

L'auteur de ces lignes s'est trompé gravement et ne paraît pas avoir réfléchi mûrement à ce qu'il hasarde ; il confond ouvertement la cause avec l'effet, l'essence de l'art, l'homœopathie même, avec la pratique qui comprend en général des manœuvres techniques, essentielles à la vérité, mais non pas tout à fait immobiles, et qui dans l'exécution peuvent subir quelques améliorations et modifications (métamorphoses). L'art, le principe homœopathique lui-même, fondé sur la maxime : *Similia similibus curantur*, est une vérité constante de la nature éternelle, vérité par conséquent immuable, puisqu'elle tient à la nature même de l'homme. Toute vérité, toute loi de la nature étant une dictée de l'Être suprême, est entièrement supérieure

(1) *Archives de la médecine homœopathique.* Paris, 1834, t. I, p. 14.

20

aux choses terrestres exposées aux vicissitudes et aux changements.

C'est pourquoi celui qui tâche d'abaisser ainsi le grand art de l'homœopathie, lequel au milieu des choses terrestres, variables, soumises à des métamorphoses continuelles, reste de toute éternité immuable dans son principe, celui-là se range lui-même parmi les mi-homœopathes qui, pour se rendre moins pénible le traitement des malades, introduisent dans la pratique homœopathique pure, de grande méditation et difficile à exécuter, mais aussi exclusivement sauveuse, les procédés allopathiques toujours pernicieux et dont la routine invétérée permet au praticien une paresse de l'esprit bien condamnable quand il s'agit de la vie.

Je réprouve donc de toutes mes forces l'assemblage de pareils moyens qui, comme le dit votre célèbre Mirabeau, « hurleraient de se trouver ensemble, » et je supplie mes bons disciples de ne pas faire à l'humanité ce tort immense.

XIV.

Paris, 15 août 1840.

Très cher ami et collègue,

Je ne sais si pendant ma longue carrière je me suis jamais trouvé mieux et plus heureux que je ne le suis à Paris, dans l'aimable société de ma chère Mélanie, qui, pour rien au monde, ne porterait ses soins ailleurs que sur moi ; je trouve aussi que, par mes travaux en médecine, j'arrive peu à peu à obtenir dans cette grande cité plus qu'un simple intérêt , mais bien une haute considération pour notre véritable doctrine. En général, les malades non alités, qui se trouvent en état de sortir, viennent me trouver à mon cabinet tous les jours, le dimanche excepté. Quant à ceux qui ne peuvent se lever, je vais les visiter le soir, de huit à dix heures. Chaque semaine, je vais , avec ma femme, une couple de fois au théâtre ou au concert.

En tout temps on a vanté l'eau froide outre mesure ; et les causes pour lesquelles Priessnitz obtient tant de succès chez les malades qui ont fait de longs excès de table, de vin, ou qui ont ruiné leur santé par mille débauches , n'ont pas été suffisamment appréciées du monde et des médecins (1). On n'a pas assez tenu compte de la bonne influence de la diète rigoureuse qu'il impose, de la défense qu'il fait d'user du café, du thé, des épices, non plus que des promenades longues et forcées qu'il ordonne de faire au grand air. Tout le bien obtenu est rapporté à l'action curative de l'eau froide, et ce défaut de raisonnement fait porter aux hommes un jugement erroné. On ne voit pas, en effet, qu'il s'agit de vieux pécheurs dont la santé a été détruite par les bals, la débauche ou d'autres vices, et qu'ils peuvent guérir quand ils sont doués d'une bonne constitution, si on les

---

(1) Voy. *Exposition des méthodes hydriatriques de Priessnitz dans les diverses espèces de maladies , considérées en elles-mêmes et comparées avec celles de la médecine allopathique*, par les docteurs H. Heidenhain et H. Ehrenberg. Paris, 1842, in-18. — *Hydrothérapeutique*, ou l'Art de prévenir ou de guérir les maladies du corps humain sans le secours des médicaments , par le régime , l'eau , la sueur, l'air, l'exercice et un genre de vie rationnel, par le docteur Ch. Munde. Paris , 1842, in-12.

soumet à un régime plus régulier. N'est-ce pas là cependant l'agent essentiel de leur guérison ? Mais il y a beaucoup de sujets dont les maladies ne reposent pas sur un genre de vie aussi vicieux, et qui sont affectés de véritables maladies chroniques ; chez ceux-là, Priessnitz n'attaque pas le fond de leur maladie par l'emploi exagéré de l'eau très froide, et il les laisse mourir peu à peu sourds ou aveugles. Un médecin homœopathe éclairé et soigneux pourrait faire néanmoins, en temps opportun et dans des cas spéciaux, un usage avantageux de l'eau froide, sans se laisser aller à l'exagération et sans causer d'accidents. Mettons chaque chose à sa place : l'eau froide est un adjuvant utile chez les sujets affaiblis ; mais pour arriver à une guérison complète, il faut ajouter à son emploi l'usage des médicaments appropriés.

Samuel Hahnemann,
conseiller aulique.

ÉTUDES CLINIQUES

PAR

LE DOCTEUR HARTUNG,

ANCIEN MÉDECIN EN CHEF DES ARMÉES AUTRICHIENNES.

L'auteur de ces *Études*, après avoir exercé pendant vingt-six ans la médecine allopathique, a suivi, depuis 1826, la doctrine de Hahnemann, et il a obtenu à Milan, comme médecin homœopathe, de nombreux succès. En 1843, il soumit au jugement de Hahnemann le manuscrit de l'ouvrage que nous traduisons (*voy.* p. 314); la mort vint surprendre le fondateur de la nouvelle école, et l'empêcha d'exprimer lui-même son opinion favorable sur ce travail, opinion dont madame Hahnemann a bien voulu se faire l'interprète (*voy.* p. 315).

Les *Études cliniques* du docteur Hartung ont été publiées en Allemagne par le docteur Buchner, sous le titre de *Fragments des œuvres posthumes de Hahnemann*. Nous restituons le véritable nom de l'auteur, en laissant aux éditeurs d'Augsbourg la responsabilité d'une erreur plus ou moins volontaire. L'accueil favorable que l'ouvrage a trouvé au delà du Rhin nous a décidé à l'ajouter, comme un utile complément, aux *opuscules* de Hahnemann.

(N. du T.)

Monsieur le docteur,

Madame la baronne de Bender, en m'honorant de sa visite à son retour de Paris à Milan, m'a remis de vôtre part votre portrait gravé dans une cornaline. Je ne saurais décrire la surprise, la joie, l'émotion que j'ai ressenties à me voir estimé digne d'un présent, d'un souvenir par le fondateur et le maître de l'homœopathie.

Monsieur, vous êtes le plus grand homme que présente l'histoire de la médecine, au moins de la médecine contemporaine. Votre doctrine, grâce aux hommes qui ont su la comprendre et l'apprécier à sa valeur, et qui l'ont employée dans toute sa pureté, sans esprit de système, sans arrière-pensée, votre doctrine procure d'innombrables guérisons : elle a conservé la vie de plusieurs milliers de malades jugés incurables; elle a ramené à la santé et rendu aux jouissances de la vie une foule de malheureux longtemps en proie aux plus atroces souffrances. C'est avec reconnaissance et avec une profonde vénération qu'ils proclament vos bienfaits; la postérité bénira votre nom, votre gloire ne périra pas.

L'homœopathie a, il est vrai, pour adversaire l'allopathie, qui compte trois mille ans de date. On ne peut nier que la méthode allopathique, employée d'une manière rationnelle, sans esprit de système, n'ait rendu de nombreux services. Mais la médecine est une science

fondée sur l'expérience ; et , par conséquent, les allopathes se sont trouvés souvent en défaut ; ils agissaient
d'après des théories , des traditions ,et de là naissaient
beaucoup de systèmes qui , tous appuyés sur un fond
de vérité , sont tombés en discrédit au bout de quelques années pour faire place à un système nouveau,
préconisé de même comme infaillible. Dans une longue
carrière médicale , j'en ai vu surgir huit.

La vérité de votre doctrine peut se prouver chaque
jour par la physiologie , par la pathologie et par toutes
les sciences médicales. Sans doute, l'homœopathie n'a pas
échappé aux persécutions que, partout sur la terre, on a
exercées contre la vérité ; elle a rencontré et rencontre
de nombreux adversaires qui la calomnient sans la connaître. Certains homœopathes, ou du moins des hommes
qui prenaient ce nom, mais dont l'esprit obtus est resté
inaccessible aux secrets de la science, prennent maintenant un autre titre ; on les a vus abandonner l'usage
des dilutions et administrer des teintures mères à la
dose de plusieurs gouttes, appliquer des vésicatoires,
des sinapismes, prescrire des purgatifs, pratiquer des
saignées, puis recourir encore à quelque *spécifique*. Oh !
pauvres malades , et plus pauvres médecins encore !

Il est un fait démontré et dont on peut avoir tous les
jours la preuve : c'est que les dilutions augmentent la
vertu curative du remède. Ainsi, un décillionième de
grain de silice produit des effets plus énergiques que
plusieurs grains de la même substance. Il y a cinq ans,
lorsqu'une fièvre caractérisée par des sueurs abondantes et de violents maux de tête régnait à Milan, j'es-
suyai un échec complet avec la teinture de sureau à la

dose d'une goutte ; avec la douzième dilution , je guéris tous les malades en vingt-quatre heures. Peu de
temps après , je me trouvai à Vienne , où sévissait la
coqueluche épidémique. Les attaques étaient graves ,
et s'accompagnaient toujours de péril de suffocation.
Plusieurs enfants suivaient un traitement soi-disant
homœopathique : on leur donnait une infusion de verbascum , et , toutes les trois heures la teinture mère de
drosère. Je fis suspendre l'usage de verbascum , et ,
pour anéantir les effets de la drosère, je fis respirer aux
malades de l'esprit de camphre ; j'ordonnai ensuite la
trentième dilution de drosère , à prendre toutes les
vingt-quatre heures, et au bout de quatre ou cinq jours
la maladie avait disparu.

Un allopathe instruit, libre de préjugés, exempt de
la manie des systèmes , mérite des égards et du respect.
Les services qu'il rend sont, il est vrai, moins sûrs ,
moins agréables , moins prompts que ceux de l'homœopathe, et quelquefois il provoque, d'après les principes de l'ancienne école, de nombreuses souffrances.
Quant aux autres, lors même que, par des titres éblouis-
sants, ils débitent à haut prix leurs lumières, ce ne
sont ni des homœopathes ni des allopathes.

Pour moi, après avoir pratiqué l'allopathie pendant
vingt-six années, et m'être acquis, par de nombreux
succès, beaucoup de faveur et de considération, j'ai réfléchi sur les erreurs trop fréquentes des anciens systèmes. Éclairé par l'autopsie, qui m'a souvent montré une
cause de mort tout autre que celle que m'avait enseignée
la théorie, j'ai conçu des scrupules , et je me suis appliqué à étudier l'homœopathie. En voyant la doctrine

nouvelle en butte à tant de critiques, je pensai qu'une théorie soumise à des attaques si vives et si multipliées devait avoir sa valeur intrinsèque ; car un système qui n'a point de fondement tombe de lui-même et d'une chute rapide.. De 1819 à 1826, j'ai étudié le nouvel art de guérir sans en faire usage ; enfin, en mars 1826, un de mes enfants, un beau garçon de sept ans, fut atteint de là scarlatine : j'étais sur le point de lui administrer le remède homœopathique, mais je n'osai pas ; mon fils succomba au traitement de l'école soi-disant rationnelle. Depuis, j'ai guéri par la méthode homœopathique un grand nombre d'enfants ; mais chaque guérison réveille dans mon cœur le souvenir douloureux de mon fils.

Les résultats brillants obtenus par l'homœopathie, témoins irréfragables de la supériorité de cette doctrine, m'ont déterminé à l'adopter dans la pratique, et ma conviction s'est de plus en plus fortifiée. Les persécutions, la calomnie ne m'ont pas fait défaut ; mais personne n'a pu nier les faits, et leur enlever leur réalité.

Monsieur le docteur, pour vous mettre à même de juger si j'ai compris votre doctrine dans toute sa pureté, et si je l'ai fidèlement suivie, je viens soumettre à votre appréciation un recueil d'observations classées en trois catégories qui renferment :

1° Les malades traités d'abord par l'allopathie, ensuite par l'homœopathie.

2° Les malades traités, les uns d'abord par l'allopathie, ensuite par l'homœopathie ; les autres, au début, par l'homœopathie, et revenus tous à l'allopathie.

3° Les malades soumis, dès le début, au traitement homœopathique.

Je réclame votre indulgence, car je sens toute ma faiblesse : je sais que j'ai pu me tromper, mais j'ai agi selon ma conscience.

Agréez, monsieur le docteur, l'assurance de ma gratitude et de mon dévouement.

Docteur HARTUNG.

A M. LE DOCTEUR HARTUNG.

Paris, 30 juillet 1843.

Monsieur le docteur !

Je reçois avec reconnaissance la médaille qui vous représente et que vous avez la bonté de m'envoyer ; il eût été bien doux pour mon cher Hahnemann de la recevoir, car il était toujours heureux et glorieux des succès de ses disciples.

Je vous fais remettre l'ouvrage sur lequel vous désirez l'avis de Hahnemann, et je vous engage beaucoup, en son nom, à le publier le plus tôt possible. Hahnemann l'a lu lui-même aux trois quarts et il approuvait fort son contenu, il en désirait la publication ; la maladie l'a surpris au milieu de cette lecture qu'il n'a pu achever entièrement !

Que Dieu vous bénisse, monsieur, vous conserve les objets de votre affection et vous préserve de l'affreux désespoir où je suis !

M. HAHNEMANN.

XIV

ÉTUDES CLINIQUES.

I. — MALADES TRAITÉS D'ABORD PAR L'ALLOPATHIE, ENSUITE PAR L'HOMOEOPATHIE.

⸺

PREMIÈRE OBSERVATION.—Madame L..., âgée de trente et quelques années, d'un tempérament sanguin, mère de quatre enfants, éprouvait depuis quatre ans, époque de son dernier accouchement, de fortes douleurs de poitrine, une toux persistante avec expectoration de mucosités abondantes, fièvre et sueurs nocturnes très fortes. Elle se plaignait en outre d'embarras gastrique, accompagné de selles rares et peu abondantes. Pour favoriser les évacuations alvines et déterminer la révulsion des humeurs des organes thoraciques, le médecin allopathe lui avait administré de fréquents purgatifs, et, pour prévenir la suffocation, il avait pratiqué, dans l'espace de ces quatre années, plus de cinquante saignées. Sous l'influence de ce traitement, la maladie fit des progrès considérables.

Tableau de la maladie. —— Grande irritabilité; vivacité et gaieté sans force ; yeux convulsés, ternes ; teint pâle, jaunâtre ; corps très amaigri ; douleurs dans la poitrine; respiration difficile avec menace de suffocation au moindre mouvement ; perte d'appétit et répugnance pour toute nourriture ; après chaque repas, pesanteur

d'estomac, constipation, soif vive; fièvre le soir; agitation nocturne, avec sueurs abondantes et fétides;
pouls fréquent et dur; urines rares, aqueuses, mais
roses; aménorrhée depuis une année.

Traitement. — *China* IV,ɪv, toutes les six heures.

Au bout de six jours, la respiration devint plus libre,
la marche plus facile, et la malade put vaquer à ses
occupations habituelles; l'appétit revint, la pesanteur
d'estomac cessa. Selles dures, toujours le soir, d'abord
toutes les quarante-huit heures, ensuite toutes les vingt-
quatre heures; soif moindre, fièvre nocturne moins
forte, nuits plus tranquilles, sueurs moins abondantes,
urines plus fréquentes et plus pâles; yeux plus vifs,
décoloration moins prononcée de la peau.

Continué matin et soir, les quatre jours suivants,
china resta sans effet.

Ayant appris que les parents de la malade avaient
été atteints, dans le temps, d'une affection herpétique,
je prescrivis, le lendemain matin, *sulphur* II,ɪɪ.

Le premier jour, les symptômes s'aggravèrent, mais
les deux jours suivants il y eut une amélioration notable.

Le quatrième jour, au matin, *graphites* X.

L'amélioration fit des progrès; une éruption pustuleuse, qui disparut au bout de quarante-huit heures,
recouvrit tout le corps.

Une seconde dose de *graphites*, le septième jour, et
sepia X, trois jours après, amenèrent un excellent résultat.

Au bout de huit jours, la malade prit successivement
calcarea carbonica X, *iodium* X et *sulphur* II. La gué-

rison fut parfaite ; les règles reparurent , et , depuis près de sept ans , la malade jouit d'une bonne santé.

DEUXIÈME OBSERVATION.—Madame A..., d'une constitution détériorée, d'un tempérament irritable, mère de quatre enfants, était sujette à de fréquents spasmes de poitrine , qui, au dire de son mari , cédaient toujours à des laxatifs, des boissons émollientes , des émissions sanguines , mais pour reparaître à des intervalles de plus en plus rapprochés et prendre enfin un degré de gravité tel qu'il y avait péril de suffocation. Les trois médecins allopathes qui la soignaient la maintenaient dans une température chaude , ils lui administraient des dérivatifs ; de plus, ils pratiquèrent onze saignées et appliquèrent plusieurs vésicatoires. Grâce à cette médication, l'état de la malade empira tellement, qu'on désespéra de pouvoir la sauver.

Tableau de la maladie. — Face pâle, amaigrie ; décubitus sur le côté gauche ; palpitations violentes qui empêchent la malade de faire le moindre mouvement ; respiration courte, suspirieuse ; gonflement du bas-ventre ; langue brune, sèche ; soif vive ; mains et pieds froids ; pouls petit, à peine perceptible.

Traitement. — Je prescrivis pour boisson de l'eau pure , et quatre doses de *china* IV,ıv, une toutes les trois heures.

Malgré la crainte que j'éprouvai de voir la malade succomber pendant la nuit, je la trouvai alerte le lendemain matin, mais les palpitations de cœur étaient encore trop fortes pour qu'elle pût faire le moindre mouvement ; le ventre était toujours ballonné , les mains et les pieds étaient chauds ; le pouls s'était considérablement relevé. Elle manifesta le désir de prendre un potage, que je lui permis.

L'administration de *china* fut continuée à la même dose pendant six jours, toutes les douze heures; ensuite j'ordonnai *sulphur* II, *belladona* X, *aurum* III et *sepia* X, qui amenèrent une guérison complète. Depuis près de sept ans, la santé de cette personne a toujours été bonne.

TROISIÈME OBSERVATION. —Madame A..., âgée de vingt-huit ans, veuve, fille d'un pharmacien, d'un tempérament lymphatique, se plaignait depuis six ans de douleurs dans la poitrine et dans le ventre. C'est en vain qu'on avait opposé des saignées et des laxatifs sans nombre à cette prétendue inflammation chronique.

Tableau de la maladie. — Face terreuse, œdématiée; gonflement de tout le corps; ballonnement du bas-ventre et constipation; respiration courte avec aphonie et palpitations; langue sèche, soif intense; pouls petit, presque imperceptible; inappétence; température basse du corps; céphalalgie continue avec vertiges; insomnie; aménorrhée.

Traitement. — Après avoir réglé le régime et le genre de vie, je fis prendre *china* IV,III, toutes les trois heures.

La malade continua l'usage de ce remède pendant six jours, avec beaucoup de succès; la tête devint plus libre, la respiration plus facile, le bas-ventre plus souple et moins tendu, les évacuations alvines plus régulières; le sommeil revint avec l'appétit; la tumeur disparut et les pulsations prirent plus de régularité.

J'administrai successivement, le matin, à quatre jours d'intervalle, *sabina* III, *pulsatilla* III, *murias magnesiæ* VIII, *sepia* X, *belladona* X.

Elle reprit des forces et de l'embonpoint; tous les symptômes disparurent. Elle s'est remariée depuis, et jouit d'une bonne santé.

QUATRIÈME OBSERVATION. — Madame F..., âgée de quarante et quelques années, mère de plusieurs enfants, était sujette, depuis vingt ans, à de fréquents accès d'asthme, à des troubles dans les fonctions de la digestion et à des douleurs utérines. Les nombreuses saignées opérées dans le but de combattre les accès violents d'asthme n'avaient amené aucun résultat favorable, pas plus que les dérivatifs qu'on avait employés et le régime sévère auquel elle était soumise; au contraire, les forces s'épuisèrent graduellement, et les accidents asthmatiques accrurent en intensité.

Tableau de la maladie. — Amaigrissement; pâleur de la face; gêne de la respiration; gonflement du bas-ventre; enduit blanchâtre de la langue; soif vive; pouls petit, très fréquent. La malade est forcée de garder le lit; les règles n'ont pas paru depuis longtemps; elle est abattue et craintive.

Traitement. — Une saignée ayant été pratiquée la veille, je prescrivis *china* IV,III, à prendre toutes les trois heures. J'ordonnai pour nourriture du bouillon et une décoction d'orge.

Au bout de quatre jours, il y eut un soulagement général, et la malade put s'asseoir dans son lit.

Une éruption herpétique, que je découvris alors dans différentes parties du corps, me fit supposer que la maladie était due à une psore profondément enracinée dans l'économie. En effet, *sulphur* II,ɪɪ, *graphites, sepia, iodium* X, avec quelques doses intercurrentes d'*aconitum*, de *sabina*, de *belladona*, amenèrent bientôt la guérison.

Depuis six ans, à part quelques affections catarrho-rhumatismales, déterminées par des refroidissements, et quelques embarras gastriques, elle se porte assez bien et n'a jamais éprouvé d'accidents semblables à ceux de son ancienne affection.

CINQUIÈME OBSERVATION. — Madame P.., femme d'un ouvrier, âgée de vingt-six ans, d'un caractère vif et d'une constitution robuste, souffrait depuis deux ans de douleurs de poitrine et de congestions vers la tête. Les saignées et les purgatifs des allopathes avaient augmenté le mal et amené de la pâleur, de la faiblesse et des palpitations très vives. L'emploi fréquent des laxatifs et des rafraîchissants contre cette prétendue pléthore, ainsi que les saignées, répétées tous les quinze jours, pendant trois mois, épuisèrent complétement ses forces et rendirent les palpitations plus violentes.

Tableau de la maladie. — Face pâle, bouffie ; paupières œdématiées ; lèvres décolorées et entièrement effacées ; céphalalgie continuelle avec vertige ; palpitations sensibles à l'ouïe ; pouls petit, presque imperceptible ; respiration courte ; sueurs nocturnes ; faiblesse générale à un point tel que la malade ne peut plus marcher ; aménorrhée depuis six mois ; flueurs blanches âcres ; douleurs aux reins ; pesanteur d'estomac ; inappétence complète.

Traitement. — *China* IV,ɪᴠ, toutes les deux heures,

21

pendant trois jours; ensuite, matin et soir, pendant six jours. Ce remède seul suffisait; au bout de douze jours, la malade put sortir; l'appétit revint; les maux de tête et les battements de cœur diminuèrent; les sueurs nocturnes et la leucorrhée disparurent; et, au bout d'un mois, les règles se montrèrent et coulèrent dès lors régulièrement. Depuis quatre ans cette femme est bien portante.

SɪxɪÈᴍᴇ ᴏʙsᴇʀᴠᴀᴛɪᴏɴ.— Madame P..., âgée de trente et quelques années, enceinte, se plaignit, dans les premiers mois de sa grossesse, de maux de tête, d'oppression de poitrine avec congestion générale. Deux saignées remédièrent à cet état. La grossesse se passa sans autres accidents. Vers la fin du neuvième mois, les douleurs de l'enfantement commencèrent, comme d'habitude, à se faire ressentir dans les lombes : on pratiqua deux saignées copieuses pour faciliter le travail; mais, quoique régulière, cette opération se fit très lentement à cause de l'affaiblissement général. Aussitôt après la délivrance, la malade fut prise de tranchées violentes (douleurs consécutives). Six fortes saignées, pratiquées dans les vingt-quatre heures, dans le but de prévenir une inflammation, arrêtèrent immédiatement l'écoulement des lochies et provoquèrent une sensation d'oppression de poitrine avec dyspnée. Ces symptômes furent considérablement aggravés par le kermès minéral et la poudre de Dower.

Tableau de la maladie. — La malade ne peut respirer que lorsqu'elle est assise dans son lit; des mucosités ressemblant à l'albumine s'écoulent de la bouche; la respiration est suspirieuse, le bas-ventre flasque, les lochies supprimées ; les mains et les pieds froids ; le pouls tremblotant, presque imperceptible.

Traitement. — *China* gtt. I, dans 3 onces d'eau distillée, une cuillerée toutes les trois heures.

La malade succomba le lendemain.

SEPTIÈME OBSERVATION.— Mademoiselle M..., âgée de vingt et quelques années, d'un tempérament vif, d'une constitution robuste, était sujette, depuis deux ans, à de fréquents maux de gorge avec accès d'asthme. Les menstrues étaient peu abondantes et irrégulières. Le médecin allopathe, ayant diagnostiqué une inflammation chronique, opposa vainement, pendant deux ans, à ces accidents, des purgatifs et plus de cinquante saignées. Il ne se manifesta aucune amélioration, et les accès d'asthme se montrèrent plus fréquents et plus persistants.

Tableau de la maladie. — Pâleur et bouffissure de la face ; vertiges ; dyspnée continue ; palpitations très fortes à chaque mouvement ; inappétence ; pression à l'estomac ; resserrement du ventre ; pouls petit, dur, fréquent ; amaigrissement.

Traitement. — *China* III,III, administré matin et soir, pendant six jours, détermina un mieux sensible. Le huitième jour cependant le pouls devint tout à coup dur, fréquent ; la face vultueuse ; la respiration accélérée.

Aconitum VIII, toutes les deux heures, fit disparaître, dans l'espace de douze heures, cet orgasme vers la tête et la poitrine.

Je continuai pendant deux jours, matin et soir, l'usage de *china* IV, auquel je fis succéder quelques doses de *sulphur* II et de *psoricum* X.

Hormis une toux, accompagnée de fièvre et de céphalalgie, et produite par un refroidissement, qui s'est
manifestée à plusieurs reprises pendant les deux années
suivantes, et qui cédait toujours promptement à deux
ou trois doses d'aconit, cette malade n'a pas cessé de
se bien porter.

HUITIÈME OBSERVATION. — Madame G..., âgée de quarante ans environ, se plaignait, depuis quelques années,
de douleurs rhumatismales dans différentes parties du
corps et qui avaient fini par se localiser sur la poitrine
et sur l'estomac. L'allopathe diagnostiqua, comme d'habitude, une inflammation chronique, et prescrivit, mais
sans succès, des purgatifs, des eaux minérales, des mercuriaux, des sinapismes, des vésicatoires, quelques
centaines de sangsues et près de cent soixante saignées.

Tableau de la maladie. — La malade ne peut se
retourner dans son lit sans tomber en défaillance ; les
battements de cœur sont perceptibles à la vue et à
l'ouïe ; grande anxiété avec respiration courte ; pouls
dur, pulsations égales ; pression continue à l'estomac ;
inappétence ; amaigrissement ; insomnie.

Traitement. — *China* IV,III, toutes les six heures.

Dès la première nuit, la malade eut quelques heures
de sommeil.

Elle continua de prendre ce remède pendant quatre
jours, et put faire quelques mouvements ; l'angoisse
diminua, la respiration devint plus libre, les palpitations moins fortes, la pression à l'estomac disparut,
l'appétit revint.

China fut répété les trois jours suivants, et l'amélioration fit des progrès notables.

Cependant quelques petites taches jaunes, d'un aspect herpétique, qui se déclaraient sur la peau, me firent supposer que la psore latente pouvait bien être la cause de la maladie. Je prescrivis en conséquence *sulphur* II, *psoricum* X, *antimonium crudum* X, *sepia* X, à prendre successivement tous les six jours.

A l'aide de cette médication, la santé se rétablit bientôt, mais une grande irritabilité et une forte propension à la colère et au refroidissement ont persisté, et réclament encore de temps en temps les secoursde l'art.

Neuvième observation. — M. S..., âgé de trente et quelques années, d'un tempérament sanguin, très irritable, d'une constitution détériorée, était sujet, depuis plusieurs années, à des spasmes violents de la poitrine et du bas-ventre, compliqués d'une affection spéciale du foie. Les laxatifs, les bains, les mercuriaux, les vésicatoires, les saignées, les sangsues, etc., n'amenèrent aucun résultat favorable.

Tableau de la maladie. — Corps amaigri, teint jaune, tête entreprise, vertiges ; pouls fréquent et dur ; grande irritabilité et disposition à la colère ; gonflement de la région hypochondriaque gauche ; selles rares et dures ; urines fréquentes et d'une teinte rosée ; agitation la nuit ; enfin, accès épileptiques à des époques indéterminées.

Traitement. — *China* III, matin et soir pendant trois jours, améliore l'état du malade.

Tartarus emeticus II, pris le cinquième jour le matin, fait cesser l'agitation la nuit suivante ; il est répété avec le même succès pendant deux jours.

Pour combattre l'irritabilité excessive et la grande

propension du malade à la colère, à laquelle succèdent toujours des convulsions, je donnai *ignatia* IV, matin et soir, et le lendemain, *stramonium* III.

Ces remèdes, alternés pendant six jours, diminuèrent l'irritabilité; l'aspect du malade devint meilleur, les nuits plus calmes et l'appétit se fit sentir.

Cependant différentes parties de la peau prirent une teinte plus foncée et se desquamèrent d'une manière presque imperceptible. J'en conclus à l'existence de la psore latente, ayant le foie pour siége principal. J'administrai, par conséquent, à des intervalles de deux, trois ou quatre jours, *sulphur* II, *aurum* III, *murias magnesiæ* II, *calcarea carbonica* X, *graphites* X, *sepia* X, et, comme intercurrents, suivant les symptômes, *nux vomica*, *veratrum*, *ignatia*, le soir, à la dose de deux globules imbibés de la trentième dilution.

Le malade se rétablit graduellement; depuis trois ans, sa santé est bonne et lui permet de se livrer à ses occupations; toutefois son tempérament irritable et sa constitution faible provoquent encore quelquefois chez lui des accès de colère. Après chaque accès, il prend *ignatia*, *chamomilla*, *stramonium*, pour empêcher la maladie primitive de se reproduire.

DIXIÈME OBSERVATION. — M. M..., âgé de quarante et quelques années, fonctionnaire public, d'une constitution robuste, habitué à une vie sédentaire, fut pris d'une toux violente. Après l'avoir traité pendant quelques semaines, par des laxatifs, des boissons émollientes et par six saignées, son médecin diagnostiqua une affection chronique de la trachée-artère.

Tableau de la maladie. — Face pâle; yeux caves, entourés d'un cercle bleu ; voix faible ; palais et toutes les parties visibles de l'arrière-bouche décolorées ; voile du palais ramolli, luette pendante ; de temps à autre, toux sèche avec douleur au-dessous du sternum ; région hypochondriaque tuméfiée, sensible au toucher ; humeur sombre et appréhension de la mort ; pouls petit, fréquent ; appétit faible ; selles rares et dures.

Traitement. — *China* **IV,ıv**, matin et soir, pendant trois jours.

Il y eut une légère amélioration.

Bryonia **VI**, le matin ; deux jours après, *hepar sulphuris* **II**, puis *veratrum album* **X**.

La toux diminua et l'état général du malade devint plus satisfaisant.

L'affection de poitrine ayant évidemment pour point de départ une maladie des organes abdominaux, *magnesia muriatica* **VI**, gtt. 1/2, *aurum* **IV**, gtt. 1/2, *lycopodium* **X**, *graphites* **X**, *iodium* **X,vı**, administrés à quatre jours d'intervalle, obtinrent des succès très marqués.

Le malade continuait à être constamment préoccupé de son état et était tourmenté par ses idées sombres. Il prit, à des intervalles de six jours, *aurum* **IV**, *spigelia* **IV**, *lachesis*, *lycopodium* **X**, *graphites* **X**, et, comme intercurrents, *aconitum* **X**, *nux vomica* **X**, *ignatia* **X**.

Sauf quelques légers symptômes d'hypochondrie qui se manifestent parfois, sa santé est excellente.

ONZIÈME OBSERVATION. — M. P..., homme de quarante et quelques années, d'une constitution robuste, d'un tempérament flegmatique, jouissant d'une belle position de fortune, éprouva, depuis quinze ans, des douleurs périodiques dans la région splénique, avec violents

battements de cœur, céphalalgie gravative, pression
à la poitrine et gêne de la respiration. On le soumit au
traitement antiphlogistique, mais les saignées générales, les sangsues appliquées aux régions du cœur et
de la rate, les médicaments résolvants, etc., aggravèrent singulièrement les symptômes.

Tableau de la maladie. — Douleurs gravatives, persistantes au sommet de la tête; respiration sifflante,
très difficile, avec tuméfaction énorme du cou; palpitations violentes; douleurs dans les régions du cœur et
de la rate; paralysie incomplète de la jambe gauche;
appétit régulier, ainsi que la digestion; pouls fréquent
et dur; face rouge; yeux proéminents et brillants;
sommeil fréquent; humeur tranquille.

Traitement. — *Aconitum* X,VI, administré toutes les
six heures pendant deux jours, calme l'exaltation vas-
culaire et procure un soulagement général.

Les quatre jours suivants, le malade se trouve bien
de *china* IV,VI, pris matin et soir : la céphalalgie est
moins forte, la douleur dans les régions du cœur et de
la rate diminue, les palpitations seules persistent avec
la même intensité. La jambe gauche lui permet quelques mouvements et la marche.

Il prend *clematis, veratrum, ammonium carbonicum* IV,
lycopodium et *calcarea carbonica* X,IV, à des intervalles
convenables, et, suivant les circonstances, *nux vomica* X, *pulsatilla* IV, *aconitum* X, comme intercurrents.

Les phénomènes morbides disparaissent presque entièrement, sauf la tuméfaction incurable du cou, qui
cause encore quelques troubles de la respiration; ce-

pendant le malade se trouve assez bien pour pouvoir aller à la campagne.

Cet état, du reste, ne comporte pas une guérison parfaite; depuis ces six ans, les symptômes que je viens de décrire se sont renouvelés plusieurs fois; mais en tout cas, l'homœopathie s'est montrée supérieure à l'allopathie, en sauvant le malade d'une mort imminente. Bien qu'il souffre de temps à autre, son état physique et moral est assez satisfaisant.

DOUZIÈME OBSERVATION. — Mademoiselle F..., bien constituée, née d'un père bien portant et d'une mère rachitique, jouissait d'une bonne santé dans son enfance; mais à l'âge de quatorze ans, à l'époque de la première menstruation, les règles n'ayant pas fait leur apparition, elle présenta les symptômes suivants : Convulsions avec toux et gêne de la respiration, accompagnées quelquefois de l'expectoration de crachats muqueux, striés de sang; maux de tête; gonflement du ventre; constipation, et surtout douleurs lancinantes, térébrantes à l'hypochondre droit. Les moyens qu'opposèrent les allopathes, pendant quatre ans, à ces accidents, furent : diaphorétiques, laxatifs, frictions mercurielles, morphine, cent et quelques saignées, sangsues. Sous ce traitement, le mal s'aggrava, et les convulsions prirent un caractère épileptiforme.

Tableau de la maladie. — La jeune fille nubile est pâle et émaciée; le moindre mouvement qu'elle fait dans son lit provoque des palpitations de cœur violentes avec oppression de poitrine, de manière à lui faire craindre une fin prochaine; le ventre est météorisé, dur, douloureux au moindre contact; il y a de la con-

stipalion et une soif inextinguible ; le pouls est tremblotant, la peau sèche, les nuits agitées ; l'utérus et
les reins sont le siége de douleurs très vives. En présence de symptômes pareils, le pronostic devait être
fâcheux.

Traitement. — *China.* IV,vi , toutes les six heures,
amène plus de calme la nuit ; il est continué pendant
quatre jours.

Les palpitations sont moins fortes, la respiration
plus libre et la malade peut faire quelques mouvements
dans son lit ; le ventre est plus souple ; les selles ont
lieu tous les deux jours ; le pouls se relève ; la peau est
légèrement moite, seulement le gonflement de l'hypochondre gauche ne diminue pas. La palpation me fait
reconnaître une augmentation de volume et une induration du foie.

Bryonia X, *ignatia* IV, *magnesia muriatica* VI, *aurum* IV, vi, à doses répétées, rétablissent assez bien la
malade, au bout de trois semaines, pour qu'elle puisse
quitter le lit et prendre de l'exercice en plein air. Je
lui conseillai le séjour à la campagne, en lui recom-
mandant de prendre tous les quatre jours, successivement, *magnesia muriatica* VI, *aurum* VI,vi, *graphites* X,
sepia V, *argentum foliatum* IV,iv.

Au bout de six semaines, elle revint avec une santé
florissante ; les règles avaient paru, mais avec des douleurs abdominales vives. Cependant l'induration du foie
persistait et occasionnait de temps à autre des douleurs
très fortes avec dyspnée et spasmes épileptiques.

Elle continua l'usage des remèdes sus-mentionnés,
et, pour éviter le danger que pouvaient provoquer les

convulsions, je prescrivis *moschus, valeriana, camphora, spiritus nitri dulcis*, à petite dose.

L'induration hépatique diminua, les convulsions devinrent plus rares et moins fortes; d'un autre côté, il se manifesta dans les organes de la génération une irritation vive qui portait fréquemment la malade à la masturbation.

Platina VI, *phosphorus* X, *sabina* IV, à doses répétées, ne tardèrent pas à dissiper ce symptôme. Depuis, cette jeune personne se porte bien; la menstruation est régulière.

TREIZIÈME OBSERVATION.—Madame T..., âgée de trente et quelques années, d'une constitution robuste, d'un tempérament vif, gai, souffrait depuis six ans de douleurs abdominales et d'aménorrhée. Plus de cent saignées, des sangsues au ventre et à l'anus, des purgatifs aggravèrent les accidents; il survint enfin des spasmes avec constriction de la gorge. Les sangsues appliquées au cou n'apportèrent qu'un soulagement passager.

Tableau de la maladie. — Face jaune, pâle; yeux entourés d'un cercle noir; douleurs pressives, continues sur le frontal et au-dessus de l'arcade sus-orbitaire; poitrine libre; bas-ventre fortement tendu, douloureux au toucher dans les régions splénique et hépatique; inappétence; selles difficiles et ne se montrant que tous les quatre à cinq jours; apparition des règles toutes les six à huit semaines, avec évacuation de quelques gros seulement de sang noir fétide; pouls fréquent, mais intermittent; faiblesse extrême, quoique la malade puisse passer quelques heures hors du lit.

Traitement. — *China* IV, VI, matin et soir, pendant six jours.

Amélioration générale : la peau prend une teinte plus fraîche et plus uniforme ; la céphalalgie diminue ; le bas-ventre devient souple, les selles moins rares et moins fatigantes ; le pouls se relève ; l'appétit reparaît.

Des taches foncées, jaunes, isolées, qui se montraient pendant ces six jours sur la peau, et dont la desquamation était visible, me firent conclure à l'existence de la psore latente : le résultat confirma cette supposition, le foie, la rate et le mésentère étant principalement affectés.

J'administrai, à des intervalles de trois à quatre jours, successivement, *aurum* IV, *magnesia muriatica* VI, *tartarus emeticus* II,VI, *psoricum, iodium, lycopodium, calcarea carbonica* X,VI, et, intercurremment, *aconitum* VIII, *secale cornutum, pulsatilla* IV,II, selon que les symptômes correspondaient à tel ou tel remède.

Au bout de trois mois, la malade fut parfaitement guérie et reprit de l'énergie. Sa santé ne s'est pas altérée depuis cette époque.

QUATORZIÈME OBSERVATION.—Madame P..., veuve, d'un âge avancé, d'une constitution faible, d'un tempérament vif, avait essuyé beaucoup de chagrins et de grandes mortifications, ce qui altéra sa santé et la força de garder fréquemment le lit. Des saignées, des frictions mercurielles et l'usage prolongé du mercure à l'intérieur, constituaient le traitement auquel l'avaient soumise, pendant quinze ans, les médecins allopathes, sans en retirer le moindre avantage.

Tableau de la maladie. — Corps amaigri, desséché ; coloration jaune paille de la peau ; foie induré, volumineux, proéminent ; pesanteur d'estomac après le repas ; le lobe antérieur du foie qui recouvre l'estomac est augmenté de volume ; constipation pendant plusieurs jours, suivie de selles bilieuses avec prostration des forces ; soif vive ; langue recouverte d'un enduit jaune sale ; goût amer dans la bouche ; pouls faible, lent ; pustules rouges, isolées sur toute la surface du corps.

Traitement. — *Ignatia* IV,vi , matin et soir, pendant trois jours, sans changement favorable.

Aurum IV,iv, toutes les vingt-quatre heures, pendant deux jours, produit une grande amélioration.

Magnesia muriatica VI, et, trois jours après, *calcarea carbonica* X,iv, procurèrent beaucoup de soulagement : l'appétit reparut, la langue devint nette, la soif moindre ; la pression à l'estomac disparut presque entièrement, ainsi que l'induration du foie ; les selles, bien que dures, se firent tous les jours ; le pouls se ranima.

Pour combattre la psore latente, eu égard particulièrement à l'affection du foie, j'administrai, tous les quatre à six jours, *aurum* IV, *magnesia muriatica* VI, *antimonium crudum* X, *calcarea carbonica*, *graphites*, *sepia, carbo vegetabilis* X,vi ; et, comme moyens intermédiaires, selon les symptômes, *chamomilla, ignatia, pulsatilla* IV,ii, *colocynthis* VI,ii.

L'induration du foie devint presque imperceptible au toucher, la digestion régulière, et la malade jouit dès lors d'une santé relativement satisfaisante, à part quelques nausées et une légère pression à l'estomac qui se manifestèrent de temps à autre. Après quelques mois de séjour à la campagne, elle revint bien portante ; cependant les nausées et la pression à l'estomac ne tardèrent pas.à se montrer de nouveau avec quelques accès fébriles le soir.

Ipecacuanha, nux vomica, mezereum, n'eurent qu'un faible succès.

Huit mois s'écoulèrent ainsi sans qu'il y eût le moindre changement, lorsqu'un jour j'aperçus un gonflement énorme de l'os malaire du côté droit, s'étendant bientôt à l'os frontal, à l'arcade sourcilière droite d'abord, puis à la gauche, enfin à la mâchoire inférieure. Il y avait des symptômes fébriles le soir, et les douleurs étaient très intenses, surtout la nuit. Ces accidents étaient évidemment la suite de l'abus du mercure.

Aurum IV, *acidum nitri* X,ıv, administrés alternativement tous les deux jours, pendant une semaine, diminuèrent beaucoup les symptômes, notamment la fièvre et les douleurs nocturnes.

Je continuai l'usage de ces remèdes pendant huit jours ; je prescrivis ensuite *psoricum* X, et, quatre jours après, *graphites* X,ᵥı.

La fièvre cessa et les nuits furent calmes, sans douleurs ; il ne resta qu'une légère saillie indolore à l'arcade sourcilière du côté affecté.

Après dix-huit mois d'une santé relativement bonne, elle accusa de l'oppression de poitrine, des pesanteurs d'estomac, de la pression au foie, et des douleurs tiraillantes dans les lombes ; le côté gauche de la poitrine était plus bombé que le droit ; les côtes, depuis la deuxième jusqu'à la sixième, étaient ramollies à leur extrémité sternale ; le même phénomène s'observait plus tard au côté droit, sur les fausses côtes ; l'apophyse xiphoïde était gonflée, les vertèbres lombaires et l'os iliaque droit ramollis, le bas-ventre distendu et dur au toucher ; des douleurs lancinantes se faisaient sentir dans toutes ces parties. La malade ne pouvait supporter aucune nourriture, si ce n'est un potage clair ; le corps s'amaigrissait ; tous les remèdes, administrés suivant la diversité des symptômes, échouaient, et la malade mourut de consomption.

N'y aurait-il pas lieu d'admettre dans ce cas que les matières organiques ont été décomposées par l'emploi excessif du mercure, et que les remèdes homœopathiques ont bien pu retarder les progrès de la destruction, sans cependant pouvoir amener la guérison ?

QUINZIÈME OBSERVATION. — Le fils de la dame qui fait le sujet de la précédente observation, âgé de trente ans, tomba aussi malade. Il avait eu antérieurement plusieurs maladies graves auxquelles on opposa trente saignées de 12 onces chacune, et des frictions mercurielles continuées pendant trente-six jours.

Tableau de la maladie. — Teint jaune ; joues fortement colorées en rouge ; éruption pustuleuse au front ; yeux saillants, entourés d'un cercle noir ; respiration courte ; pression à l'estomac ; foie volumineux et dur au toucher ; langue chargée d'un enduit jaune ; goût amer de la bouche ; resserrement du ventre ; urines d'un jaune safrané, épaisses ; fièvre intense avec soif vive et céphalalgie lancinante. — Je diagnostiquai une fièvre bilieuse avec induration du foie.

Traitement. — *Aconitum* VI, une goutte dans 3 onces d'eau, une cuillerée toutes les trois heures, calma la fièvre.

Pour agir en même temps sur le foie, je fis prendre, pendant deux jours, matin et soir, *bryonia* X,vi : la fièvre disparut aussitôt, ainsi que les autres symptômes.

J'administrai successivement, tous les deux jours, *ignatia*, *aurum* IV, *magnesia muriatica* VI, dont j'avais eu fréquemment l'occasion de constater la grande efficacité dans les maladies du foie. En effet, cet organe diminua de volume et de dureté ; la pression à l'estomac devint également moindre, la digestion régulière, ainsi que les selles, et les urines furent un peu moins foncées. L'aspect du malade fut meilleur et la guérison fit des progrès.

L'éruption pustuleuse de la face me fit croire à l'existence de la psore latente, d'autant plus que la mère du malade avait été atteinte d'une affection semblable ; il prit donc, tous les quatre jours, le matin, *calcarea carbonica*, *graphites*, *magnesia carbonica*, *silicea* X,vi.

L'induration diminua et les forces revinrent. Il partit pour la campagne, où il se livra ardemment aux plaisirs de la chasse. Depuis cette époque, sa santé ne laisse rien à désirer.

Seizième observation. — Madame P..., âgée de quarante et quelques années, d'une constitution délicate, était sujette, depuis quelque temps, à des accidents hystériques, surtout à des spasmes violents de la poitrine. Cent soixante saignées, un nombre considérable de sangsues, une foule de médicaments, les eaux acidules de Romaro, enfin tout ce cortége de moyens allopathiques, affaiblirent la malade et empirèrent les accidents de la poitrine.

Tableau de la maladie. — Corps amaigri, presque desséché ; impossibilité de remuer dans le lit ; pâleur, affaissement de la face ; toux continuelle avec expectoration de mucosités albumineuses ; respiration courte, soulagée légèrement dans le décubitus dorsal ; fièvre quotidienne avec sueurs abondantes ; appétit assez bon ; nutrition nulle, les aliments étant rejetés sans être digérés ; pouls fréquent et petit ; palpitations violentes, continues. — Diagnostic : phthisie trachéale avec émaciation générale. Pronostic très grave.

Traitement. — *China* IV,VI, matin et soir, pendant huit jours ; ensuite *zincum metallicum*, *calcarea carbonica* X,VI, *veratrum* VI, *paris quadrifolia* IV, *sulphur* II,VI, *psoricum*, *lachesis* X, tous les quatre jours, le matin ; comme intercurrents, *aconitum*, *nux vomica*, *sabina*, *staphisagria*, selon la nature des symptômes.

Le résultat de ce traitement fut aussi satisfaisant que possible : la malade put rester levée pendant quelques heures, la digestion se fit plus facilement, mais l'affection de la trachée-artère était trop invétérée, la consomption avait fait trop de progrès, et la mort arriva au bout de quatre mois.

DIX-SEPTIÈME OBSERVATION. — Madame A..., âgée de dix-huit ans, d'une constitution faible, accoucha d'un enfant bien portant ; la délivrance se fit naturellement et n'amena aucune suite fâcheuse. Quelques semaines après, elle fut prise d'une hémicranie violente. Des purgatifs, des saignées, des sangsues n'obtinrent pas de succès ; la malade s'affaiblissait, la fièvre et les maux de tête se montraient régulièrement tous les après-midi et duraient jusqu'au lendemain matin, où il y

22

avait quelque rémission. Cet état se prolongea pendant quatre mois.

Tableau de la maladie. — Amaigrissement, pâleur de la face, fièvre quotidienne avec céphalalgie convulsive, violente, de la moitié droite de la tête ; cette fièvre persiste jusqu'au matin, fait une rémission jusqu'à midi et reparaît ensuite ; pouls régulier le matin, très fréquent l'après-midi, nuits agitées, sueurs abondantes vers le matin.

Les règles n'avaient pas reparu, quoique la malade ne nourrît pas l'enfant.

Traitement. — *Belladona* X, *mezereum* IV, *sambucus* I, *pulsatilla* IV, successivement tous les trois ou quatre jours.

La fièvre et les maux de tête devinrent moins forts et finirent même par disparaître insensiblement ; les règles reparurent, et la guérison fut complète au bout de trois semaines.

Dix-huitième observation. — Le comte R..., âgé de quarante et quelques années, maigre, d'un teint jaune foncé, d'un tempérament bilieux, éprouvait depuis quelques années des accès d'hypochondrie, des embarras gastriques et de la gêne de la respiration. Le traitement par les purgatifs avait entièrement échoué.

Tableau de la maladie. — Amaigrissement général ; coloration jaune-paille de la face ; cercle noir autour des yeux ; humeur craintive, grande excitation ; légère inappétence ; selles rares ; pouls dur, plein ; sommeil souvent interrompu la nuit ; pression à la région épigastrique ; oppression fréquente de poitrine, qui fait croire au malade qu'une saignée seule peut chaque fois le sauver d'une mort inévitable.

Traitement. — L'ensemble des symptômes dénote un trouble dans le système grand sympathique qui a produit cette humeur hypochondriaque. Le malade avait perdu toute confiance dans la médecine; il me témoignait de la méfiance, comptait le nombre de ses pulsations, s'observait lui-même avec une attention minutieuse, et se plaignait à tout moment de souffrances de toute espèce. Je fus obligé d'user de ruse et de prudence pour lui inspirer de la confiance; je parvins, non sans peine, à régler son régime et son genre de vie.

Il prit *aconitum* VIII, matin et soir, pendant trois jours, pour calmer l'exaltation nerveuse. L'anxiété diminua, le sommeil fut moins agité.

Aurum IV, *magnesia muriatica* gtt. 1/2, *tartarus stibiatus* II, le matin, tous les trois jours, amenèrent un changement notable. Le malade fut plus gai; la pression à la région épigastrique devint moindre, les selles eurent lieu tous les jours.

Lachesis, spigelia, sepia, lycopodium X, VI, tous les six jours, et, intercurremment, contre les congestions abdominales, *aconitum* VI, *chamomilla* IV, *nux vomica* X, suivant les symptômes.

Guérison parfaite dans l'espace de six mois.

Un an après, la pression à l'estomac se reproduisit, en s'accompagnant de douleurs arthritiques vagues, tantôt dans un genou, tantôt dans l'autre, tantôt dans le pied.

Arnica II gtt. 1/2, matin et soir, dissipa ces accidents en six jours.

DIX-NEUVIÈME OBSERVATION. — La comtesse R..., âgée de trente et quelques années, d'une complexion très

délicate, mère de plusieurs enfants, était sujette, depuis son enfance, à des spasmes fréquents qui disparaissaient toujours aux époques menstruelles. D'un
autre côté, elle éprouvait, dans la région épigastrique,
des pulsations qui devenaient de plus en plus vives, et
dont la force provoquait parfois des palpitations accompagnées d'angoisse. J'ignore à quel traitement elle fut
soumise pour remédier à ces accidents. Elle se maria à
l'âge de dix-huit ans; elle eut jusqu'en 1835 cinq enfants dont le plus jeune a dix-huit mois.

Tableau de la maladie. — Coloration variable de la
face; yeux gros, proéminents, cernés; amaigrissement
général; peau presque toujours sèche; tantôt appétit,
tantôt aversion pour toute nourriture; nuits ordinairement agitées, troublées par des rêves; spasmes de poitrine fréquents; pulsations fortes, continuelles, dans la
région épigastrique; pouls petit, duriuscule; grande
irritabilité; disposition à se fâcher et à pleurer; flux
menstruel régulier. — C'était une hystérie bien prononcée.

Traitement. — Vu la grande mobilité des symptômes,
je dus me contenter d'une médication simplement palliative. J'eus soin de choisir chaque fois les remèdes
qui correspondaient à l'état présent. *Bryonia, rhus* X,III,
crocus, sabina, valeriana, chamomilla, vinca minor IV,IV,
belladona X, *viola odorata, murias magnesiæ* VI, *aconitum*
VIII, agirent avec beaucoup de succès.

Vers la fin de 1835, la comtesse devint enceinte; la
grossesse fut bonne, sauf quelques légères incommodités: quelques globules d'*aconit*, administrés de temps
à autre, suffisaient pour les dissiper. Vers la fin du hui-

tième mois, elle fut atteinte par le choléra asiatique,
qui sévissait à cette époque dans la Lombardie. Malgré
la gravité du cas, *ipecacuanha*, *phosphori acidum*, *vera-*
trum, *china*, opérèrent la guérison au bout de quatre
jours. Elle accoucha heureusement d'une fille à la fin
du neuvième mois.

En 1837, elle eut une nouvelle grossesse et l'accouchement se fit également sans accidents. A part quelques légères indispositions, dues à sa constitution nerveuse, elle est très bien portante.

VINGTIÈME OBSERVATION.— Madame M..., âgée de cinquante et quelques années, mère de plusieurs enfants,
douée d'embonpoint et d'un tempérament flegmatique,
se plaignait depuis quelques années d'un asthme périodique, qu'on avait combattu par des saignées souvent
répétées, des sangsues et des purgatifs. Les forces s'affaiblirent, les accès se reproduisirent d'une manière
plus fréquente et plus continue.

Tableau de la maladie. — La malade est assise dans
son lit; la respiration est courte, accompagnée d'une
angoisse excessive; tout le corps est œdématié, le bas-
ventre volumineux, distendu comme une vessie remplie
d'air; les mains et les pieds sont enflés; le pouls est
petit, à peine perceptible; l'appétit nul; la langue,
chargée d'un enduit blanc, est sèche; grande agitation
et perte d'haleine qui provoquent l'insomnie. Les
urines sont pâles, aqueuses; la constipation dure depuis plusieurs jours. — Pronostic incertain.

Traitement. — *Bryonia* X, matin et soir; ensuite *sta-*
phisagria, *china* IV, VI, matin et soir; *spiritus sulphu-*
ratus, le matin; deux jours après, *hyoscyamus* 2/6, le

matin ; deux jours après, *belladona* X,ɪv, le matin ; trois jours après, *calcarea carbonica* X,ɪv, le matin.

La malade peut se lever et prendre un peu d'exercice dans l'appartement, sans aucun inconvénient. L'appétit revient.

Au bout de six jours , *psoricum*, *graphites*, *sepia*, *iodium* , *silicea* X,vɪ, tous les six jours. La guérison fait des progrès ; tous les accidents asthmatiques disparaissent et la malade peut se livrer à ses occupations habituelles. Après s'être bien portée pendant l'été qu'elle passa à la campagne , elle éprouva en automne de nouveaux accès d'asthme , qui cédèrent promptement à quelques doses d'*aconitum* VI , matin et soir, suivies de *nux vomica* X.

Depuis deux ans, elle jouit d'une bonne santé; l'asthme s'est reproduit au printemps dernier, mais l'aconit et la noix vomique l'ont fait disparaître promptement. Aujourd'hui la santé de madame M... est très satisfaisante.

Vɪɴɢᴛ ᴇᴛ ᴜɴɪèᴍᴇ ᴏʙsᴇʀᴠᴀᴛɪᴏɴ.—La marquise B...,âgée de vingt et quelques années, d'une constitution faible, ressentait depuis quelque temps des douleurs dans l'articulation du genou droit. Malgré tous les moyens allopathiques mis en usage, le genou se gonfla, les mouvements devinrent impossibles , le corps perdit son embonpoint.

Tableau de la maladie. — Corps émacié, face pâle, tumeur blanche au genou droit. Je ne puis obtenir aucun renseignement sur la cause occasionnelle de cette tumeur; je n'aperçois que les traces des vésicatoires et des piqûres des sangsues.

Traitement. — *Arnica* II, gtt. 1, matin et soir ; *colchicum* IV, gtt. 1, le matin ; *rhododendron* X, gtt. 1, deux jours après, le matin, soulagèrent les douleurs, sans cependant modifier en rien la tumeur.

Calcarea Gastuniensis IV, tous les quatre jours, le matin, amena, après la quatrième dose, une diminution considérable du volume du genou et rendit les mouvements de l'articulation plus faciles.

Silica, calcarea Gastuniensis furent administrés alternativement, tous les quatre jours, le matin.

Il se fit une amélioration sensible ; la tumeur disparut et les mouvements du genou se rétablirent entièrement.

Vingt-deuxième observation.—La comtesse D..., âgée de plus de soixante-dix ans, mère de plusieurs enfants, d'un caractère gai, d'une constitution robuste, se plaignait, depuis plusieurs semaines, de douleurs utérines accompagnées de coliques fréquentes, Tous les moyens allopathiques avaient échoué ; le mal revêtait un caractère de plus en plus grave et se compliquait d'une rétention d'urines.

Tableau de la maladie. — Tumeur résistante au-dessus de l'arcade pubienne, provoquant, par la compression, des douleurs dans le vagin ; écoulement séreux continuel des parties génitales ; douleurs dans les reins ; ischurie souvent pendant vingt-quatre heures, suivie de l'émission d'urines aqueuses avec fortes douleurs dans le bas-ventre ; coliques fréquentes avec selles paresseuses ; induration du lobe intérieur du foie ; insomnie la nuit, causée par les douleurs vives dans le bas-ventre ; pouls tantôt fréquent et dur, tantôt presque régulier, selon l'intensité des souffrances; peau sèche; humeur inconstante, tantôt chagrine, tantôt d'une gaieté folle; appétit bon; pression à l'estomac après chaque repas; bas-ventre météorisé; coliques insupportables.

Traitement. — La maladie étant trop compliquée pour me permettre de choisir un spécifique, j'eus recours, suivant la similitude des symptômes seulement, à *sabina* IV, *phosphori acidum* III, *aconitum* VI, *belladona*, *cannabis* X, *aurum* IV, *magnesia carbonica* X, *ignatia* IV, *graphites*, *sepia* X, *secale cornutum* IV. Je variai leur administration d'après les symptômes prédominants, et mes efforts furent couronnés de succès : les douleurs utérines cessèrent, la tumeur au-dessus de l'arcade des pubis disparut, et l'écoulement des parties génitales ne se fit plus qu'accidentellement et d'une manière très faible; les coliques devinrent plus rares, et la malade supporta très bien une nourriture variée; l'émission des urines fut plus facile; l'on ne sentait plus même l'induration du lobe antérieur du foie; en un mot, l'état de la malade était satisfaisant. Neuf mois après, les fatigues d'un voyage et des émotions vives exercèrent une influence fâcheuse sur son physique et sur son moral, sans cependant rappeler son ancienne affection du ventre et de l'utérus; son humeur s'attrista, son corps maigrit et l'appétit se perdit complétement. Tous les moyens échouèrent, et elle mourut, au bout de six mois, plutôt de vieillesse que d'une affection organique bien déterminée. Elle jouit, jusqu'à la fin, de toute l'intégrité de ses facultés intellectuelles.

VingT-TROISIÈME OBSERVATION.—Le comte B..., âgé de quarante ans, père de plusieurs enfants, d'un tempérament sanguin, de haute taille et bien conformé, était sujet, depuis deux ans, à la diarrhée. Les médecins allopathes attribuèrent cette incommodité à une inflammation chronique des organes abdominaux, et la combattirent, au grand préjudice du malade, par des antiphlogistiques.

Tableau de la maladie. — Corps amaigri, faible; teint jaune-paille; six à huit selles aqueuses jaunâtres dans les vingt-quatre heures; appétit assez bon, mais aussitôt après le repas, diarrhée; soif vive; langue jaune; fièvre vers le soir; peau sèche; douleur fugace dans la région du foie; humeur triste; esprit préoccupé du succès du traitement.

Traitement. — La similitude des symptômes me fit diagnostiquer une affection du foie : je prescrivis *ignatia* IV, tous les quatre jours, le matin; ensuite *aurum* IV, tous les deux jours, le matin, suivi de *magnesia muriatica* administré de même; enfin *calcarea carbonica*, *sepia*, *graphites*, *psoricum*, tous les quatre jours, le matin.

La diarrhée devient moins fréquente; le corps prend de l'embonpoint.

China IV, vi, *capsicum* II, à doses répétées, achevèrent la guérison.

VingT-QUATRIÈME OBSERVATION.—Madame F..., âgée de trente et quelques années, d'un tempérament sanguin et d'une constitution irritable, mère de plusieurs enfants, ressentait, depuis plusieurs années, des douleurs dans la région hépatique et rendait une grande quan-

tité de calculs biliaires avec des douleurs insupportables. Les purgatifs, les sangsues et les saignées n'eurent
pour résultat qu'une aggravation des symptômes; la
malade prit un aspect jaune-paille et maigrit tellement,
qu'il lui devint impossible de quitter le lit.

Description des symptômes. —Le corps, bien conformé
du reste, est amaigri; les muscles et la peau sont flasques; l'aspect du corps est jaune-paille; le bas-ventre
tendu; la malade éprouve des douleurs lancinantes
dans le foie; les selles sont rares, accompagnées de
douleurs et suivies d'une faiblesse excessive; les urines jaunes; la langue recouverte d'un enduit jaune; la
bouche amère; le pouls petit, intermittent; la malade est agitée, disposée à la crainte, sans perdre
toutefois tout espoir de guérison.

Traitement. — *Ignatia* IV,iv, matin et soir, pendant
deux jours, suivie de *bryonia* X,iv, les jours suivants,
le matin; ensuite *magnesia muriatica* VI, le matin; deux
jours après, *aurum* IV,vi, le matin.

La malade continue l'usage de ces deux derniers
remèdes en les alternant tous les dix jours.

Amélioration qui lui permet de quitter le lit; diminution de douleurs du foie; selles non douloureuses,
tous les jours; urine jaune pâle; pouls relevé; appétit meilleur; langue nette; peau décolorée.

Calcarea carbonica, graphites, sepia X,iv, achevèrent
la guérison.

Depuis plus de quatre ans, cette dame se porte
bien; seulement son irritabilité excessive et les chagrins qu'elle éprouve occasionnent de temps à autre
des accidents convulsifs qui disparaissent rapidement

par l'emploi de *aconitum* IV,IV, *ignatia*, *chamomilla* IV.

VINGT-CINQUIÈME OBSERVATION. — M. B..., fils d'une veuve pauvre, exténué par le travail, fut atteint, à l'âge de dix-neuf ans, d'une gastralgie, qui le força de suspendre ses occupations. On pratiqua sur lui trente et une saignées dans l'espace de six mois, et l'on eut recours à plusieurs laxatifs, mais sans obtenir aucun résultat favorable. Le malade maigrit et s'affaiblit de plus en plus, et les spasmes d'estomac furent continus.

Tableau de la maladie — Quoique bien constitué, le malade a le teint jaune-paille; il est maigre et tellement affaibli, qu'il lui est impossible de monter un escalier; il éprouve des douleurs et des contractions violentes à l'estomac, à la poitrine et à la région hypogastrique; ces douleurs deviennent plus vives après le moindre repas; il demande avec instance à être saigné.

Ayant appris que dans son enfance, il avait eu long-temps une éruption à la tête, qui aurait été guérie par des moyens dont il ne put me rendre compte; que depuis il avait ressenti pendant quelque temps des troubles dans les fonctions digestives, jusqu'à ce que l'état actuel se fût bien prononcé, je conclus à la présence de la psore, répercutée de la peau sur les organes internes.

Traitement. — *Spiritus sulphuratus* X, gtt. 1/2, le matin; trois jours après, *graphites*, le matin; quatre jours après, *psoricum* X, gtt. 1, le matin.

Après quatre jours d'intervalle, je répétai ces trois remèdes.

Au bout de huit jours, le malade supportait déjà les aliments; il fut complétement guéri dans l'espace de trois semaines.

VINGT-SIXIÈME OBSERVATION. — La sœur du malade qui a été le sujet de la précédente observation fut atteinte de la même maladie, à l'âge de dix-huit ans.

Les symptômes étaient les mêmes et reconnaissaient la même cause. Elle fut également guérie par le même traitement au bout de trois semaines.

VINGT-SEPTIÈME OBSERVATION. — Madame G..., âgée de cinquante ans, présentait, depuis cinq ans, une éruption herpétique à la face, principalement aux lèvres et au menton. Cette éruption était restée rebelle à toute espèce de médication. Il s'y joignit enfin des douleurs dans la région hépatique, et des hémorrhoïdes ; le corps perdit son embonpoint, et la respiration se fit plus difficilement.

Tableau de la maladie. — Amaigrissement général ; teinte jaune-paille ; dureté et gonflement de la lèvre supérieure ; desquamation et gerçures de l'épiderme qui entoure la bouche, le nez, la paupière inférieure : ces lamelles épidermiques ressemblent à la baudruche. L'affection était très grave ; on observait, en outre, de la rougeur derrière les oreilles, avec écoulement de sérosités ; une éruption herpétique envahissant le cou et le dos ; une difficulté de la respiration telle, que la malade pouvait à peine faire quelques pas ; de la pression au foie ; des tumeurs hémorrhoïdales en forme de choux-fleurs à l'anus, avec écoulement séreux. L'appétit était nul, le pouls régulier ; les nuits étaient agitées par suite de démangeaisons vives qui provoquaient l'insomnie. — Le pronostic ne pouvait pas être favorable.

Traitement. — La malade prend *chamomilla, igna-*

tia IV, *belladona*, *bryonia*, *rhus* X,VI, *viola tricolor* IV, répétés, pour la plupart, à de courts intervalles.

Il y eut une amélioration générale.

Magnesia carbonica, *natrum muriaticum* X,IV, *ammonium carbonicum* VI, *sulphur* II,VI, *psoricum*, *graphites*, *herpeticum* X, à quatre jours d'intervalle; comme remèdes intermédiaires, *aconitum*, *nux vomica*, *sabina*.

Au bout de six semaines de traitement, la santé devint en général meilleure, seulement l'éruption de la face, la pression au foie, l'affection hémorrhoïdale ne subirent aucun changement.

Sepia, *graphites*, *psoricum*, X,VI, furent administrés successivement tous les six jours.

L'éruption de la face diminua, la lèvre supérieure se ramollit, la coloration de la peau fut plus régulière, l'appétit et le sommeil revinrent.

C'est dans l'automne de 1833 que je commençai ce traitement; la malade fut bien portante pendant le printemps et l'été de l'année suivante ; mais l'automne vit l'affection se reproduire, à l'exception des tumeurs hémorrhoïdales. Le même traitement fut employé et l'hiver se passa ainsi avec plus ou moins de souffrances. Tous les symptômes disparurent derechef au printemps de 1835, et, pendant tout l'été, la santé de cette dame fut relativement satisfaisante.

La maladie suivit la même marche jusqu'en 1838. Elle récidiva pendant l'automne de cette dernière année, sous la forme seulement d'une éruption à la face, avec gonflement de la lèvre supérieure, et d'excoriations derrière le pavillon de l'oreille ; il n'y eut ni pression au foie, ni gêne de la respiration, ni hémorrhoïdes. La même chose se présenta dans le courant de l'automne suivant. *Graphites*, *sepia* et *herpeticum* ont été et sont les remèdes les plus convenables.

Bien que dans ce cas les moyens homœopathiques n'aient pu opérer une guérison radicale, ils ont du moins conservé les jours de la malade et lui ont rendu la vie supportable.

Vingt-huitième observation. — Madame P..., âgée de trente ans environ, d'une constitution faible et irritable, mère de plusieurs enfants, souffrait, depuis quelques années, d'une descente de matrice, qui résistait à tous les efforts des allopathes.

Tableau de la maladie. — Amaigrissement excessif; col de la matrice descendu jusqu'aux parties génitales externes; flueurs blanches, âcres; marche rendue impossible par la sensation qu'éprouve la malade, comme si tout allait tomber hors du ventre; inappétence; selles rares; menstrues provoquant des douleurs cruelles et accompagnées de l'écoulement d'une petite quantité de sang noir, fétide; fièvre le soir; insomnie; convulsions violentes de temps à autre.

Pronostic des plus graves.

Traitement. — *Sabina*, *secale cornutum* IV, *belladona* X,IV, *ignatia*, *aurum* IV, *sepia*, *graphites* X, à doses répétées, à des intervalles de deux, trois ou quatre jours, suivis de *china* IV, répété au bout de vingt-quatre heures; contre les convulsions, *stramonium* IX,VI, *phosphori acidum* III, *chamomilla*, suivant les symptômes.

Amélioration notable; les forces reviennent, mais l'amaigrissement persiste; l'appétit augmente et la digestion se fait bien; les flueurs blanches diminuent;

l'utérus reprend sa position normale et les règles apparaissent régulièrement. La malade se porte bien, mais les émotions morales, le dépit, les chagrins auxquels elle est très disposée, sans cause suffisante, provoquent chaque fois le déplacement de la matrice et déterminent des convulsions. Ces accidents cèdent toujours promptement à *sabina*, *chamomilla*, *sepia*, *ignatia*.

VINGT-NEUVIÈME OBSERVATION. — Madame L..., âgée de trente et quelques années, d'une constitution robuste, était affectée, depuis quelques années, d'une induration du foie, que les médecins de la vieille école avaient traitée en vain par des saignées, des sangsues, des purgatifs, des eaux minérales, des frictions mercurielles, etc.

Tableau de la maladie. — Amaigrissement; teint jaune-paille; céphalalgie intense, continue au frontal; douleurs au foie, qui est volumineux et dur; inappétence; insomnie; selles tous les deux ou trois jours; matières stercorales dures; douleurs rhumatismales à la face; menstruation régulière, mais peu abondante, suivie d'un écoulement muqueux; humeur gaie et joviale.

Traitement. — *Chamomilla*, *ignatia* IX, *bryonia* X, tous les deux jours, le matin.

L'appétit revient, le sommeil reparaît, mais le foie ne diminue pas de volume et l'induration persiste au même degré. Il en résulte, surtout après les repas, un sentiment de pression à l'estomac, suivie de la chute des forces, jusqu'à ce que l'estomac ait rejeté les substances ingérées.

Je fis prendre alternativement *aurum, magnesia muriatica*, à doses répétées, tous les trois jours, le matin ; ensuite successivement, tous les six jours, *sepia, graphites, lycopodium*.

Au bout de six semaines, le volume du foie était revenu à son état normal, l'induration avait disparu et la malade se portait bien. Cependant elle était toujours extrêmement irritable : des chagrins, le dépit, un changement brusque de température provoquaient facilement des maux de tête, des douleurs à la face et un sentiment de pression dans le foie.

Chamomilla, ignatia, belladona, sepia, enlevèrent promptement ces symptômes, et la malade recouvrit peu à peu sa santé. Depuis, elle a mis au monde un enfant sans éprouver le moindre accident. Depuis trois ans, elle se porte bien, sauf quelques légères incommodités ; elle a repris de l'embonpoint.

TRENTIÈME OBSERVATION. — Madame R..., âgée de quarante et quelques années, souffrait d'un cancer du sein gauche. Après six années de traitement allopathique, le mal avait fait des progrès effrayants.

Tableau de la maladie. — Corps amaigri ; teinte bleuâtre de la peau ; appétit nul, digestion difficile ; fièvre lente ; insomnie ; ulcère rongeant sur la surface de la glande mammaire gauche, sécrétant une sanie fétide, à bords rouges, proéminents, durs et saignant facilement, d'un fond lardacé ; induration squirrheuse du sein et des ganglions de l'aisselle ; il en est de même de ceux du côté droit et des glandes isolées du thorax ; bas-ventre dur et tendu, de façon à faire croire à une affection du mésentère ; humeur triste.

Traitement. — Bien que je fusse d'accord avec l'allopathie pour regarder ce cas comme incurable, j'administrai tour à tour, à des intervalles rapprochés, *aconitum* **VI,III**, *belladona*, *bryonia* **X,II**, *chamomilla* **IV**,
pour remonter le moral de la malade. Je n'oserais pas
prétendre que le calme fut obtenu par l'emploi de
ces remèdes plutôt que par l'espoir qu'ils rendirent
à cette dame; mais le fait est qu'elle put quitter le
lit et vaquer à ses travaux de ménage. L'ulcère et les
glandes squirrheuses n'avaient éprouvé aucun changement.

Elle prit, tous les six jours, successivement, *ammonium carbonicum*, *graphites*, *conium maculatum*, *calcarea
carbonica*, *sepia*, *iodium* **X,VI**, et, contre les symptômes
les plus graves, *aconitum*, *chamomilla*, *ignatia*, *sabina*,
pulsatilla, *nux vomica*, *coffea*, à la dose de deux globules de la 30e dilution.

Grâce à cette médication, la malade vécut encore
trois ans et demi; pendant tout ce temps, elle se portait assez bien, le carcinome et les indurations squirrheuses ne lui occasionnaient aucune douleur. Enfin,
il se forma sur le sein droit un carcinome semblable;
toutes les glandes squirrheuses augmentèrent de volume, et la malade succomba.

TRENTE ET UNIÈME OBSERVATION. — Mademoiselle B...,
âgée de dix-huit ans, d'une constitution faible, perdit
graduellement ses forces; il survint des spasmes
violents de la poitrine et de la tête, une pression
dans la région hépatique, des coliques. La médecine
des allopathes était impuissante pour remédier à cet
état.

23

Tableau de la maladie. — Corps amaigri ; face pâle, traits affaissés ; ventre gros, dur ; pression dans la région du foie ; respiration courte, toux sèche, langue et gorge sèches, soif ardente ; convulsions presque continuelles de la poitrine avec constriction à la gorge ; douleurs de tête au-dessus du front ; inappétence ; selles rares, dures ; urines foncées, épaisses ; aménorrhée depuis plusieurs mois ; pouls fréquent et tendu ; peau sèche ; fièvre le soir ; nuits agitées avec sueurs abondantes.

Il me fut impossible d'obtenir le moindre renseignement sur la véritable cause de la maladie ; madame B..., autrefois forte et bien portante, était devenue tout à coup triste, maigre, sans que les secours de l'art pussent arrêter les progrès du mal.

Traitement. — Comme il était très difficile de trouver un remède qui couvrît l'ensemble des symptômes, je cherchai au moins à arrêter la marche de ceux qui offraient le plus de gravité, pour amener ainsi la guérison, si toutefois elle était encore possible.

Je prescrivis contre les spasmes de poitrine et la constriction de la gorge *stramonium* IX,vi , toutes les six heures , *staphisagria,* toutes les douze heures, *belladona* X,vi, toutes les vingt-quatre heures.

Les spasmes et les maux de tête diminuèrent.

Il survient un tremblement des mains qui cède à l'emploi de *vinca minor* X,iv, pris le matin et répété après vingt-quatre heures.

Acidum sulphuricum IX,iv, *petroleum* VI,iv, *belladona* X,iv , administrés successivement toutes les vingt-quatre heures, rendent la langue et la gorge moins sèches; le pouls se relève, les nuits sont plus calmes, les sueurs moins fortes. La douleur dans le foie, la toux sèche, le météorisme et la dureté du ventre persistent.

La malade reçoit, à des intervalles convenables, *phosphori acidum* IX, *aurum* IV, *magnesia muriatica* VI, *secale cornutum* IV, *sulphur* II, *sepia* X; comme remèdes intercurrents, *chamomilla, aconitum, sabina.*

Au bout de trois mois, la guérison fut complète.

Trente-deuxième observation. — Madame G..., âgée de trente et quelques années, mère de plusieurs enfants, avait éprouvé, pendant sa dernière grossesse, de fréquentes douleurs de ventre que des saignées répétées n'avaient pu calmer que momentanément. Aucun accident ne se manifesta pendant le travail, mais bientôt après, le bas-ventre se tympanisa et devint douloureux. Les purgatifs et les saignées n'eurent d'autre résultat que d'aggraver le mal.

Tableau de la maladie. — La malade est presque sans connaissance; elle ressent des douleurs vives, insupportables; le corps est couvert de sueur; la respiration est stertoreuse; le bas-ventre, très sensible au toucher, présente la forme d'une vessie remplie d'air; les lochies sont supprimées, ainsi que les selles et les urines; le pouls est petit, contracté et très fréquent; la chaleur est forte et la soif inextinguible.

Traitement. — *Aconitum* VI, gtt. 1, dans 3 onces d'eau, une cuillerée toutes les trois heures.

Au bout de quelques heures, la fièvre est moindre, le ventre devient souple, les selles et les urines reprennent leur cours naturel.

L'*aconit* fut répété pendant deux jours ; puis elle prit *belladona* X,III, *china*, *pulsatilla* IV,IV.

La guérison fut parfaite au bout de six jours.

TRENTE-TROISIÈME OBSERVATION. — M. R...., bien constitué, maigre, souffrait, depuis plusieurs années, d'une affection des organes abdominaux avec troubles de la digestion, pression continue dans la partie antérieure du foie, dans la région de la vésicule biliaire; l'appétit était nul ; les selles n'avaient lieu qu'à la suite de lavements. Il y avait une grande prostration de forces avec une humeur hypochondriaque. Le célèbre Omodeï avait diagnostiqué une gastro-entérite chronique. Le traitement antiphlogistique avait entièrement échoué ; les symptômes présentaient une ressemblance frappante avec ceux que nous avons décrits dans la précédente observation.

Traitement. — *Ignatia* IV, *bryonia* X, *aurum* IV, *magnesia muriatica* X, *sulphur* II, *lachesis*, *spigelia* X,II, à des intervalles d'un à six jours.

Il y eut de l'amélioration : le malade put prendre des aliments ; les selles se montrèrent régulièrement, ainsi que les urines; la pression au foie disparut et l'humeur devint plus gaie.

Des antipsoriques, notamment *calcarea carbonica*, *silicea*, *graphites* X,IV, opérèrent une guérison complète.

Cependant le malade a conservé son humeur irritable: il ressent de temps à autre quelques légères incommodités, telles que des flatuosités, de la pression à l'estomac, que dissipent promptement *aconitum*, *ignatia*, *antimonium crudum*, *magnesia muriatica*.

TRENTE-QUATRIÈME OBSERVATION. — Madame R....,

âgée de trente ans, offrait les symptômes suivants :

Face pâle, affaiblissement général, nécessité de garder le lit ; battements perceptibles dans l'aorte descendante ; douleurs dans l'hypochondre droit et dans la région hypogastrique ; mauvais goût de la bouche ; langue chargée d'un enduit blanc ; inappétence, soif vive ; irritabilité, disposition à la colère ; grande impressionnabilité. J'appris que la malade avait ressenti une forte douleur dans le côté droit, cinq ans auparavant, lors de son dernier accouchement, et que, depuis cette époque, les règles coulaient très faiblement. Ces douleurs se faisaient sentir souvent dans le côté droit du bas-ventre, et le rétablissement ne fut pas complet.

Traitement. — *Chamomilla, valeriana, sabina, magnesia muriatica, argentum foliatum* IV,VI, *sepia, iodium, psoricum* X,VI, *phosphori acidum* IX, *graphites* X,IV, successivement, tous les deux, trois, quatre à six jours.

Il se fit un changement notable, et la malade fut rétablie dans l'espace de six semaines, sauf quelques légères douleurs à l'estomac et dans le foie, des maux de tête contre lesquels j'employai toujours avec avantage *aconitum, ignatia, dulcamara, chamomilla, sabina.*

TRENTE-CINQUIÈME OBSERVATION. — Mademoiselle A..., âgée de dix-neuf ans, bien constituée, mais délicate, eut, à l'âge de quatorze ans, sa première menstruation, mais les règles n'ont plus paru depuis cette époque. Elle est sujette depuis six ans à de violents spasmes d'estomac ; le corps maigrit de plus en plus, et l'humeur devient chaque jour plus chagrine, malgré le traitement suivi depuis le commencement de sa maladie.

Tableau de la maladie. —Corps émacié, traits affaissés; pression à l'estomac et contraction de cet organe après l'ingestion d'aliments que la malade ne supporte qu'en petite quantité ; selles rares , accompagnées d'efforts violents et suivies d'une prostration générale; aménorrhée ; respiration courte ; douleur pressive à la tête; fièvre le soir, avec sueurs nocturnes ; pouls très fréquent et tendu ; humeur pleureuse. — L'ensemble de ces symptômes annonce une consomption générale.

Traitement. — *China* IV,IV , toutes les deux heures, pendant huit jours.

La pression et les contractions dont l'estomac est le siège diminuent ; les selles, quoique rares , se font avec moins d'efforts.

La malade prend tous les deux à trois jours, successivement : *belladona* X , *pulsatilla* X , *sulphur* II , *sepia*, *ferrum metallicum* , *calcarea carbonica* , *psoricum* X,IV, *aurum* IV.

La santé se rétablit au bout de quatre mois; le flux menstruel a reparu , mais il est peu abondant.

TRENTE-SIXIÈME OBSERVATION. — Mademoiselle S..., âgée de quarante à cinquante ans, était sujette, depuis quinze années , à des accès d'asthme qui paraissaient d'abord tous les deux ou trois mois et persistaient alors pendant un ou deux jours ; plus tard , ils se reproduisirent plus souvent et durèrent plus longtemps. Enfin, ils se manifestèrent tous les huit à dix jours, même avec péril de suffocation. Plus de cent saignées , des sangsues, des purgatifs, des eaux minérales, l'assa fœtida, la morphine , la quinine, etc., ne firent qu'aggraver le mal. Les spasmes continuèrent presque sans interruption, et l'amaigrissement fit des progrès effrayants.

Tableau de la maladie. — Amaigrissement excessif; peau sèche et décolorée; respiration courte pendant les intervalles libres, mais stertoreuse pendant les accès, comme si toute la cavité thoracique était remplie de mucosités; contraction du col; palpitations perceptibles à la vue, à l'ouïe et au toucher; anxiété extrême; toux courte; sueur d'angoisse sur tout le corps; pouls fréquent et dur; bas-ventre météorisé; soif vive; déglutition impossible à cause de la constriction de la gorge. Après une durée de deux à trois jours, cet état est suivi de rémission avec une grande faiblesse. L'accès se reproduit après un intervalle de huit à dix jours, pendant lesquels la respiration est seulement courte. Dans les jours libres, on observe un écoulement leucorrhéique peu abondant et ténu; les règles paraissent régulièrement, quoique en petite quantité. Le pronostic est nécessairement grave.

Traitement. — A défaut d'un remède homœopathique qui répondît parfaitement à l'ensemble des symptômes, j'eus recours à ceux qui offraient au moins la plus grande ressemblance avec plusieurs d'entre eux.

Aconitum VII,IV, *ipecacuanha* I,IV, *spiritus camphoratus* I, *moschus* IV, *veratrum* VI, *china*, *sabina* IV,VI, *belladona*, *rhus* X, *platina* II,IV, *stramonium* IX,IV, *acidum hydrocyanicum* I,VI, répétés suivant les exigences du moment et la durée d'action du remède.

Les accès perdent de leur intensité, mais ils se renouvellent tous les huit à dix jours; tous les autres symptômes persistent.

Sulphur II, *drosera* X,VI, *paris quadrifolia, ignatia, staphisagria,* restent sans effet; *hyoscyamus* IV,VI, au contraire, administré toutes les douze heures pendant six jours, fait disparaître tous les symptômes, et la santé de la malade est assez satisfaisante; mais il survient bientôt une toux spasmodique avec irritabilité générale qui se manifeste par un tremblement des mains et des pieds.

Hyoscyamus, cina, argentum IV,VI.

La toux cesse à la suite de l'expectoration de mucosités; le tremblement des membres diminue, mais l'excès d'irritabilité persiste.

Lachesis, phosphorus, psoricum, graphites, sepia X,VI, à des intervalles de quatre à six jours.

L'asthme ne s'est pas reproduit depuis près de quatorze mois : l'appétit est bon, la digestion se fait bien, le sommeil est paisible, l'humeur gaie, les forces et l'embonpoint reviennent.

TRENTE-SEPTIÈME OBSERVATION. — Madame B..., âgée de plus de cinquante ans, mère de plusieurs enfants adultes, était affectée depuis fort longtemps de spasmes violents de poitrine, de pesanteur d'estomac, de ballonnement douloureux du ventre. Toute médication avait échoué jusqu'alors.

Tableau de la maladie. — Pâleur de la face, faiblesse générale, bouffissure de la face et de tout le corps, tension du bas-ventre; gêne de la respiration poussée quelquefois jusqu'à l'asthme, après le repas; constipation pendant plusieurs jours, suivie de selles bilieuses, avec affaiblissement extrême; de temps à autre, battements de cœur violents avec pouls plein, lent, dur;

fièvre le soir ; agitation nocturne ; soif vive ; urines pâles, fréquentes.

Traitement. — La difficulté de choisir un remède correspondant à l'ensemble des symptômes me fait prescrire contre les congestions violentes, *aconitum* VI,III, toutes les six heures ; puis, *phosphori acidum* IX,IV, toutes les trois heures ; ensuite *bryonia* X, toutes les vingt-quatre heures. Tous les symptômes diminuent en intensité.

Valeriana, sabina, secale cornutum IV,VI, *hepar sulphuris, sulphur* II,VI, *sepia, spigelia* X,IV, à trois, quatre, six jours d'intervalle.

La poitrine se dégage, les palpitations diminuent, la fièvre cesse de paraître le soir, les nuits sont tranquilles, l'appétit revient. Le bas-ventre est toujours dur ; le moindre repas cause de la pression à l'estomac et un gonflement douloureux du ventre.

La malade prend *capsicum* IV, toutes les douze heures ; le ventre acquiert de la souplesse ; la pression à l'estomac est moins forte ; elle peut supporter de la nourriture ; les selles se font régulièrement toutes les vingt-quatre heures. La malade m'assure que depuis des années elle ne s'est pas trouvée aussi bien. Les changements brusques de la température, et surtout le vent froid du nord, provoquent cependant quelquefois des spasmes de poitrine et du météorisme ; *aconitum* et *capsicum* suffisent pour écarter promptement ces accidents.

TRENTE-HUITIÈME OBSERVATION. — Monsieur R..., âgé de cinquante et quelques années, d'une constitution faible, d'un tempérament sanguin, souffrait depuis quelques années d'un asthme périodique. Grâce aux saignées, aux sangsues et aux dérivatifs, les accès devinrent plus fréquents.

Traitement.—*Aconitum* VI,vi, *antimonium crudum* X, *pulsatilla* IV,vi, sont administrés tous les deux jours, le matin.

Depuis plus d'un an j'avais perdu le malade de vue, lorsqu'il me fit appeler de nouveau.

Tableau de la maladie. — Asthme pituiteux très intense, avec danger continuel de suffocation; fortes congestions vers la tête; tremblement du cœur; pouls fréquent, dur et très tendu.

Traitement. — *Aconitum* VI, gtt. 1, dans trois onces d'eau distillée, une cuillerée toutes les heures.

Trois heures après, les battements de cœur sont moins violents, le pouls plus mou, les congestions céphaliques moindres; les accidents asthmatiques n'ont pas changé.

Je fais continuer l'usage de l'*aconit* toutes les deux heures.

Trois heures après, la respiration devient plus facile.

Aconitum répété toutes les trois heures.

Le lendemain matin, amélioration prononcée; l'asthme a disparu; il s'est fait après minuit une expectoration de crachats purulents, qui persiste; sueurs abondantes, évacuation alvine; appétit. Je lui permets un potage.

L'*aconit* est continué toutes les douze heures.

Tous les accidents asthmatiques cessent; le malade se lève et se rétablit promptement.

Quelques mois après, l'asthme s'étant reproduit, j'ordonnai de nouveau l'*aconit*, et l'accès disparut au bout de vingt-quatre heures avec une expectoration abondante de mucosités.

Antimonium crudum X, *hepar sulphuris* II, *psoricum*, *sepia* X,VI, tous les six jours, le matin.

Après avoir joui d'une bonne santé, pendant près d'un an, M. R... éprouva subitement, sous l'influence de l'humidité de l'automne, un nouvel accès qui fut arrêté, comme les précédents, au bout de vingt-quatre heures, par le même remède. Il en fut de même d'un autre qui se déclara quatre mois plus tard.

Trente-neuvième observation. — Madame F..., âgée de près de quarante ans, mère de plusieurs enfants, était sujette, depuis quelques années, à des attaques d'hystérie qui avaient résisté à l'allopathie.

Tableau de la maladie. — Corps bien constitué, mais amaigri et affaibli; face affaissée, jaune-paille; peau sèche; inappétence; douleur dans le foie; diarrhée bilieuse avec ténesme; pouls petit, fréquent; abattement général; humeur hypochondriaque, crainte de la mort; menstruation régulière, mais peu abondante et suivie d'un écoulement leucorrhéique.

Traitement. — *Sabina*, *valeriana*, *secale cornutum*, *chamomilla*, *ignatia*, *aurum* IV,VI, *sepia* V, furent prescrits dans des intervalles de un à quatre jours.

Cette médication eut un résultat favorable : la malade prit une meilleure mine, le visage montra plus de vivacité; la diarrhée diminua; l'humeur devint plus gaie.

Je donnai *sepia, graphites* X,IV, *magnesia muriatica* VI (trois doses de cette dernière substance).

La guérison se fit rapidement.

Les douleurs au foie, et les diarrhées qui se déclarent encore de temps à autre, trouvent toujours leurs remèdes dans *chamomilla, ignatia, aconitum.*

Cette dame se trouve aujourd'hui dans son cinquième mois de grossesse et jouit d'une santé parfaite.

QUARANTIÈME OBSERVATION. — Mademoiselle Th..., âgée de dix-huit ans, d'une bonne constitution, ressent souvent des spasmes dans l'abdomen avec troubles de la menstruation. Tantôt les règles paraissent trop tôt, sous la forme d'hémorrhagie utérine, avec douleurs vives dans le bas-ventre et grande faiblesse; tantôt elles ne se montrent que tous les deux ou trois mois avec le même degré de violence.

Tableau de la maladie. — Face chlorotique, bouffie; maigreur extrême et prostration des forces qui oblige à garder le lit; respiration courte; pouls petit et très fréquent; bas-ventre ballonné et vigoureux; évacuations alvines rares, dures; urines peu abondantes, rouges, troubles; hémorrhagie utérine; pusillanimité, humeur pleureuse, etc.

Traitement. — *Sabina* IV,III ; toutes les six heures, suivie de *belladona* X,II ; toutes les douze heures; *china* IV, toutes les douze heures.

Il y a amélioration; le ventre est plus souple, la respiration plus libre, le pouls plus plein et l'hémorrhagie moins forte.

Secale cornutum, marum verum, argentum foliatum IV; ensuite *china* IV,IV, répété tous les jours ou tous les

deux jours; enfin *sepia*, *graphites* X,ıv, tous les six
jours.

L'amélioration fait des progrès; cependant l'hémorrhagie se renouvela, au bout de trois semaines, avec
tous les symptômes que j'ai décrits.

Le même traitement eut un prompt succès.

Pour faire disparaître la pâleur qui persista, je prescrivis *ferrum metallicum* X,ıv, tous les quatre jours,
répété un certain nombre de fois; ensuite *calcarea carbonica*, *sepia* X,ıv, tous les six jours.

Le teint devint bientôt plus frais, l'humeur plus
gaie et le flux menstruel apparut régulièrement. Enfin,
cette jeune personne se maria et devint enceinte. Quelques congestions qui se déclarèrent pendant la grossesse furent promptement dissipées par l'*aconit*. L'accouchement se fit bien et n'eut aucune suite fâcheuse.
Depuis deux ans, la santé est parfaite.

QUARANTE ET UNIÈME OBSERVATION. — Madame C...,
veuve, âgée d'environ quarante ans, grêle, mais bien
conformée, souffrait depuis quelques années d'un dérangement des fonctions digestives, de spasmes de poitrine et de plusieurs autres incommodités qui accom-
pagnent ces affections. Des laxatifs, des saignées, du
quinquina, du sulfate de quinine n'amenèrent aucun
résultat favorable.

Tableau de la maladie. — Amaigrissement et faiblesse
extrêmes; teint jaune-paille; cercle noir autour des
yeux; pression à l'estomac après le repas; constipation; agitation la nuit; sommeil troublé par des rêves
pénibles; aménorrhée depuis plusieurs années; respi-

ration courte ; pouls lent, petit ; alternatives fréquentes d'humeur pleureuse, craintive et de courts accès de gaieté. Le caractère hystérique de la maladie est manifeste.

Traitement. — *Hyoscyamus* , *ignatia* IV,vi , *belladona* , *phosphorus* X,ix , *sepia* , *iodium* , 4ᵉ dilution, *ferrum metallicum* X,vi, à des intervalles de un à huit jours.

La malade guérit promptement : depuis plus de quatre ans, elle a conservé une bonne santé.

QUARANTE-DEUXIÈME OBSERVATION. Le marquis C..., âgé de quarante ans, était atteint, depuis plusieurs années, d'une goutte chronique. Elle finit par se montrer sous la forme de podagre, et le força souvent à rester couché pendant des mois entiers. Le mal augmenta sous l'influence du traitement allopathique ; des douleurs violentes se firent sentir, surtout la nuit, dans les articulations gonflées , et le malade ne put quitter le lit.

Tableau de la maladie. — Le malade a de l'embonpoint et se porte bien en apparence ; son teint est frais, son humeur gaie ; il est alité depuis plusieurs mois ; les articulations du coude , du genou et surtout des pieds sont tuméfiées, chaudes, et occasionnent des douleurs violentes et de l'insomnie. La digestion est bonne, accompagnée d'une constipation légère ; l'urine aqueuse et fréquente ; le pouls lent et dur.

Traitement. — *Aconitum* VI,iv , matin et soir, pendant deux jours ; *arnica* II, gtt. 1/2, matin et soir, pendant quatre jours.

. Le gonflement articulaire diminue, les douleurs nocturnes disparaissent et le mouvement des membres devient plus facile.

Colchicum **IV**,**vi** , *rhododendron* **X**,**vi** , tous les trois jours.

Les articulations deviennent plus libres; le malade peut marcher, mais en boîtant : il ressent seulement dans la plante du pied , surtout dans le calcanéum ; quelques douleurs lancinantes, moins vives pendant l'état de repos que pendant la marche.

Silicea **X**,**vi**, répété au bout de trois jours, dissipe les douleurs : la marche n'est plus pénible au malade, qui se porte bien du reste ; une tumeur indolore, pâteuse, persiste encore aux articulations du pied.

Une fois l'action de la dernière dose de *silicea* épuisée, je donne tous les quatre jours, *calcarea Gastuniensis* **IV**,**vi**. Trois doses suffirent pour dissiper la tumeur, et la guérison fut complète.

QUARANTE-TROISIÈME OBSERVATION.— Le marquis A..., âgé de cinquante et quelques années , souffrait depuis longtemps de la goutte, surtout dans les articulations du genou ; celles du coude, de la main et du pied en furent également atteintes quelquefois. Après un long traitement allopathique, le malade ne put plus marcher autrement que courbé et en boîtant; depuis trois mois il était même alité.

Tableau de la maladie. — Amaigrissement, malgré la fraîcheur du teint; douleur et tumeur se présentant alternativement dans les articulations du coude, de la main et du pied, accompagnées de rougeur et de douleurs légères dans ces parties ; gonflement considérable des articulations du genou, qui sont roides et chaudes au toucher ; ventre dur, selles rares et dures ; urines briquetées qui s'écoulent souvent avec difficulté ; inappétence, pression dans toute la région épigastrique après les repas ; soif modérée ; humeur hypochondriaque ; fièvre le soir ; douleurs violentes la nuit dans les articulations ; sommeil agité ; pouls petit et dur. La longue durée et les progrès de la maladie rendirent le pronostic fort douteux.

Traitement. — *Aconitum* VI,IV, toutes les six heures, pendant deux jours, pour calmer l'excitation des vaisseaux sanguins ; ensuite *arnica* III,VI, matin et soir, les deux jours suivants.

Le pouls se relève, les douleurs articulaires diminuent, les nuits sont plus calmes, mais les autres symptômes persistent.

Pour activer la digestion, je prescris *mezereum, ruta* IV,VI, *agaricus muscarius, nux vomica* X,VI, à des intervalles d'un à quatre jours.

L'appétit revient ; les selles se font régulièrement toutes les vingt-quatre heures ; les urines deviennent claires, jaunes citrines, et leur émission est facile.

La roideur de l'articulation des genoux empêchant surtout le malade de quitter le lit, je prescris *colchicum* IV, *rhododendron, euphorbium* X,VI, tous les trois jours, à doses répétées.

La roideur disparaît et le malade peut marcher.

Silicea X,VI, *calcarea Gastuniensis, plantago* IV,VI, successivement, tous les trois jours.

Les forces se rétablissent, la marche est facile, et l'état satisfaisant. Ce bien-être dure pendant tout l'été ;

mais en automne il survient de nouveau des troubles de la digestion, des douleurs vagues dans les articulations.

Arnica, *aconitum*, *rhododendron*, dissipent promptement ces accidents.

L'ischurie qui se déclare plus tard est bientôt écartée par *cannabis*, gtt. 1/2, *cantharis*, gtt. 1/2.

Au printemps suivant, tous ces accidents se reproduisent, mais ils cèdent promptement à l'emploi des mêmes remèdes. Depuis deux ans, la maladie n'a pas récidivé.

QUARANTE-QUATRIÈME OBSERVATION. — M. B..., sujet robuste, de trente et quelques années, avait souvent éprouvé des douleurs arthritiques qui, momentanément dissipées par les secours de l'art, se reproduisaient toujours avec plus de violence.

Tableau de la maladie. — Gonflement, rougeur et douleur dans les articulations du coude, de la main et du pied; digestion bonne; humeur gaie; sommeil troublé par les douleurs; pouls grand, plein, dur.

Aconitum VI,VI, toutes les six heures, pendant trois jours, soulage beaucoup le malade.

Arnica II,III, matin et soir, pendant deux jours; *pulsatilla* IV, *nux vomica* X, *sulphur*, *silicea* X,VI, tous les deux à quatre jours, achèvent la guérison.

Le frère aîné de M. B... fut atteint, à la même époque, de la même maladie; il suivit un traitement allopathique, et succomba au milieu de souffrances atroces.

QUARANTE-CINQUIÈME OBSERVATION. — La comtesse B..., âgée de trente-six ans, qui n'avait jamais conçu pendant

les seize premières années de son mariage, ressentait
des spasmes violents du ventre, et était sujette à des
hémorrhagies fluentes qui résistèrent opiniâtrément à
toute médication allopathique.

Tableau de la maladie. — La malade est pâle, mais
elle a encore assez d'embonpoint; elle se plaint de douleurs à la tête, à la poitrine, au ventre, aux membres,
d'une nature si variée, qu'il est difficile de se faire une
idée complète du mal, qui paraît être très compliqué.
Après un examen approfondi de son état, je parvins à
distinguer les caractères d'une maladie du foie et d'une
irritation du mésentère.

Traitement. — *Ammonium, ignatia* IV,ɪᴠ, *belladona* X,
veratrum VI,ᴠɪ, toutes les vingt-quatre heures, suivis
de *argentum foliatum, stramonium, sabina, marum verum,
secale cornutum* IV,ɪᴠ, toutes les quarante-huit heures.

Il en résulte un soulagement notable : la malade est
plus calme, l'appétit reparaît, ainsi que le sommeil;
toutefois le moral est toujours exalté et le flux hémorrhoïdal persiste.

Tous les quatre jours, *magnesia muriatica* VI, *platina*
II, *sepia, graphites* X,ᴠɪ.

Le flux hémorrhoïdal s'arrête et l'état général est satisfaisant. Cependant la crainte d'une récidive tour-
mente continuellement la malade ; tantôt elle accuse
des embarras de la tête, des élancements dans le bas-
ventre, de la pression à l'anus, etc. ; tantôt la face devient pâle et le corps s'affaiblit. Malgré ces symptômes,
la digestion est bonne, le sommeil tranquille, le flux
menstruel se montre régulièrement, et le pouls est
calme. Pour apaiser ces souffrances en partie réelles,

en partie imaginaires, je lui fis prendre, suivant les exigences du moment, *coffea, hyoscyamus, phosphori acidum, ignatia, marum verum, valeriana, ambra, bryonia, rhus, pulsatilla, sabina.*

Au bout de cinq années de traitement, l'exaltation morbide cessa entièrement.

QUARANTE-SIXIÈME OBSERVATION. — Madame S..., âgée de trente et quelques années, mère de quatre enfants, était sujette, depuis six ans, à des spasmes hystériques se manifestant sous diverses formes, et accompagnés d'une leucorrhée abondante. Tous les efforts des allopathes avaient complétement échoué.

Tableau de la maladie. — Amaigrissement excessif, pâleur, faiblesse; appétit normal, mais impossibilité de le satisfaire à cause des pesanteurs d'estomac que provoquent les aliments; selles rares, dures; urines décolorées, peu abondantes; pulsations continuelles dans la région épigastrique, accompagnées quelquefois de violents battements de cœur; douleurs tractives dans l'utérus; flueurs blanches copieuses; menstruation régulière, très abondante, suivie d'un fort écoulement leucorrhéique; fièvre le soir; sueurs nocturnes; sommeil agité; pouls petit, dur; dyspnée; humeur triste, craintive et portée à la colère.

Pronostic grave.

Traitement. — *China*, toutes les douze heures, pendant quatre jours; puis *sabina* IV,VI, toutes les douze heures, également pendant quatre jours; ensuite *secale cornutum, chamomilla, valeriana, crocus, aurum* IV,VI, *sepia, graphites* X,VI, à des intervalles d'un à quatre jours.

Une grande amélioration se fait sentir; la malade

reprend de l'embonpoint et des forces ; mais les pulsations dans la région épigastrique et la leucorrhée persistent au même degré. Des petites pustules s'élèvent
sur la peau et disparaissent aussitôt.

Psoricum X, gtt. 1/2 , *sulphur* II, gtt. 1/2 , *graphites*
X , gtt. 1/2 , *iodium* X,vi , pris successivement tous les
deux jours, font cesser les pulsations, ainsi que la leucorrhée.

Depuis quatre ans, la malade jouit d'une bonne
santé. Les légères incommodités suscitées de temps à
autre par de brusques variations atmosphériques, par
des émotions morales, le dépit, la colère, etc., cèdent
chaque fois à l'emploi des remèdes homœopathiques.

QUARANTE-SEPTIÈME OBSERVATION. — Madame B...,
âgée de trente et quelques années, souffrait, depuis
plusieurs années, d'une pression dans le foie, de spasmes de poitrine, de troubles dans les fonctions digestives et de leurs suites , sans que la médecine de la
vieille école eût pu la guérir.

Tableau de la maladie. — Grand affaiblissement, teint
jaune-paille, inappétence, pesanteurs d'estomac après
l'ingestion de la moindre nourriture; constipation,
parfois diarrhée bilieuse ; distension du bas-ventre;
foie saillant, dur et très douloureux au toucher; haleine fétide, langue recouverte d'un enduit jaune; céphalalgie pressive, continuelle; urines aqueuses, quelquefois jaunes, fréquentes; menstruation régulière,
mais très abondante; grande irritation, disposition à la
colère; pouls petit, fréquent, dur; nuits agitées, insomnie. Diagnostic : induration du foie.

Traitement. — Pour modérer l'orgasme, je fis prendre,

pendant quatre jours, *aconitum* II,vi, matin et soir.

La malade devient plus calme ; elle recouvre le sommeil et l'appétit, que néanmoins les pesanteurs d'estomac empêchent de satisfaire.

Magnesia muriatica VI, gtt. 1/2, *aurum* IV, gtt. 1/2. *calcarea carbonica* X, gtt. 1/2, *graphites* X, gtt. 1/2, pris successivement tous les quatre jours.

Le volume du foie diminue et sa consistance devient plus molle ; les pesanteurs d'estomac sont moins fortes et la malade peut prendre quelque nourriture ; les maux de tête, qui n'avaient point cessé jusqu'alors, disparaissent.

Elle prend intercurremment, *sepia*, *silicea* X,vi, tous les six jours, et *aconitum* VI,iii, *sabina*, *chamomilla* IV,vi, contre les congestions qui surviennent.

Au bout de trois mois, la malade était rétablie, et elle n'a pas éprouvé la moindre incommodité depuis six ans.

QUARANTE-HUITIÈME OBSERVATION. — Lorsqu'au mois d'août 1837, j'inspectai l'hôpital militaire de Trévise, le chirurgien en chef, M. Bartel, me présenta un enseigne, du nom de Savellini, âgé de dix-huit ans, comme atteint de somnambulisme. Les accès se reproduisaient à des époques indéterminées, mais toujours vers le septième ou le huitième jour ; ils duraient deux heures et au delà, etc. Ne connaissant pas exactement l'état du malade, je ne pus faire aucune objection contre le traitement auquel il était soumis.

Je le revis au mois de mai suivant : il était pâle et amaigri. Tous les médicaments du *Codex* avaient été employés sans succès, et les médecins l'avaient déclaré incurable. Comme il cassait et brisait tout ce qui

lui tombait entre les mains , on prit le parti de l'envoyer dans un hospice. L'idée me vint de lui appliquer
la méthode homœopathique. Le feld-maréchal Ra-
detzky m'accorda la permission d'envoyer le patient à
Milan pour y suivre ce traitement. Arrivé le 13 juin, il
entra dans un hôpital militaire , et fut placé dans une
chambre dont les croisées étaient garnies de barres de
fer et la porte grillée. Le premier accès se déclara dans
la nuit du 14 au 15 , à deux heures du matin , et dura
trois quarts d'heure. Depuis, les accès se reproduisirent à des périodes indéterminées, souvent tous les jours
ou toutes les nuits, d'autres fois après un intervalle de
plusieurs jours.

Apparition, durée et marche des accès. — Le malade
ressentait un sentiment de pression aux yeux avec penchant irrésistible au sommeil ; il se couchait et tombait
dans un sommeil profond et plus ou moins prolongé ,
puis se levait tout endormi ; les yeux fermés , il voyait
devant lui l'ennemi , frappait contre la muraille et
il ordonnait les préparatifs de défense. Il se nommait lui-même général en chef, roi, empereur; il com-
mandait ses troupes, prenait des places fortes, conqué-
rait des pays, punissait ses prisonniers sans les juger,
en leur accordant ordinairement trois minutes de temps
pour réfléchir, et en leur enjoignant avec un ton impérieux de faire des révélations s'ils ne voulaient pas
être fusillés. Ce temps écoulé , il se précipitait sur son
prétendu ennemi , et , en frappant un coup dans l'air,
il disait : « C'est fait. » Il se regardait comme maître et
conquérant, et songeait à se marier : son choix tombait
ordinairement sur une princesse. La déclaration

d'amour était courte : « Je vous donne trois minutes de réflexion pour accepter ma main, ou pour mourir. » Or, comme les femmes préfèrent le mariage à la mort, il se levait brusquement, faisait un mouvement, embrassait sa prétendue, la couvrait de ses baisers et la conduisait dans son appartement qui se trouvait ordinairement au-dessous du lit. A peine l'avait-il mise en lieu de sûreté, qu'il se levait de nouveau en sursaut et s'élançait sur son ennemi ; il s'efforçait de jeter sur lui, à travers les barreaux des fenêtres, tous les meubles et ustensiles qui se trouvaient dans la chambre, etc. ; puis il se calmait, se montrait bienveillant et plein d'affection pour son frère, mais bientôt il l'attaquait également. Toutes ses paroles étaient prononcées avec énergie, sa marche était ferme. Tantôt il grimpait avec facilité sur le grillage de la fenêtre ; d'autres fois il sautait avec agilité sur le poêle, qui avait une hauteur de huit pieds, ou il renversait sa couchette, la dressait et y montait pour donner ses ordres. C'est dans cette position qu'il était surtout intéressant : personne n'aurait pu y arriver de sang-froid sans tomber et entraîner le bois de lit dans sa chute ; le somnambule, au contraire, s'y maintenait dans un équilibre parfait.

Ces accès se renouvelèrent tous les deux, quatre à six jours, à des heures indéterminées du jour et de la nuit. Personne n'osait approcher le malade. Un jour, pendant qu'il se trouvait suspendu aux barreaux de sa croisée et qu'il donnait ses ordres, un joueur d'orgue se fit entendre dans la rue : aussitôt le somnambule se mit à danser en mesure sur le grillage, devint gai et se coucha fort tranquillement un moment après.

C'est ce fait qui me détermina à essayer de calmer l'accès suivant à l'aide des sons de la musique ; et, en effet, ce moyen suffit pour l'apaiser pendant quelque temps, c'est-à-dire durant l'accès : il se mit à danser très régulièrement en cadence, et à marcher au pas militaire quand je lui fis entendre une marche. Enfin, se sentant fatigué, il arrangea son lit, comme d'habitude, avec les débris de sa paillasse et de sa couverture, se coucha tranquillement, s'endormit, s'éveilla fort gai quelque temps après, sans avoir la moindre conscience de ce qui s'était passé et sans éprouver même la moindre fatigue. Il resta dans cet état jusqu'au paroxysme suivant ; alors il recommença ce qu'il avait fait dans l'accès précédent et se rappela tout ce qui s'était passé auparavant.

La musique le calma, mais jamais complétement ; car, tout en dansant en cadence, il eut plusieurs accès de fureur.

Dès que le besoin du sommeil se fit sentir, j'employai sans succès plusieurs remèdes, tels que *aconitum* VIII, gtt. 1, *veratrum album* VI, gtt. 1, *ignatia* IV, vi, *nux vomica* X, vi, *tartarus stibiatus* II, gtt. 3, *carbo vegetabilis* X, vi, *acidum muriaticum* I, gtt. 3.

Le *magnétisme minéral*, appliqué sur le creux de l'estomac, produisit bientôt une sensation de chaleur dans tous les organes du thorax et de l'abdomen, sans cependant diminuer le mal. Appliqué le long de la colonne vertébrale, le malade ressentit un froid pénétrant sans autre effet.

Causticum X, gtt. 1/2, agit avec une violence telle,

qu'il détermina aussitôt des nausées, et que l'accès se reproduisit avec plus d'intensité. Répété plusieurs fois, ce remède amena les mêmes résultats.

En étudiant les effets de ces différents moyens et m'apercevant que chaque accès se terminait par un mariage, je fis observer le malade dans les intervalles libres, et je constatai qu'il était tourmenté par des désirs vénériens fort prononcés.

Il reçut *hyoscyamus* IV, gtt. 1/2, puis *platina* II, gtt. 1/2, toutes les demi-heures.

L'accès suivant fut moins violent.

La musique le calma, si bien que l'on put entrer dans sa chambre, du moins pendant tout le temps que les sons mélodieux frappaient ses oreilles. Il força alors tout le monde à danser avec lui, et dit d'un ton très gai : « Le bal est ouvert. » Mais bientôt il s'arrêta et s'écria : « Éloignez-vous, voilà la fureur qui vient de ce coin-là ! » Aussitôt les traits de la face changèrent, nous quittâmes la chambre ; il eut un accès de fureur, devint général en chef, battit son ennemi, etc. Cette fureur disparut bientôt ; nous pûmes rentrer, etc.; il se mit de nouveau à danser avec nous.

Une autre fois, lorsque nous pénétrâmes chez lui, il nous dit : « La fureur vient : vite, éloignez-vous! » Nous obéîmes aussitôt à ses ordres. Il se mit à faire des sauts, à combattre, à vaincre, à se marier. Enfin, il bondit vers la porte grillée et dit : « J'arrivai dans une forêt, où je rencontrai vingt-trois voleurs que je mis en fuite. » En prononçant ces mots, il nous lança avec une grande force une pierre qu'il avait extraite du poêle et qu'il tenait cachée dans la main. En effet, il y avait vingt-trois personnes réunies devant la porte.

Une autre fois, en regardant par la fenêtre, il nous fit voir une jeune fille jouant avec un perroquet. La grande distance nous empêcha de distinguer l'objet qu'il nous désignait, mais j'appris depuis qu'il ne s'était pas trompé.

Dans une autre circonstance, il nous fit appeler, nous surnomma fantasmes, et désigna l'un d'entre nous comme ami et philosophe. Il était dans ce moment-là d'une humeur douce; mais bientôt la fureur sortit du coin, et il fallut nous retirer.

Pendant un accès, il dit aussi qu'il voyait un homme sur la toiture de la cathédrale, à côté de la statue de la Vierge, occupé à faire des réparations. La cathédrale étant éloignée de quelques milliers de pas de l'endroit où nous nous trouvions, il nous fut impossible de le voir; mais, après des informations prises, j'appris que réellement il s'y était trouvé en ce moment un maçon qui y avait travaillé. La même chose avait lieu dans plusieurs autres circonstances semblables.

J'administrai *phosphorus* X, gtt. 1, toutes les vingt-quatre heures.

Les accès se renouvelèrent, mais avec une intensité beaucoup moindre, et durèrent bien moins longtemps. Enfin, ils ne parurent plus que comme un rêve violent. Je continuai ce remède pendant quinze jours et les accès cessèrent tout à fait. Le jeune homme était bien portant, je discontinuai l'usage du phosphore et il n'éprouva plus d'accès. Tel fut l'état des choses au mois de novembre. Je le fis surveiller pendant les six semaines suivantes; mais comme pendant ce temps il ne se manifesta aucun symptôme morbide, il fut renvoyé au mois de janvier 1839, comme guéri, à son régiment en garnison à Plaisance. Par mesure de prudence, j'envoyai au chirurgien-major du régiment un flacon contenant une dilution de *phosphore* au dix-millionième, avec une instruction détaillée sur la manière de s'en servir en cas de récidive ; mais cette précaution était inutile.

Je revis le jeune homme au mois de juillet ; il présentait un aspect de santé florissante, et se portait à merveille.

Voici le nombre des accès qu'il avait eus dans l'hôpital de Milan :

Du 15 au 30 juin, 3 ; en juillet, 5 ; en août, 12 ; en septembre, 6 ; en octobre, 3 ; au commencement de novembre 4, et rien en décembre.

Commémoratifs. — Le jeune Savellini était le fils d'un officier de marine. Entré à l'âge de douze ans à l'école militaire de Neustadt, il y resta pendant cinq ans. A cette époque, il était sujet aux spasmes, à des ophthalmies ; il eut même une otorrhée. Du reste, il jouissait d'une bonne santé, mais il était d'une constitution délicate et irritable. A l'âge de dix-sept ans, il fut nommé au grade d'enseigne dans un régiment d'infanterie. Ses camarades, en voyant la faiblesse de sa constitution et la timidité de son caractère, essayèrent de l'effrayer et et de le mystifier. Ils se déguisèrent en diables, et le surprirent au milieu du sommeil pour l'éveiller en sursaut au moyen d'une lumière artificielle très vive, afin de lui donner une idée du diable et de l'enfer. A cet aspect, il fut aussitôt pris de convulsions : ses camarades, effrayés, firent immédiatement des applications de glace sur les pieds et les mains. Le lendemain, il fut envoyé à l'hôpital, où les accès se déclarèrent, d'abord tous les jours, quelquefois deux fois par jour; enfin, deux mois après, tous les six à huit jours seulement. On le traita pendant quinze mois sans succès. Pendant ce temps, il fut pris d'une fièvre intermittente qui persista pendant quelques semaines, et qui céda à l'emploi du quinquina, sans amélioration notable de son état antérieur. C'est alors qu'il entra à l'hôpital de Milan.

Quarante-neuvième observation. — Dans les mois de février et de mars 1839, il y avait eu à Milan une forte épidémie morbilleuse. Dans le courant de mars de la même année, la coqueluche épidémique sévit également dans cette ville ; beaucoup d'enfants, à peine guéris des morbilles, ou même pendant le cours de cette affection, furent atteints de la coqueluche.

L'archiduc Maximilien Charles, âgé de dix ans, ne fut pas épargné par l'épidémie. Après avoir été guéri des morbilles, il eut la coqueluche pendant la convalescence.

Tableau de la maladie. — L'enfant est pâle et affaibli; le ventre ballonné, dur au toucher; les urines et les selles sont abondantes ; l'appétit est nul, la langue chargée d'un enduit blanc, la soif vive; la respiration, courte, se fait uniquement par le mouvement des muscles abdominaux ; la tête est entreprise, le pouls petit et fréquent, la peau sèche; parfois il y a une toux d'irritation sèche, convulsive, et de l'agitation. Le ventre, et surtout la région épigastrique, portent les traces sanglantes de douze piqûres de sangsues ; l'écoulement du sang avait été considérable et n'avait pu être arrêté qu'au bout de trois jours.

Traitement. — *China* IV,ıv, trois fois par jour, semble produire un bon résultat; le bas-ventre acquiert plus de souplesse, le pouls se relève, l'appétit revient; la coqueluche prend du développement, c'est-à-dire, les accès ordinaires de cette affection se montrent avec expectoration de mucosités qui soulage le malade; la respiration devient libre, et l'agitation cesse.

L'état de l'enfant semble s'améliorer à l'aide de *china* continué pendant trois jours.

Je prescris le quatrième et le cinquième jour, le matin, *belladona* X,ııı ; le malade s'en trouve bien.

Le cinquième jour, le soir, son état était satisfaisant.

Le lendemain matin, à quatre heures, le côté droit est subitement frappé de paralysie; l'enfant ne peut plus remuer le bras ni la jambe; il parle d'une manière incohérente; la respiration est libre, le bas-ventre est souple et indolore; le pouls petit, à peine perceptible.

Je lui donne *moschus* IV,ıı , toutes les heures.

Le pouls se ranime vers le soir; le malade peut faire quelques mouvements, bien bornés il est vrai, avec le bras et la jambe du côté droit; l'amélioration est sensible.

Il continue de prendre *moschus* toutes les deux heures.

Le lendemain, il prit avec plaisir un potage; la paralysie du côté droit avait entièrement disparu, et le décubitus et les mouvements étaient également possibles des deux côtés; la coqueluche se manifesta par des accès convulsifs ordinaires, accompagnés d'expectoration de mucosités abondantes.

Le jour suivant, qui était le huitième du traitement, la coqueluche prit plus de développement, accompagné d'un grand soulagement dans la poitrine.

J'administre *china* IV,II, toutes les six heures, contre la faiblesse extrême que la maladie antérieure avait laissée après elle.

Le neuvième et le dixième jour n'amenèrent aucun changement, et tout semblait promettre une issue heureuse.

Le lendemain matin, à huit heures, je trouvai l'enfant atteint de spasmes paralytiques généraux.

Moschus, donné toutes les demi-heures, sembla le soulager vers dix heures, mais cette amélioration ne se maintint pas ; les convulsions et la paralysie augmentèrent vers midi ; la respiration était très pénible, et le malade succomba à une heure.

Autopsie quarante-huit heures après la mort. — Tous les organes contenus dans la cavité du crâne sont dans un état normal ; il en est de même de ceux du thorax, du cœur, du péricarde et des gros vaisseaux. La muqueuse bronchique est légèrement rouge et recouverte d'une couche légère de mucosités visqueuses ; les poumons sont sains, on observe seulement quelques petits points indurés à la base du poumon droit ; celui-ci est, du reste, légèrement obstrué de mucosités semblables à la salive, qu'on en faisait sortir, comme d'une éponge, par une forte pression. Les organes abdominaux ne présentent rien de particulier, si ce n'est un engorgement des vaisseaux. Tout le reste est dans un état normal. Comme on le voit, l'autopsie n'a pas pu nous faire remonter à la cause occasionnelle de la mort.

Cinquantième observation. — Les quatre fils de l'archiduc, qui avaient été frappés par l'épidémie morbilleuse, furent également atteints de la coqueluche pendant la convalescence.

China IV,ıv, matin et soir, amène un résultat peu satisfaisant; il en est de même de *drosera* X,ıv, toutes les quatre heures.

La toux, en effet, est moins convulsive, les accès, tout en diminuant de durée, conservent néanmoins leur intensité.

Je prescris : Eau distillée, 3 onces, sirop de framboise, 2 gros; *antimonium crudum* X, gtt. 1 : à prendre par cuillerée, trois fois par jour.

Les accès disparurent, et au bout de quelques jours la coqueluche fut guérie.

La faiblesse qui persista chez deux de ces enfants céda promptement à *china* IV, répété plusieurs fois. Il suffit d'un bon régime pour les rétablir parfaitement dans un court espace de temps.

Cinquante et unième observation. — Le comte de M..., Piémontais, âgé de cinquante et quelques années, était atteint, depuis vingt ans, d'une diarrhée qui avait opiniâtrément résisté à toute espèce de traitement.

Tableau de la maladie. — Taille petite, corps bien proportionné; grande maigreur, flaccidité des muscles; yeux ternes et caves; de temps en temps céphalalgie dans la région occipitale; respiration courte sans toux; douleur sourde au foie; pesanteur d'estomac; ballonnement du ventre; pouls petit, régulier; inappétence; enduit jaune de la langue; soif ordinaire; peau fraîche,

mains et pieds plutôt froids que chauds ; sommeil interrompu par des rêves anxieux, suivis ordinairement
d'une selle ; chaque jour, six garde-robes bilieuses,
auxquelles succède un grand épuisement. Le ventre est
météorisé, le foie volumineux et douloureux au toucher, sans offrir plus de dureté. Tous ces symptômes
me portent à reconnaître comme cause du mal une sécrétion et une excrétion anormale de la bile.

Traitement. — *Chamomilla*, matin et soir, pendant
deux jours ; *ignatia* IV,VI, matin et soir, également pendant deux jours, n'amènent aucun changement.

Rheum IV,VIII, matin et soir, pendant trois jours.

Le nombre des selles diminue, mais elles sont toujours
bilieuses ; le ballonnement du ventre persiste aussi.

Capsicum IV,VIII, le matin pendant huit jours.

Beaucoup de vents sont expulsés, et le ventre s'affaisse.

Chininum sulphuricum IV,VI, pendant quatre jours,
matin et soir, produit de bons effets : la diarrhée cesse
presque entièrement ; le malade se sent bien, mais la
sensibilité et le volume du foie persistent.

Magnesia muriatica VI, *aurum* IV, *calcarea carbonica*,
carbo vegetabilis X,VI, successivement tous les quatre
jours, le matin.

La guérison fait des progrès ; le foie diminue de
volume et devient moins sensible à la pression.

Lorsque le comte quitta Milan, je lui remis deux
doses de chacune de ces dernières substances, et je lui
conseillai de les prendre alternativement, tous les
quatre jours, le matin. Depuis j'ai appris qu'il a suivi
mes conseils et qu'il s'en est bien trouvé.

CINQUANTE-DEUXIÈME OBSERVATION. — Monsieur E...,
âgé de vingt et quelques années, fut affecté, il y a
deux ans, d'une blennorrhée reconnaissant pour cause
un coït impur. Les moyens allopathiques, les injec-
tions, etc., dissipèrent les douleurs et l'inflammation,
mais l'écoulement persista pendant deux ans.

Tableau de la maladie. — Écoulement indolore, par
l'urètre, d'une matière muqueuse, jaunâtre, ténue;
état général satisfaisant.

Traitement. — Régime végétal; *thuya* X, gtt. 3, *acidum nitri* X, gtt. 1/2, *graphites* X, gtt. 1/2, *sulphur* II,
gtt. 1/2, successivement, tous les trois jours, le matin,
pendant quatre semaines, guérissent parfaitement la
blennorrhée.

CINQUANTE-TROISIÈME OBSERVATION. — Mademoiselle F..., âgée de trente ans, robuste, jouissant d'une
bonne santé, sauf quelques maux de tête qui paraissaient de temps à autre, fit une chute en montant l'escalier et perdit connaissance. Quand elle revint à elle,
elle se plaignit de douleurs à la tête et dans les lombes.
On lui prescrivit un traitement antiphlogistique pour
prévenir une inflammation du cerveau. Le lendemain,
les maux de reins avaient augmenté et la malade ne
put pas remuer les jambes. Cette prétendue inflammation du cerveau fut combattue par neuf saignées copieuses, des purgatifs, etc., mais sans succès aucun; les
accidents persistèrent avec le même degré de gravité.
Après un traitement de quinze jours, les médecins allopathes s'imaginaient avoir guéri l'inflammation et s'en
rapportaient pour le reste aux forces médicatrices de la
nature. La malade éprouva, comme auparavant, des

25

douleurs violentes aux reins, sans pouvoir faire le
moindre mouvement, surtout des jambes. Je fus appelé le dix-huitième jour de la maladie.

Tableau de la maladie. — Décubitus dorsal ; abolition
du mouvement ; douleurs vives aux reins ; constipation
et rétention d'urines ; pouls petit, fréquent ; ventre
dur, ballonné ; pâleur extrême ; faiblesse générale.
Tous ces symptômes fixèrent mon attention sur le rachis. En l'explorant, après avoir fait mettre la malade
sur le côté gauche, opération qui provoqua de fortes
douleurs dans les lombes, je trouvai une déviation très
prononcée entre les première et deuxième vertèbres
lombaires. Celle-là présentait une saillie en arrière et
formait, avec son apophyse épineuse, une proéminence
d'un pouce et demi, et, par suite, la dernière vertèbre
dorsale faisait également une saillie, de sorte que même
les dernières fausses côtes étaient recourbées en arrière.
Cet état pouvait amener une paralysie des membres inférieurs, même en cas de terminaison heureuse.

Traitement. — Avant de remettre la malade sur le
dos, je fis placer sous elle des coussins mous, et je la
couchai de façon à presser en avant la vertèbre supérieure. Les douleurs que lui occasionnait cette position
étaient du moins supportables.

Je lui prescrivis *arnica* IV, gtt. 1/2, matin et soir.

A l'extérieur, je fis faire des applications, sur l'endroit
saillant, de compresses imbibées d'un mélange de dix-
huit gouttes de *teinture d'arnica* et de six onces d'eau.

Les douleurs diminuèrent, mais l'immobilité du
corps, et principalement des membres inférieurs, ne
changea pas ; le ventre était ballonné, les selles ne se

faisaient qu'au moyen de lavements ; les urines étaient rares et leur émission provoquait des douleurs atroces dans la vessie et dans les reins.

Cannabis X, gtt. 1/2, toutes les douze heures, se montra salutaire : toutes les douleurs cessèrent, les urines devinrent abondantes et les évacuations alvines se produisirent sans lavements. La malade put exécuter quelques mouvements avec le corps et même avec les pieds. Après avoir continué l'administration de *cannabis* pendant quatre jours, l'amélioration s'arrêta.

Assa fœtida IV,VIII, le matin, suivie, deux jours après, de *silicea* X,VI, le matin, ne détermina aucun changement favorable ; il se déclara, au contraire, de la fièvre avec douleurs déchirantes, vives dans les cuisses et dans les jambes, qui inquiétèrent beaucoup la malade et l'empêchèrent de se livrer au sommeil.

Aconitum VI,III, toutes les quatre heures, dissipa la fièvre, mais les douleurs déchirantes dans les cuisses persistèrent.

Belladona X,III, matin et soir, procura une amélioration très prononcée. Ce remède fut continué pendant quatre jours : la malade put faire quelques mouvements et se tenir sur les jambes, tout en ayant le corps fortement penché en avant ; les douleurs avaient cessé.

Après avoir employé de nouveau et sans succès *assa fœtida* et *silicea*, je revins à *belladona*.

La malade reprit de la gaieté, elle put marcher en se tenant assez droite, l'appétit reparut, les selles et les urines devinrent régulières, et le sommeil regagna les paupières.

J'essayai ensuite *calcarea carbonica, graphites, sulphur* sans obtenir de résultat satisfaisant, et je fus forcé de revenir encore à *belladona*. Celle-ci améliora tellement l'état de la malade, qu'elle put marcher librement.

Elle partit pour la campagne, où elle prit encore quelques doses de *belladona*; elle revint au bout de six semaines avec un air de santé, elle pouvait marcher droit et ne ressentait point de douleurs. Les brusques variations atmosphériques provoquent chez elle de temps à autre des douleurs déchirantes, passagères dans les cuisses. J'espère qu'elles disparaîtront avec le temps. Le rachis présente, dans l'endroit précédemment affecté, une saillie indolore et presque imperceptible.

Il m'est impossible d'expliquer les effets de la belladone dans ce cas.

CINQUANTE-QUATRIÈME OBSERVATION. — M. H..., âgé de vingt et quelques années, contracta, à la suite d'un coït impur, un ulcère syphilitique sur le gland. Cet ulcère fut cautérisé et traité à l'intérieur à l'aide du mercure. Après plusieurs semaines de traitement, il s'accrut en étendue et les glandes inguinales devinrent le siége d'un gonflement.

Traitement. — Régime doux; *aurum* IV, gtt. 1/2, *acidum nitri* X, gtt. 1, *sulphur* II, gtt. 1/2, furent, pendant quinze jours, administrés successivement tous les trois jours, le matin. L'ulcère se cicatrisa et les bubons disparurent. Depuis ce jeune homme a toujours joui d'une bonne santé.

CINQUANTE-CINQUIÈME OBSERVATION. — M. N..., âgé de cinquante et quelques années, grêle, de petite taille, père de plusieurs enfants, éprouvait depuis quelques années un dérangement dans les fonctions digestives, accompagné d'hémorrhoïdes vésicales et même d'hémorrhoïdes fluentes à l'anus. Il avait perdu tout son embonpoint. Les saignées, les sangsues et les autres moyens employés par l'allopathie n'avaient fait qu'empirer son état.

Tableau de la maladie. — Teint jaune-paille, yeux proéminents, larmoyants; membres amaigris; pression à l'estomac qui est dur au toucher, ainsi que le bas-ventre; selles rares, dures; envies fréquentes d'uriner avec urines rares, foncées, déposant un sédiment muqueux, épais, abondant; sommeil troublé par ces envies d'uriner qui le forcent à se lever dix à douze fois chaque nuit; pouls petit, faible; peau sèche; inappétence : le peu d'aliments qu'il prend provoquent des douleurs d'estomac et de l'oppression de poitrine. Les hémorrhoïdes ont cessé de couler.

Traitement. — Comme le choix des remèdes appropriés était rendu difficile par les progrès du mal, je prescrivis quelques palliatifs tels que *antimonium crudum* X,IV, soir et matin; deux jours après *cannabis* X,VI, soir et matin; le lendemain, *hyoscyamus* IV, le matin, puis *cantharis*, *euphorbia* X,VI, *ammonium carbonicum* VI, *sulphur* II, *lycopodium* X,VIII, successivement tous les deux jours, le matin.

Le résultat fut favorable, l'appétit reparut, l'estomac et le bas-ventre devinrent plus souples, et les urines un peu plus claires et plus fréquentes, les envies d'uriner diminuèrent.

L'affaiblissement étant excessif, je donnai *china* IV,VI,

pendant six jours, matin et soir : les forces se sont re-
levées, la gaieté a reparu, les urines sont plus fréquentes et l'envie d'uriner ne se fait sentir que deux ou
trois fois par nuit.

Le malade prend ensuite successivement tous les
quatre jours, *carbo vegetabilis, lachesis, sepia, graphites*
X, VIII.

L'amélioration devient plus manifeste, toutes les
fonctions du corps s'accomplissent régulièrement, les
urines sont claires, sans sédiment; cependant elles sont
quelquefois mélangées avec du sang pur.

Pendant les six semaines suivantes, M. N... se porta
bien ; les urines continuèrent de renfermer toujours
une petite quantité de sang (ce sang était quelquefois
excrété avec les urines) sans autre incommodité ; en
automne les troubles de la digestion se renouvelèrent
et cédèrent aux remèdes employés précédemment. Il y
a maintenant trois ans qu'il jouit d'une bonne santé;
seulement toutes les quatre à six semaines il perd avec
les urines, pendant deux ou trois jours, quelques onces
de sang pur, sans autre symptôme morbide.

CINQUANTE-SIXIÈME OBSERVATION. — Le comte C...,
homme robuste et bien portant, épousa une femme d'un
tempérament délicat. Son fils, âgé de deux ans, souffrait d'une diarrhée habituelle, d'une faiblesse de la
digestion, d'insomnie et d'une prostration générale. Le
docteur Riponi, après avoir épuisé toutes les ressources
de l'allopathie, m'engagea à me charger du traitement
de cet être incomplet (*mezzo ragazzo*), comme il l'appelait.

Tableau de la maladie. — Corps maigre, petit, allongé;

genoux ployés en dedans; teint pâle; tête volumineuse; ventre ballonné, dur; diarrhées continuelles; inappétence pour tout aliment, excepté pour le lait; agitation continuelle; insomnie.

Traitement. — J'ordonne de donner moins de lait à l'enfant et de remplacer cet aliment par du bouillon de bœuf, et en général par une nourriture substantielle plus conforme à son âge et à sa constitution.

China IV,VI, matin et soir, pendant quatre jours, suivi, pendant le même espace de temps, de *belladona* X,II, matin et soir; puis *conium maculatum* X, *sulphur* II, *china* IV, *belladona* X, *cina*, *rheum* IV, *carbo vegetabilis* X,IV, successivement tous les quatre jours.

Le ventre est plus souple, la diarrhée cesse, l'appétit renaît.

Après un séjour de quelques semaines à la campagne, l'enfant, quoique maigre encore, présente un meilleur aspect.

Je continue le même traitement; suivant les symptômes : la tête diminue de volume, le ventre est moins gonflé, les jambes se redressent, l'appétit et le sommeil reviennent, toutes les fonctions s'accomplissent régulièrement.

CINQUANTE - SEPTIÈME OBSERVATION. — Madame P..., âgée de trente et quelques années, d'une constitution robuste, souffrait depuis quelque temps de pesanteurs d'estomac, d'inappétence et de troubles de la digestion avec constipation. A la suite du traitement allopathique, son mal s'aggrava tellement, qu'elle ne put supporter un potage, et que la tension dans la poitrine ne lui permit plus de rester couchée.

Tableau de la maladie.— Corps bouffi, flasque; pâleur de la face; cercle brun-jaune autour des yeux; pression à l'estomac avec tension dans la poitrine qui l'empêche de rester couchée et de manger; gencives rouges, gonflées; langue recouverte d'un enduit blanchâtre; pouls faible, petit; constipation.

Traitement. — *Hyoscyamus* II,IV, soir et matin, procure quelque soulagement : la tension dans la poitrine diminue.

Le jour suivant, *aurum* IV,VI ; vingt-quatre heures après, *carbo vegetabilis* X,VI; deux jours après, *spiritus sulphuratis, calcarea carbonica,* *sepia* X,VIII, tous les trois jours, le matin.

L'amélioration fait des progrès ; la malade supporte le décubitus dorsal, elle dort parfaitement la nuit; elle mange ; la pression à l'estomac et la tension dans la poitrine cessent tout à fait. Seulement les évacuations alvines ne se montrent qu'à la suite de lavements; la rougeur et le gonflement des gencives persistent.

Après avoir attendu pendant trois jours que le dernier remède eût produit son effet, je prescrivis, pendant trois jours, le matin, successivement *sulphur* II, *phosphorus, sepia, silicea* X,II.

Depuis plusieurs mois, la santé du sujet ne laisse rien à désirer.

CINQUANTE – HUITIÈME OBSERVATION. — Mademoiselle P..., âgée de dix-huit ans, était fille aînée de parents morts jeunes d'une maladie probablement dyscrasique. Ce qui me fit faire cette supposition, c'est que les six enfants issus de ces mêmes parents étaient d'une constitution scrofuleuse très prononcée. Trois d'entre eux succombèrent à cette maladie. Je fus appelé sur la demande même de l'allopathe qui les avait traités.

Tableau de la maladie. — Amaigrissement général ; pâleur ; induration des glandes du cou ; dureté du ventre ; toux légère, continuelle ; crachats peu abondants, albumineux ; dyspnée ; faiblesse de la digestion ; menstruation peu abondante, irrégulière. Image véritable de l'affection scrofuleuse générale.

Traitement. — Régime bien réglé. *Belladona* X, *hepar sulphuris, iodium, sepia* X, VI, suivant les symptômes, à des intervalles de quatre à six jours.

Ce traitement est suivi pendant un an : la jeune personne se rétablit, l'induration des glandes diminue, la toux disparaît entièrement, le ventre devient souple, la menstruation régulière. La malade a repris un aspect de santé ; elle s'est mariée ; aujourd'hui elle est bien portante, et est en ce moment au sixième mois de sa grossesse.

Cinquante-neuvième observation. — Le frère de mademoiselle P..., âgé de seize ans, était atteint de la même maladie, à cette différence près que la poitrine n'était pas affectée. Il présentait un fort gonflement de la lèvre supérieure et du nez, et se plaignait souvent d'une pression au foie et à la rate.

Le malade fut soumis au même *traitement* que sa sœur ; il prit en outre, alternativement, *aurum* IV et *magnesia muriatica* VI, contre la pression au foie et à la rate. Il jouit aujourd'hui d'une bonne santé.

Soixantième observation. — La sœur cadette de mademoiselle P..., âgée de dix ans, souffrait de la même affection.

Tableau de la maladie. — Amaigrissement ; pâleur ; tête volumineuse ; gonflement considérable du nez et de la lèvre supérieure ; yeux rouges, larmoyants ; induration d'un grand nombre de glandes cervicales qui sont de la grosseur d'une noisette ; ventre gros, très dur.

La malade est soumise avec succès au même *traitement.*

Elle a maintenant quatorze ans et se porte bien ; seulement en automne et au printemps, à chaque changement brusque de température, la lèvre supérieure et le nez se gonflent, et il se déclare de la fièvre.

Aconitum VI, *belladona, conium maculatum* X, remédient à cet état.

SOIXANTE ET UNIÈME OBSERVATION. — Madame M..., âgée de trente et quelques années, mère de deux enfants, en proie depuis longtemps à de violents chagrins, fut saisie d'une affection nerveuse générale, de spasmes de poitrine et de l'utérus.

Tableau de la maladie. — Maigreur générale ; pâleur de la face ; coloration rouge foncée des joues ; pesanteur de poitrine et d'estomac ; légère inappétence ; douleurs pressives et tractives continuelles au bas-ventre, surtout à l'utérus ; quelquefois écoulement leucorrhéique ; agitation continuelle ; pouls petit, nerveux.

Traitement. — L'impossibilité dans laquelle je me trouvai d'agir contre la cause occasionnelle du mal, m'engagea à recourir à des palliatifs, en attendant que le temps apportât des changements à la triste position de la malade, et me mît à même de prescrire des remèdes appropriés.

Crocus IV, toutes les six heures, trois doses ; puis *secale cornutum* IV,vi, toutes les douze heures, deux doses ; ensuite *stramonium* IX,vi, toutes les douze heures ; enfin, *sabina* IV,ii, toutes les douze heures, deux doses.

Il y a un mieux sensible. La malade prend *belladona* X,vi, répétée au bout de vingt-quatre heures ; *ferrum metallicum* X,vi, deux jours après ; *china* IV,viii, toutes les douze heures, pendant deux jours.

L'amélioration qui se manifeste rend tout autre remède inutile. Cependant les causes morales qui avaient déterminé la maladie persistent toujours et amènent de temps à autre, depuis six ans, des récidives des symptômes sus-énumérés. Les mêmes remèdes suffisent alors pour les écarter promptement, suivant les circonstances. Madame M... se porte bien, tant que l'action de ces causes ne se fait pas sentir trop vivement.

SOIXANTE-DEUXIÈME OBSERVATION. — Une petite fille de quatre ans fut prise d'une toux avec fièvre, due à cette imprudence si commune chez les enfants qui, après avoir couru et s'être échauffé le corps, vont immédiatement se rafraîchir. Par le traitement allopathique, la fièvre prit un caractère de continuité, la respiration s'accéléra et les forces se perdirent. De l'émétique en lavage, dix-huit sangsues appliquées, à trois reprises différentes, au larynx, aggravèrent le mal, et le médecin déclara qu'il n'y avait plus rien à faire.

Tableau de la maladie. — L'enfant est assis dans le lit, il perd l'haleine quand il est couché ; les yeux sont saillants, le regard fixe, le nez retiré et froid, la face pâle et bouffie ; la bouche, serrée, s'entr'ouvre à peine pour respirer, et la respiration est suspirieuse ; la voix est entièrement voilée, la déglutition impossible ; la tête est renversée en arrière ; le larynx, gonflé, fait une saillie au-dessus du menton ; les muscles du cou sont contractés, la poitrine affaissée, les épaules portées en avant, le bas-ventre creux, de sorte qu'on sent les vertèbres lombaires au travers des parois abdominales; tous les viscères sont attirés en haut et refoulés contre la partie inférieure du diaphragme ; la respiration, suspirieuse se fait sans mouvement du thorax ; la peau est couverte d'une sueur froide, visqueuse.

Si je suis entré dans tous ces détails, c'est que je n'ai jamais rencontré dans ma longue pratique un état aussi pitoyable. Moi-même je regardai l'enfant comme perdu.

Traitement. — Eau distillée, 60 grammes; sirop simple, 4 grammes, *éponge calcinée* X, gtt. 1 : à prendre par cuillerée à bouche, toutes les heures.

Au bout de quatre heures, l'enfant se trouve un peu mieux ; il commence à faire quelques inspirations profondes.

Le soir, le regard est moins fixe, la bouche est entr'ouverte, le larynx reste dans le même état ; la poitrine est plus bombée, quoique les épaules soient toujours ramenées en avant ; le bas-ventre est moins creux, la respiration plus profonde, mais toujours suspirieuse; le nez, les mains et les pieds sont réchauffés ; le pouls devient fréquent, dur, mais perceptible ; à la sueur froide, visqueuse, a succédé une transpiration chaude.

La solution est continuée de trois heures en trois heures.

La nuit suivante, l'enfant dort quelques heures. Le lendemain, il prend un potage avec appétit; l'expression de la figure est plus gaie, le thorax est bombé; la respiration se fait plus librement dans les poumons, mais elle est empêchée au larynx; le bas-ventre est souple, moins creux; une selle molle a lieu; toute la surface du corps est recouverte d'une sueur légère; le pouls n'a pas perdu de sa fréquence, mais de sa dureté.

Même prescription toutes les trois heures.

Le soir, même état.

Le lendemain, l'enfant a bien dormi, toutes les fonctions s'accomplissent régulièrement; le larynx est toujours tuméfié et fait saillie; la tête reste fléchie en arrière.

Je donne *mercurius solubilis* IV, II, trois doses à prendre dans la journée.

Le lendemain, la petite fille avait passé une bonne nuit; l'appétit se fit sentir, le gonflement du larynx diminua, et cet organe reprit sa position normale.

Je fis prendre quelques aliments et je cessai l'administration du médicament pendant la journée.

Le jour suivant, la régularité de toutes les fonctions est complétement rétablie, la faiblesse et l'amaigrissement sont toujours excessifs.

China IV, IV, matin et soir pendant trois jours.

La guérison fait des progrès rapides et l'enfant recouvre bientôt ses forces et son embonpoint.

SOIXANTE-TROISIÈME OBSERVATION. — Une petite fille de huit mois, d'un aspect florissant, nourrie du lait d'une nourrice bien portante, présenta dans le courant

du sixième mois, quelques boutons rouges sur la peau,
qui disparurent bientôt; il en reparut d'autres quelque
temps après. Au bout de deux mois, les parties génitales, le bas-ventre et une partie des cuisses, devinrent le siége d'une inflammation qui avait quelque
ressemblance avec l'érysipèle. Grâce au traitement
allopathique, cette inflammation augmenta; la peau des
parties affectées devint rouge foncé, elle se fendilla
dans plusieurs endroits, et laissa écouler une sanie
fétide.

Tableau de la maladie. — Grande faiblesse; état gan-
grené de la région pubienne, des lèvres, du clitoris
et de l'entrée du vagin; une sanie fétide s'écoule de
toutes ces parties. La mère de l'enfant paraissait jouir
d'une bonne santé, mais le père était pâle et maigre.
J'en conclus à une origine psorique de la maladie.

Traitement. — *Spiritus sulphuratus* X,ɪɪ, trois doses,
toutes les six heures; et à l'extérieur, eau commune
500 grammes, *éther sulphurique*, gtt. 4, pour lotionner
souvent les parties et y appliquer des compresses imbibées de ce liquide.

Le lendemain, l'enfant est gai, les parties gangre-
nées sont moins rouges, l'écoulement sanieux moins
abondant.

Je continue les poudres, toutes les six heures, ainsi
que le traitement externe.

L'amélioration fait des progrès si rapides, que je ne
prescris désormais le remède que le matin et le soir.
Dans l'espace de quatre jours, l'enfant est guéri sans
le secours d'aucun autre médicament.

Soɪxante-quatrɪème observation. — Le général V...,

âgé de cinquante et quelques années, éprouvait souvent des congestions vers la tête et quelques incommodités dans les organes de la poitrine et de l'abdomen. Il suivit pendant quelques mois, à Græfenberg, la méthode hydriatique de Priessnitz; tous ces symptômes disparurent, en effet, et le général revint bien portant; mais, quelque temps après, il fut pris d'une diarrhée, qui resta rebelle à tous les remèdes.

Tableau de la maladie. — Corps bien conformé, haute stature; amaigrissement; pâleur; faiblesse générale; selles diarrhéiques au moins toutes les deux heures, jour et nuit, mélangées avec des mucosités vertes, blanches, rouges, et avec du sang liquide; appétit faible; borborygmes, pincements au bas-ventre et selles diarrhéiques après le moindre repas; pouls régulier; corps plutôt froid que chaud; caractère calme et indifférent.

Diagnostic : Phthisie abdominale avec consomption. Pronostic très grave.

Traitement. — *Chamomilla* IV, gtt. 1/2, trois fois par jour, pendant deux jours; puis *ignatia* IV, VIII, matin et soir, pendant deux jours; *ammonium carbonicum* VI, VIII, matin et soir; *colocynthis* X, VIII, le matin, pendant deux jours; *rheum* IV, gtt. 1/2, matin et soir, pendant deux jours; *carbo vegetabilis* X, gtt. 1/2, le matin.

Tous les symptômes persistent, et l'amaigrissement fait des progrès.

Je suspends toute médication pendant trois jours, et je prescris ensuite *gratiola* X, VI, trois fois par jour.

Les maux de ventre, les borborygmes cessent; les

selles deviennent moins fréquentes, les mucosités vertes moins abondantes et elles prennent la consistance de la bouillie; l'excrétion des mucosités blanches et du sang continue toujours.

Après l'usage de *gratiola* pendant six jours, l'amélioration continue. Les évacuations alvines ne se montrent plus que six à huit fois dans les vingt-quatre heures. Les selles sont en bouillie et légèrement colorées de sang foncé.

L'amaigrissement et la faiblesse persistant toujours, le malade prend *china* IV, gtt. 3, matin et soir, pendant six jours, et *gratiola* X, VIII, matin et soir pendant quatre semaines, jusqu'à guérison parfaite.

Une diarrhée hémorrhoïdale, qui se déclara quelques mois après, céda promptement à *ignatia, gratiola, china.*

SOIXANTE-CINQUIÈME OBSERVATION. — La comtesse T..., âgée de vingt et quelques années, bien constituée et d'une santé robuste, d'un tempérament vif, mariée depuis une année, éprouva, de la part de sa famille, de vives contrariétés pour n'avoir pas encore donné le jour à un héritier. Les médecins consultés sur cette grave question déclarèrent que la comtesse n'était pas apte à la cohabitation, à cause de l'étroitesse des parois du vagin relativement au volume trop grand de la verge du mari pendant l'érection. Pour relâcher les muscles du vagin, on prescrivit à la malade des purgatifs, on pratiqua des saignées; mais ce traitement occasionna chez elle un état nerveux, et il se déclara une céphalalgie pressive, violente au vertex. L'introduction dans le vagin d'éponge à la cire pour dilater les parois, ainsi que l'application d'un appareil compressif sur la verge pour en diminuer le volume pendant l'acte de la copulation, demeurèrent sans effet.

Le comte, âgé de quarante ans, était bien portant; ses parties génitales ne présentaient, en effet, aucune difformité; mais, à la suite de la vie déréglée qu'il avait menée antérieurement, l'éjaculation avait lieu dès qu'il voulait s'approcher de sa femme, le membre devenait flasque, et par conséquent il ne pouvait pas accomplir l'acte de la reproduction.

Traitement. — La malade prend contre la céphalalgie nerveuse *belladona* X, VI, tous les trois jours, le matin.

Trois doses suffirent pour faire disparaître ce symptôme.

Je prescris au mari trois doses de *cannabis* X, gtt. 1, à prendre le matin, tous les deux jours; puis deux doses de *sepia* X, gtt. 1/2 tous les trois jours, le matin, en lui interdisant toute application extérieure.

A la suite de ce traitement, la comtesse devint enceinte et accoucha à terme d'une fille.

SOIXANTE-SIXIÈME OBSERVATION. — La comtesse B...; âgée de vingt et quelques années, mariée depuis plusieurs années, mère d'un enfant, sujette à une foule d'incommodités, s'était confiée aux soins d'un grand nombre de médecins, sans en ressentir de bons effets, Après avoir été alitée pendant quelques mois, sa maladie (laquelle?) fut déclarée incurable; on lui fit entendre qu'elle pourrait encore vivre longtemps, tout en souffrant beaucoup, mais que, dans tous les cas, elle n'aurait plus d'enfants.

Tableau de la maladie. — Visage d'un beauté remarquable, mais pâle et affaissé par les souffrances; gaieté avec un peu d'abattement; humeur inconstante, mais le plus souvent joyeuse quand les circonstances le permettaient; corps affaibli; pouls très lent et petit; ventre peu volumineux et affaissé au point qu'on reconnaît distinctement au toucher l'aorte descendante. A l'endroit même que la malade désignait comme le foyer du mal, je reconnus une dilatation de trois pouces en longueur et d'un demi-pouce en largeur avec pulsations. (Cependant je crois m'être trompé à cet égard; plus tard, en effet, je reconnus la présence de glandes indurées, situées dans l'aorte qui leur communiquait ses pulsations.) Constriction à la région épigastrique; maux de reins; urines jaunes, claires, présentant sur la surface des œils qui surnagent comme sur un bouillon gras; menstruation en général irrégulière, tantôt peu abondante, d'autres fois trop forte, accompagnée souvent de douleurs utérines; selles rares et dures; nuits agitées par des rêves pénibles et oppression de poitrine. J'appris que le père de la malade souffrait d'une affection herpétique, et qu'elle-même avait de temps à autre des boutons rouges accompagnés de fortes démangeaisons; enfin, que sa mère était sujette à des spasmes. J'en conclus à l'existence d'une dyscrasie herpétique, et j'agis en conséquence.

Traitement. — Pour combattre cette exaltation de la sensibilité, je prescrivis *valeriana* IV, VI, matin et soir; le lendemain, *secale cornutum* IV, VI, matin et soir; ensuite, tous les deux jours, *crocus* IV, VI, matin et soir; *bryonia* X, VI, le matin; *belladona* X, le matin; *sabina*, matin et soir.

La malade se lève et redevient gaie.

Elle prend successivement, tous les six jours, *sulphur* IV,VI, gtt. 1/2, *herpeticum* gtt. 1/2 (préparé par moi-même), *graphites* gtt. 1/2, *sepia* X, gtt. 1/2.

L'amélioration fait des progrès surprenants, surtout après l'usage de *sepia*, que je fis répéter trois fois, à six jours d'intervalle. La maladie n'accuse plus aucune souffrance, les pulsations cessent au bas-ventre, et le flux menstruel apparaît régulièrement.

Madame B... se porta très bien pendant deux ans, puis son ancienne maladie se déclara de nouveau ; je la soumis avec succès au même traitement ; et depuis elle a mis au monde deux enfants bien portants comme leur mère.

SOIXANTE-SEPTIÈME OBSERVATION. — Madame B..., âgée de cinquante ans, mère de neuf enfants dont elle était accouchée heureusement, n'avait pas cessé de jouir d'une bonne santé. Il y a deux ans les règles disparurent sans le moindre accident ; cependant sa santé se trouvait souvent altérée par des maux passagers. Enfin, elle ressentit une pulsation vive à la région épigastrique, surtout du côté gauche, et, à la suite, de la gêne de la respiration et une agitation générale. Son médecin diagnostiqua une inflammation, et pratiqua, dans l'espace de quelques jours, cinq saignées abondantes, administra des purgatifs, puis de l'opium, de la morphine. L'état empira tellement, qu'il fut impossible à la malade de rester couchée sans craindre une suffocation. L'allopathe la déclara guérie de l'inflammation, et lui conseilla une nourriture substantielle, du fromage principalement, comme étant très bon pour la digestion. De cette manière elle devait se rétablir complétement. Malgré cela, la faiblesse augmenta toujours, et la malade ne put plus supporter de nourriture.

Tableau de la maladie. — Cette dame est très amaigrie ; elle est assise sur son séant, ne pouvant rester couchée sans péril de suffocation. J'observe de fortes pulsations dans les régions épigastrique et hypochondriaque gauche, ainsi que dans le même côté de la poitrine : elle a de l'appétit, mais quelques cuillerées de potage suffisent pour provoquer immédiatement des douleurs violentes d'estomac avec fortes pulsations dans la région épigastrique ; selles rares, dures ; urines aqueuses, mais en quantité convenable ; mains et pieds plutôt froids que chauds ; humeur triste ; crainte de la mort ; peau sèche ; pouls irrégulier, huit à dix pulsations se succédant avec une telle rapidité qu'il est presque impossible de les compter, et suivies d'une intermission de deux à trois secondes. Elle était couchée déjà depuis deux mois sans avoir eu seulement une demi-heure de sommeil ; elle s'endormait bien quelquefois dans la position assise, mais le corps penchait en avant pendant le sommeil, et aussitôt il survenait de fortes pulsations dans le côté gauche de la poitrine avec perte d'haleine, qui la réveillaient en sursaut.

Traitement. — *Bryonia* X, vi, matin et soir.

Le lendemain, à dix heures, je trouve la malade couchée ; elle avait passé une bonne nuit ; le pouls, bien que moins fréquent, était encore intermittent.

Elle continue de prendre *bryonia* matin et soir.

Le lendemain, nouveaux progrès : elle avait bien dormi et se sentait à son aise, elle put manger avec appétit ; l'humeur était gaie, le pouls régulier, ainsi que toutes les autres fonctions du corps ; elle se leva même pendant quelques heures.

Je suspends pour ce jour l'usage de la *bryone.*

Le jour suivant, elle se sent plus de forces ; elle passe toute la journée hors du lit : la guérison fait des progrès rapides.

Elle prend encore pendant deux jours, le matin, *china* IV,vi, puis deux doses de *sepia* X,vi, tous les trois jours.

La convalescence fut longue en raison du grand affaiblissement déterminé par la perte abondante de sang, par l'insomnie prolongée et par la diète.

Soixante-huitième observation.— Une dame de quarante ans était sujette, depuis quatre ans, à des symptômes nerveux regardés par les allopathes comme un état hystérique et traités en conséquence.

Tableau de la maladie. — Corps bien conformé, mais très amaigri ; faiblesse générale qui retient la malade au lit ; pâleur ; alternative de gaieté et de tristesse ; apathie ; alternative de rires et de pleurs ; disposition à se fâcher, etc. ; pression aux régions du cœur, de la rate, du foie ; sentiment de douleur à l'estomac et à l'épigastre ; douleur brûlante aux reins, dans l'utérus, qui est considérablement distendu ; leucorrhée âcre ; urines aqueuses, fréquentes ; selles rares, rendues en petits morceaux ; peau sèche ; peu de sommeil et de soif ; inappétence ; pouls petit, fréquent.

Je diagnostiquai également un état hystérique.

En remontant à la cause de cette maladie, j'appris que cette personne avait éprouvé antérieurement, de temps à autre, des douleurs au bas-ventre, avec la sensation d'un corps qui y remuerait; que ce symptôme ayant disparu, elle était enfin tombée dans cet état.

Traitement. — *Valeriana* IV, *bryonia* X, *sabina* IV, *belladona* X, *secale cornutum*, *marum verum*, gtt. 1/2, *china* IV, viii, ne produirent aucun effet.

Sepia X, gtt. 1/2, détermina des douleurs au bas-ventre et une sensation comme si quelque corps étranger y remuait, puis de fortes démangeaisons à l'anus, suivies d'une évacuation alvine abondante qui procura un grand soulagement. L'excrétion des matières stercorales occasionnait une sensation particulière; elles renfermaient des membranes blanches, affectant différentes formes et entourées de mucosités abondantes.

Tous ces symptômes me firent admettre une affection vermineuse et j'administrai *china* IV, gtt. 1, matin et soir.

Le lendemain, *filix mas* IV, gtt. 1, matin et soir; ensuite *sepia* X, gtt. 1, le matin.

La malade rendit deux selles qui la soulagèrent : l'appétit et le sommeil revinrent en même temps que tous les autres symptômes disparurent. En examinant avec soin ces membranes, je pus me convaincre que c'étaient des débris de vers et des vers de différentes espèces.

J'alternai toutes les quarante-huit heures *filix mas* et *sepia*, je prescrivis ensuite *trifolium fibrinum* IV, gtt. 1, et, deux jours après, *sepia*, le matin. Il en résulta deux selles par jour, qui amenèrent la sortie d'une quantité considérable de vers.

Le rétablissement de la malade fit des progrès; les déjections alvines devinrent bientôt solides, sans mucosités, sans vers, et la guérison fut rapide et parfaite.

Soixante - neuvième observation. — Une dame anglaise, madame C..., souffrante depuis plusieurs années, traitée sans succès par des médecins de Londres, d'Amsterdam, de Paris, de Naples, de Turin, vint à Milan pour suivre le traitement homœopathique.

Tableau de la maladie. — Maigreur extrême; pâleur excessive; peau sèche, rude; tempérament vif, autant que le comportait la prostration des forces; gaieté quand les douleurs cessent, mais ensuite pusillanimité, crainte, dégoût de la vie; céphalalgie périodique avec fortes pulsations des artères temporales; palpitations de cœur perceptibles à l'ouïe; douleur au foie et à la rate avec gonflement de ces viscères; nausées, envies de vomir avec renvois aigres; ballonnement périodique du ventre avec douleurs semblables à celles de la colique; douleurs tractives dans les reins; pression à l'utérus; flueurs blanches très âcres; menstruation irrégulière et peu abondante; alternative de diarrhée et de constipation; inappétence, insomnie; pouls tantôt petit et intermittent, tantôt grand et dur.

Traitement. — *China, valeriana, stramonium, vinca minor, rhus, phosphori acidum, sabina, cocculus,* n'amenèrent aucun résultat.

Sepia détermina des selles molles contenant des membranes de différentes formes, des mucosités et des vers semblables à ceux que j'avais observés dans le cas précédent. J'eus donc recours au même *traitement*, et j'obtins en très peu de temps un succès éclatant.

Soixante-dixième observation. — La comtesse C...,

âgée de trente ans, mère de cinq enfants bien portants, souffrait des nerfs depuis plusieurs années.

Tableau de la maladie. — Corps bien proportionné; teinte jaunâtre de la peau; cercle noir autour des yeux; céphalalgie périodique au vertex ; douleur dans le foie; pression à l'estomac et au bas-ventre; selles dures et rares, urines pâles ; menstruation régulière, suivie cependant pendant quelques jours de flueurs blanches, visqueuses ; appétit assez bien conservé, quoique toute ingestion d'aliments occasionne des pesanteurs à l'estomac et dans la région du foie, suivies de nausées avec renvois amers, et dureté du bas-ventre avec mouvements sensibles dans les intestins ; humeur gaie, maussade après le dîner seulement ; sommeil assez tranquille ; pouls tantôt petit et fréquent, tantôt plein et dur, tantôt tout à fait normal.

Traitement. — *Bryonia, ignatia, sabina, aurum, magnesia muriatica, carbo vegetabilis, tartarus emeticus,* et surtout le dernier remède, administrés pendant quelques mois à des intervalles convenables, procurèrent toujours du soulagement pour quelques jours; la malade se trouvait encore mieux de fumer un cigarre après le dîner. Son état s'améliora insensiblement, mais tout à coup elle fut prise de douleurs au foie et au ventre. Elle avait eu plusieurs selles molles accompagnées d'une ardeur brûlante à l'anus, et les fèces renfermaient beaucoup de mucosités et des membranes de différentes formes.

Je prescrivis *china* IV, gtt. 1/2, matin et soir ; le lendemain, *filix mas* IV, gtt. 1, matin et soir ; puis *sepia* gtt. 1/2, le matin pendant deux jours.

Il s'ensuivit tous les jours deux à trois selles molles, contenant beaucoup de mucosités, des débris de vers et des vers de toutes sortes.

Elle supporte un peu de nourriture ; la teinte jaune de la peau disparaît ; son humeur devient gaie, seulement elle éprouve encore de temps en temps des douleurs au foie, au bas-ventre, de la pression à l'utérus et parfois des flueurs blanches.

Elle prend *carbo vegetabilis* X, gtt. 1/2 ; deux jours après, *sepia* X, gtt. 1/2 ; quatre jours après, *staphisagria*, gtt. 1/2 ; quatre jours après, *colocynthis* X, gtt. 1/2 ; quatre jours après, de nouveau *sepia* X, gtt. 1/2.

Il y a tous les jours deux selles conténant des mucosités et des vers ; l'amélioration fait des progrès notables ; la malade ressent seulement des douleurs périodiques au foie, au bas-ventre, et des douleurs pressives à l'utérus.

Après avoir suspendu toute médication pendant huit jours, je trouve la malade dans l'état suivant :

Céphalalgie violente au front, gonflement du foie avec douleur lancinante insupportable, douleur pressive et brûlante au bas-ventre, chaleur élevée du corps ; pouls dur, fréquent ; soif intense.

Trois doses d'*aconitum* VIII,VI, administré toutes les deux heures, dissipent l'ardeur et les maux de tête ; les pulsations deviennent plus rares : toutefois la douleur du foie et du bas-ventre persiste.

Magnesia muriatica VI, gtt. 1/2, toutes les trois heures, enlève les douleurs au foie ; la malade accuse dans ce viscère une pression extrêmement violente vers le bras.

Trois doses de *magnesia muriatica* déterminèrent rapidement trois selles avec beaucoup de mucosités et de vers. Les mucosités contenaient plusieurs centaines de globules de la grosseur d'une graine de pavot, et autant de larves de la grosseur d'une graine de chènevis.

Une nouvelle dose de *magnesia* VI, gtt. 1, provoqua encore deux selles molles avec évacuation de mucosités abondantes sans vers, et de deux membranes dont l'une renfermait des centaines de ces larves. Des selles muqueuses se montrèrent encore les deux jours suivants, et toutes les fonctions s'accomplirent dorénavant avec régularité. La santé se rétablit complétement.

Soixante et onzième observation.—Mademoiselle F…, âgée de vingt-deux ans, d'une bonne constitution, d'un tempérament robuste, d'une santé florissante, bien réglée, perdit en peu de temps sa gaieté et son air de santé ; elle éprouva diverses incommodités qui résistèrent opiniâtrément au traitement allopathique.

Tableau de la maladie. — Face pâle ; yeux entourés d'un cercle bleu ; pusillanimité malgré la gaieté périodique ; pression au foie, à l'estomac et au bas-ventre ; insomnie ; selles rares avec matières dures ; menstruation régulière, accompagnée cependant de fortes tranchées ; pouls dur, petit et fréquent.

Traitement. — *Hyoscyamus* IX, *bryonia*, *antimonium crudum* X,VIII, *mezereum* IV, *sepia* X,VIII, à deux et trois jours d'intervalle.

Vingt-quatre heures après avoir pris *sepia*, la malade ressentit au bas-ventre des mouvements avec besoin d'aller à la selle, et elle eut deux évacuations alvines molles avec prurit au rectum.

Je prescrivis le lendemain deux doses de *china* IV, gtt. 1/2, à prendre matin et soir. Les déjections alvines qui s'ensuivirent renfermaient une grande quantité de mucosités et de vers.

La malade se plaignant de mouvements continuels au bas-ventre, je lui administrai *filix mas* IV, gtt. 1/2, *staphisagria* X, gtt. 1/2, *trifolium fibrinum* IV, gtt. 1/2, *sepia* X, gtt. 1/2, à des intervalles de deux ou de trois jours.

Il y eut deux selles molles qui contenaient encore une forte quantité de mucosités, mais plus de vers. La malade se sentait bien ; la peau reprit sa teinte normale et toutes les fonctions furent dès lors aussi régulières que possible.

SOIXANTE-DOUZIÈME OBSERVATION. — Une demoiselle de trente ans, institutrice, d'une bonne constitution, était sujette depuis plusieurs années à des maux de nerfs. Sous l'influence d'un traitement allopathique, les symptômes s'aggravèrent, le corps maigrit, la peau prit une coloration jaune.

Tableau de la maladie. — Amaigrissement général, teinte jaune de la peau, cercle bleu autour des yeux, céphalalgie pressive, violente, périodique au vertex ; toux périodique avec expectoration de mucosités abondantes ; sécheresse à la gorge ; pression sur la poitrine ; respiration difficile ; douleur au foie ; pesanteurs d'estomac et du bas-ventre ; selles dures et rares ; urines pâles, fréquentes ; douleur pressive dans l'utérus ; leucorrhée fréquente ; flux menstruel peu abondant et irrégulier ; appétit faible ; langue habituellement chargée d'un enduit jaunâtre ; pouls tantôt petit, spasmodique, fréquent, d'autres fois normal ; peau sèche ; sommeil agité , sans rêves ; humeur triste ; abattement général ; disposition à pleurer.

Traitement. — Pour combattre cet état hystérique, j'employai pendant plusieurs mois une foule de remèdes, tels que *belladona* X, *secale cornutum*, *sabina* IV,VIII, *stramonium* X,VI, *vinca minor*, *valeriana* IV,VI, *carbo vegetabilis* X, *magnesia muriatica* VI, *aurum* IV, *bryonia* X, *opium* IV,VIII, *ipecacuanha* II, *acidum phosphoricum*, *mezereum*, *rheum* IV,VIII, *sepia* X,VIII, *ignatia* IV, administrés successivement tous les jours ou tous les deux ou trois jours. Quelques uns d'entre eux furent même répétés plusieurs fois. Il en résulta une amélioration qui dura parfois des semaines, mais bientôt quelques uns des symptômes énumérés se reproduisirent et réclamèrent l'emploi d'autres médicaments. Deux ans se passèrent ainsi pendant lesquels la santé de la malade était sujette à de grandes variations ; mais, même les jours où elle était bien portante, il restait toujours une pression au foie et au bas-ventre, qui était très ballonné, de même qu'une pression à l'utérus avec écoulement leucorrhéïque. Au bout de sept ans, il se déclara une diarrhée très forte avec prurit violent au rectum ; les déjections alvines contenaient des mucosités et des membranes.

China IV, gtt. 1, matin et soir ; *filix mas* gtt. 1, matin et soir ; puis *sepia* X, gtt. 1/2, occasionnèrent tous les jours deux selles molles avec lesquelles furent évacuées des mucosités abondantes et des vers.

La malade éprouva beaucoup de soulagement ; la pression au foie et au bas-ventre n'en persista pas moins, et les selles molles mêlées à des mucosités et à des vers se montrèrent tous les jours : l'humeur devint plus gaie.

Je suspendis toute espèce de médication.

Pendant deux mois la malade rendait tous les jours des mucosités et des vers avec les selles.

Enfin, malgré l'apparence de guérison, tous les accidents se reproduisirent avec une très grande rapidité ; la malade devint triste et pleura continuellement.

Je prescrivis *aurum*, *veratrum* IV, VI, *stramonium* X, *magnesia muriatica* VI, *tartarus emeticus* II, VIII, *staphisagria* X, *argentum foliatum* gtt. 1/2, *cocculus* IV, *gratiola* X, à des intervalles convenables, suivant l'exigence des symptômes. Il y eut tous les jours une selle molle, composée de mucosités et de vers. Cet état fut supportable pendant quelques semaines. Enfin, la malade se plaignit de douleurs rongeantes au foie et au bas-ventre, qui était dur au toucher, avec constipation.

Opium IV, *colocynthis* X, *filix mas* IV, gtt. 1/2, *magnesia muriatica* VI, gtt. 1/2, *sepia* X, gtt. 1/2, furent administrés successivement toutes les vingt-quatre heures. La malade sentait des mouvements dans le ventre, comme si tout allait sortir par le bas ; elle eut plusieurs selles molles mélangées avec des mucosités et des vers. Elle fut soulagée, bien que la douleur pressive au foie et au bas-ventre n'eût pas cessé. C'est à cette époque qu'elle quitta Milan ; elle y retourna au bout de cinq mois et offrit alors l'état suivant :

Amaigrissement excessif ; teinte jaune de la peau ; yeux cernés, tête entreprise ; inappétence ; sommeil agité ; humeur pleureuse, chagrine, irritable ; pression continuelle dans le foie, et, de temps à autre, dans le bas-ventre et l'utérus, avec évacuation de mucosités blanches. Pendant son absence, elle s'était soumise à un traitement allopathique qu'elle fut forcée d'abandonner à cause des mauvais effets produits par l'huile de ricin et par les autres remèdes. Pendant ce temps, elle avait évacué une grande quantité de membranes et de vers; mais, depuis les dernières semaines, elle n'en rendait plus par les selles. Celles-ci se faisaient régulièrement tous les jours; elles étaient molles et accompagnées de quelques tranchées. Je me bornai à observer la malade pendant une semaine, mais alors les douleurs du foie devinrent pressives, brûlantes et très violentes; elle éprouvait une lassitude générale, et il y eut un accroissement d'humeur pleureuse, chagrine, excitant à la pitié.

J'administrai *bryonia* X, vi, soir et matin, trois fois par jour.

L'humeur ne change pas, la douleur dans la région hépatique diminue, mais elle descend plus bas; les selles sont régulières, quelquefois au nombre de deux par jour, molles et jaune foncé. Enfin, cette douleur se transporte sur les reins et devient tellement profonde, que la malade ne peut plus faire le moindre mouvement.

Chelidonium majus I, gtt. 1/2, matin et soir, reste sans effet.

Pulsatilla IV, viii, le lendemain, diminue la douleur, sans faciliter le mouvement.

Une tumeur molle se présente sur le côté droit, à côté de la cinquième vertèbre lombaire. Je fais pratiquer des frictions avec de l'huile d'olive, mais elles ne produisent aucun changement; la malade a tous les jours une ou deux selles bilieuses, et elle éprouve des nausées et de l'amertume de la bouche.

Trifolium fibrinum **IV**, gtt. 1/2, trois fois par jour.

Après la troisième dose, la malade éprouve un besoin pressant d'aller à la selle, suivi promptement d'une déjection alvine mélangée à une masse bilieuse, jaune foncée, de la grosseur d'un œuf de poule; bientôt après il y eut d'autres selles avec une grande quantité de petits vers. La tumeur disparut, ainsi que tous les autres accidents; la malade put marcher sans difficulté, et elle eut encore pendant quelques jours deux ou trois selles avec sortie d'ascarides, de mucosités et de membranes affectant diverses formes.

Aujourd'hui, les évacuations alvines se font régulièrement tous les jours, sans mucosités, sans membranes, sans vers; les douleurs du foie, du bas-ventre, des lombes, de l'utérus, qui avaient persisté avec tant d'intensité pendant bon nombre d'années, ont entièrement disparu; la teinte de la face n'est plus jaunâtre; hormis quelque faiblesse et des accidents hystériques qui se manifestent de temps à autre, comme suite de la maladie antérieure, l'état de sa santé est satisfaisant.

Soixante - treizième observation. — Mademoiselle M..., jeune personne de vingt-trois à vingt-quatre ans, souffrait depuis douze ans d'une foule d'incommodités. L'allopathie diagnostiqua une inflammation chronique et la traita en conséquence. Les symptômes ne tardèrent pas à s'aggraver; la malade maigrit et s'affaiblit.

A défaut du *tableau de la maladie*, qu'il me serait impossible de tracer, je me bornerai à la description de l'état tel que je l'ai observé.

La malade est bien constituée, quoique son corps soit réduit à l'état de squelette; elle est pâle, ses yeux sont cernés. Elle accuse tantôt l'un, tantôt l'autre des symptômes suivants :

1° Céphalalgie lancinante vive, pressive, comme si le cerveau était comprimé; bourdonnement et tintements dans le côté droit de la tête; yeux comprimés vers la racine du nez.

2° Douleurs déchirantes dans les pieds, comme si quelque corps étranger y remuait, sans maux de tête.

3° Sécheresse à la gorge sans toux ou avec toux légère et sèche.

4° De temps en temps, palpitations violentes avec pulsations très fortes au côté gauche du cou; et, en même temps, constriction de la poitrine avec menace de suffocation.

5° Pression au creux de l'estomac.

6° Douleurs rongeantes, lancinantes dans la région du foie.

7° Fortes pulsations au bas-ventre.

8° Douleurs lancinantes aux reins.

9° Douleurs rongeantes dans l'utérus et gonflement de ce viscère; irritation dans les parties génitales externes, avec prurit violent avant et pendant la menstruation.

10° Froid de tout le corps avec tremblement de tous les membres.

11° Agitation pendant la nuit, insomnie.

12° Selles rares, accompagnées de beaucoup de douleurs; envies fréquentes d'uriner.

Ne sachant pas trouver de remède qui répondît à l'ensemble de ces symptômes, je résolus d'observer la malade pendant quelque temps, dans l'espoir d'arriver ainsi à une plus juste appréciation de l'état morbide. Dans l'espace de dix jours, je vis se reproduire tantôt la gaieté, une humeur joyeuse, une disposition à pleurer, et des larmes avec gémissements, de la céphalalgie (symptôme 1) ; tantôt des douleurs déchirantes dans les pieds (symptôme 2), remplacées par des douleurs d'un autre caractère ; une humeur gaie, un pouls conforme à ces états, tantôt spasmodique, petit, fréquent, dur, d'autres fois mou, lent, parfois à peine perceptible ; tantôt un sommeil calme, tantôt de l'insomnie avec angoisse continuelle ; tantôt de la chaleur, tantôt du froid avec convulsions violentes de tous les membres, ressemblant un peu à la danse de Saint-Guy; tantôt un bon appétit, tantôt dégoût pour toute nourriture; quelquefois une soif vive, souvent au contraire de l'aversion pour toute boisson.

Traitement. — Comme il me fut impossible de choisir un remède approprié à tous ces symptômes, j'administrai, suivant les exigences du moment, *bryonia* X, *vinca minor*, *stramonium* III, *belladona* X, VI, *aurum*, *moschus*, *ignatia* IV, gtt. 1/2, *aconitum* VI, gtt. 1/2, *cannabis* IV, gtt. 1/2, *veratrum* VI, gtt. 1/2, *carbo vegetabilis* VIII, gtt. 1/2, *sabina* IV, gtt. 1/2, *cannabis*, X, gtt. 1/2, *sulphur* II, gtt. 1/2, *sepia* X, VI, gtt. 1/2, *ruta graveolens* IV, gtt. 1/2, *platina* II, gtt. 1/2, *opium* gtt. 1/2, *mercurius solubilis*, *chamomilla* gtt. 1/2, *acidum muriaticum* IV, gtt. 1/2, *colocynthis* X, VIII, *angustura* IV, gtt. 1/2.

Tous ces remèdes, employés pendant quatre mois,

27

n'eurent qu'un effet palliatif, souvent de six à huit
jours; le caractère devint plus gai, mais le corps ne prit
pas d'embonpoint, quoique toutes les fonctions fussent
régulières; le bourdonnement et les tintements continus
se faisaient toujours entendre dans le côté droit de la
tête; il restait également une légère sensation rongeante dans le foie; mais bientôt la disposition à pleurer et les larmes reparurent accompagnées d'autres
symptômes, sans que le même traitement, continué
pendant deux autres mois, pût agir autrement que
comme palliatif. La maigreur persista toujours. Une
circonstance bizarre, c'est la régularité de la menstruation qui se montrait constamment en provoquant de
fortes douleurs au bas-ventre et dans les reins avec
convulsions spasmodiques de tout le corps, Alors *chamomilla, crocus, secale cornutum*, rendaient de bons services; le sang épais, noirâtre, était évacué le premier
jour en gros caillots, le second jour en quantité moindre, le troisième jour il ressemblait seulement à de la
sérosité, puis la malade retombait dans son ancien
état.

Dans l'ignorance de ce que je devais faire, je suspendis toute médication; mais, cédant aux instances
de la malade, je prescrivis derechef, en les adaptant
aux symptômes, quelques uns des remèdes énumérés
ci-dessus, peu de jours avant l'apparition du flux
menstruel. Ce fut au septième mois du traitement. Les
règles ayant paru, la malade fut prise d'une céphalalgie violente avec bourdonnement dans le côté droit de
la tête, de pression à la racine du nez comme dans le
coryza sec, avec douleur rongeante violente dans le foie,

sensation comme si un corps exerçait du côté du foie
une pression vers l'œsophage, gêne de la respiration,
palpitations violentes; le corps se refroidit, le pouls
fut à peine perceptible et accéléré : les forces s'affaissèrent et la malade perdit connaissance. Je m'attendais
moi-même à une fin prochaine, lorsqu'il survint un
écoulement muqueux du nez dans lequel se trouvaient
deux vers; la malade reprit alors connaissance, le
bourdonnement de la tête cessa, et il s'ensuivit une
toux avec expectoration de mucosités mêlées avec des
vers. La même expectoration se reproduisit plusieurs
fois, à des intervalles très rapprochés; tous les accidents
cessèrent, la malade passa une nuit tranquille, et le
lendemain elle se sentit à son aise; mais vers le soir
elle fut prise de nouveau de convulsions accompagnées
de douleurs rongeantes, violentes dans le foie, le bas-
ventre et l'utérus; tout le corps devint froid, à l'exception de la tête, qui resta chaude.

La malade prend *stramonium* X,III, répété au bout
de trois heures : la nuit est fort agitée; vers le matin,
les convulsions cessent, le corps se réchauffe, mais les
autres douleurs persistent.

Supposant qu'il y avait peut-être des vers dans le
foie, les intestins, etc., je prescris *china* IV, gtt. 1/2
matin et soir.

L'état, c'est-à-dire les douleurs, devint supportable;
elle avait ressenti la nuit précédente dans le bas-ventre
une sensation, comme si une foule de corps remuaient
dans le ventre sans toutefois occasionner des douleurs.

Filix mas IV, gtt. 1, matin et soir, demeure sans
résultat.

Le lendemain, j'administre *sepia* X, gtt. 1. Quatre heures après, la malade éprouve le sentiment de pression vers le bas et un besoin d'aller à la selle : elle rend deux selles molles composées de mucosités abondantes, d'une grande quantité de membranes et de vers.

Elle se porte bien pendant quinze jours, elle est gaie, mange bien et dort parfaitement. Elle évacue des mucosités et des vers en abondance par les selles qui se font chaque jour. Mais tous les accidents décrits précédemment se reproduisent tour à tour ; je leur oppose les mêmes remèdes suivant les symptômes.

Des douleurs, qui précédaient toujours chez elle l'apparition du flux menstruel, se font sentir dans les reins et dans l'utérus.

Crocus, secale cornutum, cannabis, pulsatilla furent administrés successivement ; le troisième jour, les règles apparurent pour la huitième fois pendant le traitement, avec une grande violence ; le sang était épais, visqueux, et l'on y voyait des vers. La menstruation s'arrêta au bout de trente-six heures, et fut suivie d'un écoulement leucorrhéique qui dura deux jours.

La santé de la malade se maintint pendant plusieurs jours ; mais bientôt les phénomènes morbides reparurent, et je les combattis avec des palliatifs.

Je prescrivis successivement tous les deux à trois jours *china* IV, gtt. 1, *staphisagria* gtt. 1, *sepia* X, gtt. 1, *ruta graveolens* IV, gtt. 1, *calcarea carbonica* X, gtt. 1. Tous les jours il y eut des selles molles avec évacuation abondante de mucosités et de vers ; quelquefois il en sortait par le nez et par la bouche.

Cet état persista pendant un mois, avec des alternalives de gaieté, de pleurs et de douleurs. En général, la malade, à l'exception d'une gaieté passagère, souffrait constamment ; l'amaigrissement persista, et les forces ne se relevèrent point.

L'approche de la neuvième menstruation s'annonça par de faibles douleurs dans les reins et par des tranchées ; les règles parurent avec moins de violence et cessèrent de couler, au bout de trois jours, d'une manière régulière ; le sang fut encore noirâtre, épais et visqueux, mais beaucoup moins qu'antérieurement ; il renferma cependant encore des vers. Un bien-être relatif s'ensuivit et dura quelques jours ; mais bientôt il se déclara des convulsions violentes avec froid glacial du corps, palpitations, fortes pulsations au bas-ventre.

Moschus, stramonium, ipecacuanha, calmèrent les convulsions.

J'ordonne eau distillée 90 grammes, *muriate de magnésie* IV, gtt. 1/2, à prendre par cuillerée toutes les trois heures.

La douleur au foie cesse au bout de six heures, toutes les matières semblent se porter vers le bas ; il se fait trois selles avec peu de fèces et avec des mucosités abondantes, renfermant quelques centaines de globules de la grosseur d'une graine de pavot et des larves comme dans les cas précédents, sans que la malade en éprouvât le moindre soulagement. Borborygmes, gonflement du côlon transverse, pression et prurit ardent à l'anus. Enfin, sort un ver de quatre pouces de long et d'un pouce de large, et toutes les douleurs disparaissent. Toutefois une légère douleur dans le foie, le bourdonnement de tête et, de temps en temps, des convulsions persistent.

Filix mas, china, valeriana, staphisagria, sepia, colocynthis, trifolium fibrinum, ruta graveolens, administrés successivement, tous les deux à trois jours, déterminèrent parfois de violentes convulsions qui cédèrent à des palliatifs ; tous les jours la malade rendait des selles avec beaucoup de mucosités, de membranes et toutes sortes de vers ; les souffrances, atroces jusqu'alors, cessèrent ainsi que les convulsions, après l'expulsion de vers jaunes rougeâtres, de deux pouces de long et un pouce et demi de large.

La dixième menstruation, précédée seulement de quelques maux de reins et de tranchées légères, se fit régulièrement et dura trois jours : le sang était de consistance normale et ne contenait ni mucosités ni vers ; le flux n'était pas suivi de leucorrhée ; la malade se sentait bien portante et gaie, elle recouvrait ses forces, et les chairs devenaient plus fermes. Les selles muqueuses n'apparurent plus tous les jours.

La malade prit successivement, tous les quatre jours, *acidum nitri* X, gtt. 1, *trifolium fibrinum*, gtt. 1, *ruta graveolens*, X, gtt. 1, *sepia* gtt. 1.

Cet état se prolongea pendant seize jours, et j'espérai une guérison parfaite, lorsque subitement revinrent des bourdonnements de tête, des douleurs rongeantes, insupportables, dans le foie, le bas-ventre, l'utérus, suivies le lendemain de violentes convulsions avec froid de tout le corps ; en un mot, tous les symptômes que j'avais observés dix mois auparavant.

Moschus, valeriana, ipecacuanha, bryonia, remédièrent

aux convulsions; mais les douleurs, principalement celles du foie, continuèrent à tourmenter le sujet.

J'ordonnai *murias magnesiæ* IV,VIII, gtt. 1, dans eau distillée 90 grammes, à prendre par cuillerée toutes les quatre heures. Les douleurs du foie diminuèrent, une forte pression vers le bas se fit sentir dans le bas-ventre, ainsi qu'un fort mouvement au-dessous de l'ombilic. Deux selles abondantes se montrèrent, mêlées à beaucoup de mucosités renfermant des œufs, des larves, des débris de vers de toute sorte.

Staphisagria, *bryonia*, *china*, *filix mas*, *sepia*, *acidum nitri*, *trifolium fibrinum*, administrés successivement, déterminèrent un bien-être relatif; la onzième et la douzième menstruation se déclarèrent régulièrement. De temps à autre la malade est encore sujette à des spasmes et à une douleur pressive dans le foie; elle a bon appétit et prend de l'embonpoint; son caractère est gai, mais toujours irascible. Les selles se font tous les jours, mais toujours avec évacuation de mucosités; il n'y a plus de traces de membranes, de vers. Cet état dure depuis deux mois, et j'ai tout lieu d'espérer que cette maladie si singulière, telle que je n'en ai jamais observé de semblable, a entièrement disparu.

Au moment où j'écris ces lignes, madame M... continue à être bien portante; elle est gaie, cependant de temps à autre les déjections alvines renferment encore des mucosités.

SOIXANTE-QUATORZIÈME OBSERVATION. — Mademoiselle P..., âgée de dix-sept ans, d'une bonne constitution et d'une santé florissante jusqu'alors, en exceptant toute-fois quelques légères incommodités propres à l'enfance,

fut prise au printemps dernier de toux, de fièvre, etc.,
à l'époque où sévissaient des affections catarrho-rhumatismales. Les allopathes crurent reconnaître dans
son état une miliaire latente ; ils pratiquèrent trois saignées et donnèrent des laxatifs sans obtenir de résultat
favorable.

Traitement. — Trois doses d'*aconitum* gtt. 1/2, toutes
les six heures, suivies de *pulsatilla* IV, VIII, matin et soir.
La guérison s'opéra promptement au bout de quelques
jours ; il n'y eut pas d'éruption miliaire.

SOIXANTE-QUINZIÈME OBSERVATION. — Madame C...,
âgée de cinquante et quelques années, souffrait depuis
trois ans de douleurs dans le sein gauche, qui finit par
devenir d'une dureté squirrheuse. Il se forma au-dessous du mamelon, vers l'aisselle, un ulcère à fond lardacé, de deux pouces de diamètre, à bords durs, renversés. Les allopathes diagnostiquèrent un cancer qu'ils
regardèrent comme incurable.

Tableau de la maladie. — Corps bien constitué, embonpoint ; coloration normale de la peau ; toutes les
fonctions sont régulières ; l'ulcère a deux pouces de
largeur et un pouce de profondeur ; il s'en écoule, par
gouttes, une sanie fétide ; toute la partie externe du
sein est tuméfiée et très dure ; la malade y éprouve
des lancinations obtuses qui, par leur violence, trou-
blent son sommeil. Quelques glandes axillaires sont
indurées ; tout le sein est bleu foncé à la suite de l'application de sangsues qui a eu lieu la veille.

Traitement. — Régime homœopathique sévère.

Je prescris d'abord, pour calmer l'agitation, *aconitum*
IV, VIII, matin et soir ; le lendemain, *hepar sulphuris* IV,

gtt. 1/2, matin et soir, répété au bout de deux jours ; *belladona* X,viii, le matin ; *arsenicum album* X,viii, le matin, à deux jours d'intervalle ; trois jours après, *carbo animalis* X,viii, le matin ; trois jours après, *conium maculatum* X, gtt. 1/2, le matin.

A l'extérieur, application, sous forme d'onguent, de la dilution administrée à l'intérieur, dans la proportion de deux gouttes sur deux gros d'axonge.

L'induration, ainsi que les lancinations, diminua contre toute attente ; le sommeil se rétablit ; l'ulcère cessa de sécréter la sanie fétide, et prit un aspect lardacé ; ensuite la surface devint nette et il s'établit une suppuration de bonne nature ; les bords durs et renversés commencèrent à se fondre.

Ce fut surtout l'usage de *conium maculatum*, administré à l'intérieur tous les quatre jours, le matin, et à l'extérieur deux fois par jour, qui amena une amélioration notable ; le squirrhe cessa de s'agrandir, les lancinations devinrent de plus en plus rares, l'ulcère s'aplatit, et les bords se ramollirent ; une suppuration de bonne nature s'établit, et la malade reprit courage.

A la suite d'un refroidissement, elle fut atteinte d'une fièvre catarrhale inflammatoire qui me fît craindre une aggravation du mal ; mais trois doses d'*aconitum* VI, gtt. 1/2, administré toutes les deux heures, suffirent avec deux doses de *pulsatilla* IV,viii, toutes les douze heures, pour dissiper, au bout de deux jours, ces accidents, sans que l'affection du sein en eût subi aucune aggravation.

Conium maculatum X, gtt. 1/2, fut continué à l'inté-

rieur pendant trois semaines ; le squirrhe disparut
entièrement, l'ulcère se cicatrisa peu à peu, le gonflement des glandes axillaires cessa, et la guérison fut
complète.

SOIXANTE-SEIZIÈME OBSERVATION.—Mademoiselle P...,
âgée de vingt ans, servante, fut prise de douleurs au
sein gauche ; les glandes axillaires s'indurèrent et devinrent le siége de fortes douleurs qui s'étendaient
jusqu'au bras gauche. A la suite du traitement auquel
elle avait été soumise dans l'hôpital, les souffrances
devinrent plus fortes ; le sein gauche se gonfla, durcit,
et la fièvre survint.

Tableau de la maladie. — Corps petit, mais fort ; teint
pâle ; fièvre le soir avec sueurs abondantes le matin ;
digestions laborieuses ; faiblesse générale ; abattement ;
crainte de la mort ; douleurs violentes dans les membres ; gonflement, induration des glandes axillaires ;
tumeur d'une circonférence de six pouces dans le sein
gauche, qui est le siége de douleurs lancinantes s'étendant jusqu'au bras ; vers la partie inférieure de cette
tumeur dure, il y a une proéminence rouge qui menace
de se rompre et qui occasionne également des lancinations vives.

Pronostic grave.

Traitement. — *China* IV,VI , toutes les six heures,
pendant trois jours ; deux jours après, *arnica* IV,VIII,
matin et soir, pendant deux jours ; deux jours après,
arsenicum album X,VI le matin ; trois jours après, *pulsatilla* IV,VI, le matin.

La fièvre diminue le soir, les sueurs n'apparaissent
plus le matin ; l'humeur devient gaie, l'appétit reparaît

et la digestion se fait bien, seulement le sein et les glandes axillaires restent dans le même état.

Le matin, à trois jours d'intervalle, *belladona* X,viii, *sulphur* II, gtt. 1/2, *conium maculatum* X, gtt. 1/2, ce dernier répété deux fois au bout de quatre et de trois jours.

L'amélioration fait des progrès sensibles, l'induration du sein diminue de volume et se ramollit de plus en plus ; les douleurs lancinantes deviennent plus rares et moins violentes ; le point rouge qui menaçait de s'ulcérer a disparu, les glandes axillaires seules n'ont subi aucun changement. Le flux menstruel, en retard de trois mois, apparaît.

Après la troisième dose de *conium maculatum*, la malade prend, le huitième jour, le matin, et successivement tous les six jours, *calcarea carbonica* X, gtt. 1/2, le matin ; *spiritus sulphuratus* X, gtt. 1/2, *carbo animalis* X, gtt. 1/2, *conium maculatum* X, gtt. 1/2, ce dernier répété.

Une fièvre catarrhale gastrique étant survenue à la suite d'un refroidissement, *aconitum* VI, gtt. 1/2, matin et soir, et le lendemain, *pulsatilla* IV,viii, produisent de bons effets.

Je prescris, le troisième jour, le matin, *hepar sulphuris* IV, gtt. 1/2, répété le deuxième jour le matin ; quatre jours après, *conium maculatum* X, gtt. 1/2, le matin, répété au bout de six jours.

L'induration du sein, le gonflement des glandes axillaires disparurent successivement. Bientôt toutes les fonctions du corps s'opérèrent avec régularité. La malade n'éprouvait plus que quelques douleurs vers la région axillaire lorsqu'elle faisait un mouvement et remuait le bras gauche avec quelque effort ; elle en attribuait la cause aux sangsues antérieurement appliquées, qui lui avaient occasionné des douleurs vives.

A l'extérieur, on n'apercevait plus qu'une dureté de la grosseur d'un pois sur la cinquième côte, en arrière vers l'angle, et très douloureuse au toucher.

Je suspends toute médication. Madame P... peut vaquer à ses occupations habituelles. Je fais seulement faire sur la tumeur des frictions avec une pommade composée d'axonge, huile d'olive, aa 16 grammes, *éther sulfurique* 30 gouttes. La résolution se fit insensiblement, et la malade recouvra bientôt l'usage de son bras.

SOIXANTE-DIX-SEPTIÈME OBSERVATION. — Le comte B..., âgé d'environ quarante ans, d'une taille élevée, bien constitué, s'était toujours bien porté, sauf une éruption pruriteuse de la peau, le plus souvent aux cuisses et au bas-ventre, qui se desquamait quelquefois et disparaissait pour reparaître peu après. Le traitement mercuriel échoua complétement ; l'éruption resta, le corps perdit son embonpoint, les forces diminuèrent ; il survint de la céphalalgie, une pression douloureuse à la racine du nez, des troubles dans les fonctions digestives, des douleurs déchirantes dans les os des membres supérieurs et inférieurs, surtout la nuit. Le mal prit enfin un caractère de haute gravité.

Tableau de la maladie. — Le comte garde le lit ; il est émacié, affaibli ; la tête est entreprise ; douleur pressive dans la racine du nez et l'os zygomatique, sécheresse du nez ; douleurs déchirantes dans l'épine et les os des membres (exaspérées la nuit) ; pesanteurs de poitrine ; appétit, mais digestion faible ; éruption herpétique considérable au scrotum et à la face interne des cuisses.

Diagnostic : Dyscrasie herpétique compliquée d'affection mercurielle.

Traitement. — Je prescris un régime convenable, une nourriture substantielle, mais non échauffante.

Le malade prend le soir *hyoscyamus* IV,VI, pour obtenir une nuit calme ; le lendemain matin, *acidum nitri* X, gtt. 1/2 ; deux jours après, *aurum* IV, gtt. 1/2, le matin ; le surlendemain, le soir *nux vomica* X,IV, comme intercurrent, pour combattre la constipation et les maux de tête violents.

L'état s'améliore ; le malade a quelques heures de sommeil ; il peut marcher quelques heures dans l'appartement à l'aide d'une canne et en boîtant ; les douleurs ostéocopes ont beaucoup diminué.

Au bout de deux jours, *graphites* X,VIII, le matin, et, à quatre jours d'intervalle, successivement, le matin, *acidum nitri* X, gtt. 1/2, *aurum* IV, *graphites* X,VIII, *herpeticum* gtt. 1/2, *acidum nitri* X, gtt. 1/2, *aurum* IV, gtt. 1/2, *sulphur* II,VIII, *graphites* X,VIII.

Cette médication est suivie d'une amélioration notable ; les forces et l'embonpoint reviennent, ainsi que le sommeil ; seulement la pression à la racine du nez, qui se fait sentir légèrement jusqu'à la base du crâne, et les douleurs déchirantes superficielles dans les os, surtout quand la température varie, persistent toujours.

Après avoir suivi ce traitement pendant deux mois, M B... se crut guéri et épousa une jeune fille. Les sym-

ptômes fréquents qui se manifestèrent peu de temps
après le mariage et qui semblèrent se rapporter tous à
l'affection mercurielle, se dissipèrent promptement
après l'emploi des remèdes sus-mentionnés, et la santé
fut dès lors relativement satisfaisante.

Une année après, il quitta Milan. Bientôt il se
sentit indisposé ; les maux de tête, la pression dans le
nez, les douleurs ostéocopes dans les membres s'accrurent ; il survint des douleurs dans les vertèbres lombaires avec un malaise général. Sous l'influence du
traitement allopathique, notamment du sublimé corrosif, les douleurs ostéocopes devinrent très intenses et
il ne put marcher que le corps fléchi en avant, et sou-
tenu par une canne. Enfin, après une absence de dix-
huit mois, il revint à Milan.

Tableau de la maladie. — Face pâle ; traits affaissés ;
nez gonflé, laissant écouler une sanie fétide, nauséabonde ; amaigrissement général ; faiblesse excessive,
céphalalgie pressive ; douleur pressive à la racine du
nez jusqu'à la base du crâne ; douleurs lancinantes dans
l'apophyse palatine de l'os maxillaire supérieur droit ;
colonne vertébrale fléchie, avec douleurs lancinantes
dans les vertèbres lombaires, et par suite desquelles le
corps est ployé ; douleurs pressives dans les reins avec
excrétions d'urines épaisses, muqueuses, peu abondantes ; la nuit, douleurs ostéocopes dans les membres ;
la peau est recouverte d'une sueur dont l'odeur fétide
infecte tout l'appartement ; les fonctions digestives sont
également irrégulières ; le pouls est fréquent et duriuscule.

Traitement. — J'administre, comme auparavant, *aci-*

dum nitri X, gtt. 1/2, *aurum* IV, gtt. 1/2, *graphites* X, VIII, successivement tous les six jours, le matin ; et, comme médicament intercurrent, contre les maux de reins violents et les urines épaisses, muqueuses, peu abondantes , *cannabis* X, gtt. 1, *euphorbium* X, *chelidonium majus* I, gtt. 1/2.

Il y a de l'amélioration ; toutefois la tuméfaction du nez, les douleurs de la face et l'écoulement sanieux du nez augmentent. Enfin, quelques esquilles sortent du nez.

Je fais renifler au malade, d'abord, eau distillée 90 grammes, *or* IV, gtt. 3 ; ensuite, *acide nitrique* X, gtt. 4, dans la même quantité d'eau.

Treize esquilles se détachèrent du nez, puis le gonflement diminua, la racine du nez s'affaissa ; il n'y eut plus d'écoulement, la douleur de la face disparut ; enfin la guérison s'opéra au bout de trois mois de traitement.

Depuis, M. B... se trouve bien ; seulement de temps à autre il s'est déclaré un gonflement de la caroncule lacrymale droite, accompagné de maux de tête.

Aconitum VI, gtt. 1/2, le soir, et *aurum* IV, gtt. 1/2, le matin, enlèvent promptement ces symptômes.

Il y a près de deux ans qu'il n'a éprouvé aucun accident.

En résumé, les symptômes que j'ai observés chez ce malade semblent avoir eu pour cause l'abus des mercuriaux.

SOIXANTE-DIX-HUITIÈME OBSERVATION. — La comtesse B..., dont la santé avait été bonne jusqu'alors, mariée depuis six ans sans avoir eu d'enfant, souffrait depuis quelques années de violentes congestions vers la tête, quelques jours avant l'apparition des menstrues. Celles-ci, quoique régulières, étaient peu abondantes.

Traitement. — Dès que les maux de tête se déclarent, *aconitum* VI, VIII, le soir; le lendemain, *crocus* IV, gtt. 1/2, le matin; le surlendemain, *secale cornutum* IV, gtt. 1/2.

Les règles se montrent plus abondantes; les maux de tête qui les précèdent ne sont plus aussi violents.

La malade continue l'usage de ces remèdes; elle devient enceinte et accouche heureusement d'une fille.

Au moment où je transcris ces détails, dix mois après l'accouchement, l'enfant et la mère jouissent d'une bonne santé, ce qui prouve encore que le traitement homœopathique ne rend nullement les femmes stériles, comme l'ont prétendu certains allopathes.

SOIXANTE-DIX-NEUVIÈME OBSERVATION. — Mademoiselle D..., âgée de dix-huit ans, bien conformée, née de parents sains, s'était toujours bien portée jusqu'à l'âge de treize ans, époque de sa première menstruation. Alors se déclarèrent des spasmes violents du bas-ventre, et il ne s'écoula que quelques gouttes de sang. Pendant deux ans et demi la menstruation ne parut point. La jeune personne devint triste, faible et pâle, et le traitement héroïque de la vieille école ne fit qu'augmenter le mal. A l'âge de seize ans, les règles se remontrèrent pour cesser tout à fait; la chlorose se déclara et fut vainement combattue par des préparations ferrugineuses; la faiblesse générale devint excessive.

Tableau de la maladie semblable aux symptômes que je viens de décrire.

Traitement. — Régime doux, mais substantiel ; de l'exercice autant que les forces le permettent.

Belladona X, *bryonia* X, VI, *cannabis* X, gtt. 1/2, *argentum foliatum, secale cornutum* IV, VIII, *sepia* X, VIII, administrés successivement tous les deux jours, le matin, suffisent pour relever les forces de la malade ; elle recouvre son appétit, les règles paraissent régulièrement et d'une manière convenable.

Depuis près de trois ans, la jeune fille est dans un état satisfaisant.

II. — Malades traités, les uns d'abord par l'allo-pathie, ensuite par l'homoeopathie ; les autres, dès le début, par l'homoeopathie, et revenus tous a l'allopathie.

Première observation. — La comtesse B..., âgée de cinquante ans, souffrait d'une éruption pustuleuse à la face, contre laquelle le traitement allopathique externe et interne avait été impuissant.

Tableau de la maladie. — Corps bien conformé ; face recouverte d'un grand nombre de pustules rouges, proéminentes, non suppurantes ; toutes les fonctions se font régulièrement, ainsi que la menstruation. Madame B... n'a pas eu d'enfants.

J'appris que cette éruption datait de son enfance, et qu'elle avait augmenté depuis d'année en année. C'était évidemment un état dyscrasique, une maladie psorique.

28

Traitement.—La malade prend successivement, tous les quatre jours, le matin, *spiritus sulphuratus*, gtt. 1/2, *psoricum, graphites, sepia, cuprum metallicum* X, *viola tricolor, aurum* IV, *belladona* X, *herpeticum* X.

Les pustules s'aplatissent et sont moins rouges; mais le mari de cette dame, partisan de la médecine Leroy, impatient de ne pas voir arriver la guérison au bout de six semaines, lui fit abandonner le traitement homœopathique.

DEUXIÈME OBSERVATION. — Madame T..., âgée de cinquante et quelques années, était sujette depuis quelque temps à des troubles des fonctions digestives. Le traitement, qu'elle avait suivi jusqu'alors, n'avait pu que pallier pendant un certain laps de temps les souffrances qu'elle endurait. Je fus appelé pendant un accès.

Tableau de la maladie. — La malade a de l'embonpoint; le ventre est ballonné; elle éprouve des pesanteurs d'estomac, de la gêne de la respiration, avec palpitations de cœur; langue recouverte d'un enduit jaune; céphalalgie lancinante; pouls plein, dur.

Traitement. — *Aconitum* VIII,vi, toutes les six heures, suivi de *antimonium crudum* X,viii, soir et matin, procure quelque soulagement.

Nux vomica X, gtt. 1/2, le soir, amène une selle; l'accès cesse.

La guérison fut de courte durée; quelques semaines après, le même état se reproduisit, les mêmes remèdes restèrent sans effet, ainsi que *sulphur, bryonia, pulsatilla*. La malade recourut de nouveau au traitement allopathique; les saignées, les laxatifs déterminèrent quelque amélioration, mais celle-ci ne se maintint pas

longtemps. Après avoir suivi ce traitement pendant
trois ans, elle reprit de l'embonpoint, sans toutefois
recouvrer ses forces.

J'ai appris plus tard qu'après s'être livrée à des excès
de table, elle avait succombé à une hydropisie.

TROISIÈME OBSERVATION. — M. F..., âgé de cinquante
et quelques années, souffrait, depuis plusieurs années,
d'hypochondrie, de pression au côté gauche du ventre,
de faiblesse des organes digestifs, avec maux de tête.
La vieille école n'avait pu mettre un terme à ces souffrances.

Tableau de la maladie. — Corps bien constitué, taille
élevée; pression dans la région hypochondriaque gauche; ventre dur, selles rares et dures; humeur inconstante; pouls petit et très lent; nuits agitées par des
rêves. Différentes parties du corps sont recouvertes
d'une éruption herpétique.

Traitement. — Régime et genre de vie bien réglés.

Veratrum VI,VIII, répété matin et soir; deux jours
après, *spiritus sulphuratus* X,VIII; puis successivement,
tous les quatre jours, une demi-goutte de *herpeticum,*
graphites, sepia, herpeticum X, *sulphur* II, *calcarea car-*
bonica X.

L'état s'améliore; le malade continue à prendre, tous
les huit jours, successivement, les médicaments sus-
énumérés.

La santé s'étant ainsi rétablie, je cesse le traitement.

Après avoir joui, pendant une année, d'une santé
florissante, M. F... fit un voyage à Bergame, ville soumise, par suite de sa position topographique, aux chan-

gements brusques de l'atmosphère, et où, par conséquent, les affections rhumatismales, surtout les
diarrhées, sont des maladies endémiques.

M. F... fut atteint d'une fièvre rhumatismale accompagnée de diarrhée, qui, sous l'influence du traitement
allopathique, revêtit bientôt un caractère nerveux. Il
me fit appeler. Je le trouvai entièrement changé : les
joues caves, les yeux ternes, le pouls était fréquent et
petit, la peau sèche, la chaleur du corps diminuée, la
soif vive, la diarrhée continuelle. C'était une fièvre nerveuse bien caractérisée ; mais les allopathes crurent
reconnaître une inflammation (de quel organe?), et em-
ployèrent, contrairement à mon avis, l'appareil antiphlogistique. Le malade succomba le septième jour.

QUATRIÈME OBSERVATION. — Le comte O..., âgé de
soixante et quelques années, sujet depuis son enfance
à des attaques d'épilepsie et à diverses autres affections
qu'il ne put toutes m'énumérer, avait été guéri de
l'épilepsie et s'était marié. Les enfants issus de ce mariage étaient tous rachitiques et chétifs ; quant au comte,
il était toujours maladif, et, à un âge avancé, il souffrait
d'une rétention d'urine avec douleurs dans les reins,
dans la vessie, d'un brûlement dans l'urètre pendant
l'émission des urines, de digestions laborieuses, et de
douleurs arthritiques des membres. L'urine coulait
avec difficulté ; elle était épaisse et laissait déposer un
sédiment muqueux. Le traitement allopathique avait
entièrement échoué.

Tableau de la maladie. — Corps amaigri ; peau sèche,
jaune ; pesanteur d'estomac après les repas ; selles paresseuses ; douleurs dans les reins ; urine peu abon-

dante, épaisse, blanche, laissant déposer un sédiment muqueux; douleurs arthritiques, déchirantes, surtout dans les membres inférieurs; pouls dur, plein; insomnie provoquée par les douleurs arthritiques; fréquentes envies d'uriner.

Traitement. — L'âge avancé du malade ne me permettait pas d'espérer obtenir une guérison radicale.

Aconitum VIII,VI, *cannabis*, *euphorbium*, *calcarea carbonica*, *sepia*, *silicea*, *rhododendron chrysanthemum* X,VI, etc., administrés tous les quatre ou cinq jours, amènent chez lui une amélioration notable. Il peut vaquer à ses occupations habituelles et se porte bien pendant les six mois qui suivent. Mais bientôt il retombe entre les mains des allopathes, et, grâce à leur traitement meurtrier, il succombe après six semaines de souffrances atroces.

CINQUIÈME OBSERVATION. — Mademoiselle de B..., âgée de dix-neuf ans, affectée dans son enfance de rachitisme qui avait laissé après lui une déviation du rachis, était bien portante depuis ce temps. En 1838 elle contracta, à la suite d'un refroidissement, une diarrhée qui devint très forte et qui menaça de prendre un caractère nerveux.

Tableau de la maladie. — Bas-ventre gonflé et douloureux au toucher; diarrhée aqueuse très fréquente; langue chargée d'un enduit blanc; soif intense; pouls petit noir très dur; peau sèche.

Traitement. — *Dulcamara* VI,VI, matin et soir, suivie, le lendemain matin, de *sulphur* II,VI, le surlendemain de *veratrum* VI,VI.

Les déjections alvines sont toujours aqueuses, mais

plus rares; le volume du ventre est diminué; en un mot, l'amélioration est notable. Cependant, sur la demande de plusieurs membres de la famille, les parents firent venir le docteur Sormani, allopathe des plus savants. Elle fut soumise à un traitement antiphlogistique qui mit fin à toutes ses souffrances : elle mourut au bout de quatre jours.

Sixième observation. — Le jeune G..., âgé de dix ans, né de parents sains, d'une heureuse conformation, avait toujours joui d'une santé parfaite, à part quelques affections propres à l'enfance et dont il s'était toujours remis très promptement. Un refroidissement auquel il s'exposa au printemps de 1841 lui attira une diarrhée qui durait depuis quelques jours lorsque je fus appelé.

Tableau de la maladie. — Face pâle et bouffie ; ventre gonflé et dur, mais non douloureux au toucher; selles muqueuses, fréquentes, d'un gris cendré; soif vive; pouls petit et fréquent ; abaissement de la température du corps.

Traitement. — *Dulcamara* VIII,vi, l'après-midi et le soir; *bryonia* X,vi, le lendemain matin ; puis, tous les jours, le matin, successivement, *rheum* II,vi, *conium maculatum, carbo animalis, cicuta virosa* X,iv.

Il y a un changement sensible; les selles sont plus rares et jaunâtres ; le pouls se ranime, le ventre devient plus souple.

Il prend ensuite tous les deux jours, le matin, *china* IV,vi, *conium maculatum, carbo animalis* X,iv.

Au bout de cinq jours, je le trouvai dans un état satisfaisant; mais à la suite d'un écart de régime, il ressentit du malaise, des nausées, des rapports aigres continuels; la langue était chargée, le ventre dur.

Pulsatilla IV,vi, prise matin et soir, lui fait passer une nuit tranquille, et procure de l'amélioration le lendemain; seulement le ventre reste dur.

On le soumit néanmoins, à mon insu, à un traitement allopathique, et il mourut au bout de quatre jours.

SEPTIÈME OBSERVATION. — Le comte F..., d'une constitution robuste, âgé de trente et quelques années, était souvent tourmenté par des hémorrhoïdes sèches, accompagnées de coliques violentes.

Traitement. — Quand l'accès était violent, je faisais prendre au malade, à des époques indéterminées, *aconitum* VIII,vi, *ignatia* IV,vi, *ammonium carbonicum*, *magnesia muriatica* VI,vi, *carbo vegetabilis* X,vi.

Je conseillai ensuite une diète sévère pour empêcher les récidives; pourtant il y en eut de temps à autre.

D'après les conseils de ses amis, il recourut à un médecin de la vieille école; et celui-ci, au lieu de le guérir, l'affaiblit tellement par son traitement antiphlogistique, qu'il ne recouvra ses forces que longtemps après. Il est revenu depuis à l'homœopathie, et il s'en trouve bien.

HUITIÈME OBSERVATION. — La comtesse P..., âgée de quarante et quelques années, mère de deux enfants, d'une forte constitution, était sujette, à certaines époques, à des accès épileptiques très violents qui se prolongeaient quelquefois pendant vingt-quatre heures; pendant les intervalles, elle était d'humeur gaie. La maladie resta rebelle à tous les efforts de la médecine allopathique.

Tableau de la maladie. — Pendant l'accès, délire, fureur, jactitation, application du pouce dans la paume
de la main, écume à la bouche, sortie involontaire
des matières stercorales et de l'urine.

Traitement. — Pendant l'accès, des inspirations fréquemment répétées d'*alcool camphré*, amènent toujours
du soulagement.

Je prescris, dans les intervalles, *stramonium* IV,vi,
veratrum VI,vi, *sepia*, *iodium* X,vi, *vinca minor* VI,vi,
marum verum IV,viii, successivement, tous les quatre
jours ; parfois, suivant les circonstances, *aconitum* VI,
nux vomica X, *chamomilla*, *ignatia* IV,vi, comme intercurrents.

Les accès apparaissent plus rarement et avec moins
d'intensité ; enfin ils cessent tout à fait pendant trois
mois.

Pendant les deux années et demie qui suivirent, de
légers accès se montrèrent de temps à autre ; mais ils
se dissipaient bientôt au bout de quelques heures, sans
que la santé en éprouvât la moindre atteinte.

Malgré un résultat aussi favorable, la comtesse se
confia aux soins d'un allopathe qui, à force de médicaments, rappela la maladie.

NEUVIÈME OBSERVATION. — Le comte T. ., bien conformé, robuste, était atteint d'hémoptysie, suite d'une
affection hémorrhoïdale contre laquelle l'ancienne méthode avait été impuissante.

Tableau de la maladie. — Pression à la poitrine ;
gêne de la respiration ; palpitations ; toux avec expectoration de crachats muqueux et sanguinolents ; pouls
plein, dur ; du reste, aucun trouble fonctionnel.

Traitement. — *Aconitum* VIII,VIII, toutes les six heures, amène de l'amélioration.

Ignatia IV,VI, *ammonium carbonicum* VI,VI, *sulphur* II,VIII, tous les deux jours, le matin, mirent fin à l'accès et le malade se rétablit. Un nouvel accès, qui se déclara quelque temps après, céda promptement au même traitement. Depuis, le mal n'a pas récidivé.

DIXIÈME OBSERVATION.—La comtesse T..., la sœur du malade précédent, d'une constitution délicate, s'était soumise en vain à un traitement allopathique pour guérir divers maux dont elle était atteinte.

Tableau de la maladie. — Douleurs utérines vives; leucorrhée âcre, abondante; gonflement des glandes inguinales; tumeur d'environ deux pouces de longueur à la crête de l'os iliaque gauche. Cette tumeur était très douloureuse au toucher, et faisait boiter la malade. — Diagnostic : dyscrasie scrofuleuse.

Traitement. — Je débute, pour calmer les douleurs, par *sabina*, matin et soir; *crocus*, matin et soir; *secale cornutum* IV,VI, tous les deux jours; *viola odorata*, gtt. 1/2; *valeriana officinalis* IV,VI.

Tous ces médicaments amènent du soulagement.

Belladona X, *hepar sulphuris* II,VIII, *conium maculatum, carbo animalis, silicea, sepia, iodium, calcarea carbonica* X,VIII, tous les quatre jours, le matin, améliorent l'état; la tumeur disparaît et la malade est bien portante; seulement elle éprouve de temps à autre des douleurs utérines pressives, accompagnées de leucorrhée. Ces douleurs cèdent promptement à *sabina, aconitum, belladona, crocus.* La menstruation, qui ne s'était montrée que très rarement jusqu'alors, devient régulière.

Cet état se maintint pendant deux ans. Un jour, toute la famille quitta Milan subitement; j'ai appris depuis que la comtesse et son frère ont été et sont encore en ce moment très souffrants, et qu'ils suivent un traitement allopathique.

ONZIÈME OBSERVATION. — M. Z..., sujet robuste de quarante et quelques années, père de plusieurs enfants, engagé dans des affaires commerciales qui le forçaient de s'exposer souvent aux variations atmosphériques, éprouvait quelquefois des douleurs de poitrine accompagnées de toux et de fièvre catarrho-rhumatismales; parfois il s'y joignait des troubles des fonctions digestives. Il fut traité pendant quelque temps, mais sans succès, par les antiphlogistiques.

Tableau de la maladie. — Toux sèche, violente, avec forte oppression de poitrine; pouls plein, dur; langue chargée de mucosités blanches; céphalalgie lancinante au front; peau sèche; selles et urines rouges, peu abondantes; soif vive.

Traitement. — Quatre doses d'*aconitum* VI, une toutes les six heures; le lendemain, *nux vomica* X,VI, le soir; le surlendemain, *sulphur* II,VI, le matin.

L'état de M. Z... s'amenda notablement, et il se passa ainsi quatre années, non sans quelques récidives qui furent guéries de la même manière. Du reste, la santé était bonne.

La mort de son frère survint à cette époque et l'affecta vivement; il devint triste et se plaignit de douleurs au bas-ventre.

Nux vomica, ignatia, natrum, parvinrent à les dissiper, mais la tristesse ne disparut point.

Enfin, deux mois après la mort de son frère, il fut forcé de garder le lit, et j'observai les symptômes suivants :

Tableau de la maladie.—Bas-ventre gonflé, ballonné, dur, douloureux au toucher, dénotant la présence d'un liquide quand on place une main à plat sur un de ses côtés, et qu'on frappe avec l'autre de petits coups sur le côté opposé ; langue rouge et très sèche ; soif vive ; pression dans la région épigastrique ; urines aqueuses, rares ; constipation ; pouls petit, fréquent ; peau sèche ; jactitation ; insomnie ; humeur triste.

Traitement. — *Bryonia* X, vi, matin et soir, reste sans résultat.

Le lendemain, il survient des douleurs vives dans les reins, avec pression dans la vessie et rétention complète des urines.

Cannabis X, gtt. 1/2, matin et soir, déterminent l'excrétion d'une quantité assez considérable d'urines brunes, épaisses ; les douleurs dans les reins et la pression à la vessie cessent, mais tous les autres symptômes persistent.

Cannabis est continué le jour suivant, matin et soir. Les urines épaisses sont plus abondantes.

Des lavements d'eau et de lait provoquent une selle jaunâtre.

Je combats la prostration des forces et le gonflement hydropique du bas-ventre avec *china* IV, vi, toutes les six heures pendant deux jours.

Le malade est plus calme ; les déjections alvines et l'excrétion urinaire se font régulièrement ; la langue devient plus blanche et plus humide ; la soif diminue ;

le malade a, dans la nuit, quelques heures de sommeil interrompu par de légers rêves.

Le lendemain, *sulphur* II,vɪ, répété le jour suivant; puis *natrum muriaticum* IV,vɪɪɪ.

Le malade va de mieux en mieux; les urines coulent avec abondance et sont plus claires, les selles sont régulières, l'humeur s'égaie; l'appétit, qui avait manqué jusqu'alors, revient assez modéré; le ventre devient plus souple, la soif moins intense; bref, l'état du malade est on ne peut plus satisfaisant. Je le trouvai bien le lendemain; la nuit avait été bonne, il avait eu deux selles abondantes et rendu beaucoup d'urines.

Sur les instances d'un de ses frères, très mal disposé pour l'homœopathie, on appela en consultation deux allopathes de la ville. L'un d'eux proposa d'administrer au malade gomme-gutte 2 grains, calomélas 5 grains, divisés en six doses, une toutes les trois heures. J'y consentis; mais le lendemain, quand j'allai voir le malade, je fus surpris de la décomposition des traits de la face, et l'on me montra des évacuations alvines vertes, abondantes. C'est qu'au lieu de 2 grains de gomme-gutte et de 5 grains de calomel divisés en six doses; on lui avait fait prendre huit poudres, chacune de 2 grains de gomme-gutte et de 5 grains de calomel. L'un des allopathes déclara même qu'on pourrait très bien élever la dose jusqu'à un scrupule de gomme-gutte par poudre. Sur cela, je n'avais qu'à me retirer.

Ces messieurs s'adjoignirent un troisième confrère : leurs consultations aboutirent aux résultats suivants :

Le 8 décembre, gomme-gutte 2 grains, calomélas 5 grains, divisés en quatre doses; le 9, gomme-gutte

3 grains, calomélas 6 grains en quatre doses; le 10, sirop
de colchique 3 onces ; 24 sangsues au bas-ventre ; le 11,
sirop de colchique, 4 onces, 36 sangsues ; le 13, lavement de feuilles de séné, 10 gros, infusées dans
6 onces d'eau ; sulfate de magnésie, demi-once. Lavements d'eau froide, glace pour apaiser la soif. Le 16,
mort.

Douzième observation. — Le duc de L..., âgé de cinquante et quelques années, ancien militaire, d'une
complexion robuste, d'un tempérament sanguin, s'était
livré, pendant ses jeunes années, à des excès de toute
sorte. Marié après la guerre, et père de plusieurs enfants, il jouissait depuis quelques années d'une bonne
santé; mais il fut bientôt atteint de différentes affections que les allopathes prirent pour la goutte et traitèrent avec plus ou moins de succès. Depuis il ne recouvra jamais son ancienne santé ; son embonpoint se
convertit en une espèce de bouffissure, et les forces
l'abandonnèrent.

Pendant ce temps, il survint des maux de poitrine
avec forte dyspnée ; enfin, l'état empira, et je fus appelé en consultation avec les docteurs Locatelli et del
Aqua, ses médecins ordinaires.

Tableau de la maladie. — Le malade est alité et assis
dans son lit ; respiration difficile, quelquefois toux
sèche ; œdème de l'avant-bras et de la région dorsale
de la main ; pouls petit ; bas-ventre dur et tendu ; selles
rares ; urines peu abondantes et pâles ; appétit presque
nul ; les aliments les plus légers lui causent des pesanteurs d'estomac ; soif presque ordinaire ; impossibilité de remuer, moins encore de sortir du lit sans

craindre un accès de suffocation et de syncope.

Nous sommes d'accord sur le diagnostic : c'est un hydrothorax ; il s'agissait également de s'entendre sur le mode de traitement, attendu que tous les remèdes employés jusqu'alors n'avaient produit aucun résultat durable.

Traitement. — Je propose d'essayer *aurum* IV, gtt. 1/2, *nitri acidum* X, gtt. 1/2, *thuja* X, gtt. 1/2, à trois jours d'intervalle. M. Locatelli y consent. M. del Aqua s'exprime alors ainsi : « Si j'adhérais à votre proposition et que le malade fût guéri par l'homœopathie, que deviendrait la science ? » Ce ne fut que sur la demande expresse du malade que je me chargeai du traitement.

Le régime bien réglé, je prescris le lendemain matin *aurum ;* deux jours après, *nitri acidum ;* trois jours après, *sulphur* II, vIII, suivi, au bout de trois jours, de *china* IV, vIII, matin et soir, pendant deux jours.

Ce court espace de temps amena toute l'amélioration qu'il était permis d'espérer. On transporta le malade à sa campagne, à quatre milles de Milan, où j'allai le voir tous les jours.

Je continue le traitement pendant quinze jours. Après *china,* il reçoit *cannabis* X, gtt. 1/2; deux jours après, *helleborus niger* IV, gtt. 1/2; deux jours plus tard, *euphorbium* X, vIII; trois jours après, *aurum* IV, vIII; deux jours après, *acidum nitri* X, vIII ; deux jours après, *sulphur* IV, vIII.

L'amélioration fit des progrès : les forces se relevèrent, l'appétit revint, les selles devinrent régulières, les urines abondantes ; le gonflement œdémateux de l'avant-bras et de la région dorsale de la main disparut;

seulement le bas-ventre resta tuméfié, encore devint-il plus souple. Déjà le malade pouvait se promener dans le jardin. Mais, d'après des conseils d'amis officieux, il renonça au traitement homœopathique : trois mois après, il avait cessé de vivre.

TREIZIÈME OBSERVATION. — M. C..., homme robuste d'environ cinquante ans, sujet depuis quelques années à un dérangement des fonctions digestives, s'était soumis en vain à un traitement allopathique.

Tableau de la maladie. — Corps grêle, émacié; teint pâle de la peau; pesanteur d'estomac; inappétence, qui dure ordinairement plusieurs jours; insomnie; pouls petit, tremblotant; abaissement de la chaleur du corps; langue chargée d'un enduit épais; fièvre le soir.

Traitement. — *Antimonium crudum* X,VI., matin et soir; ensuite tous les deux jours, le matin, *china* IV,VI, *carbo vegetabilis* X; au bout de quatre jours, *aurum* IV,VIII, le matin; deux jours après, *calcarea carbonica*, le matin; quatre jours après, *silicea* X,VIII, le matin.

La pression à l'estomac a disparu; l'appétit revient et la digestion se fait régulièrement; les selles se montrent tous les jours, la fièvre du soir a entièrement cessé; en un mot, la guérison est complète.

C'est ainsi que se passèrent deux années pendant lesquelles des incommodités purement accidentelles, survenues à la suite d'un refroidissement, d'excès de table, etc., exigèrent quelquefois l'intervention de l'art; mais, du reste, M. C... était bien portant et il avait repris de l'embonpoint.

Cependant il a suivi, après cette époque, un traitement allopathique, et, à en juger par sa pâleur et son air maladif, il paraît se porter beaucoup moins bien qu'auparavant.

QUATORZIÈME OBSERVATION. — Le comte B..., âgé de quarante et quelques années, mince et de petite taille, était sujet, depuis plusieurs années, à des accès d'asthme et à des digestions laborieuses.

Traitement. — *Hyoscyamus* IV,vi, le matin, répété le lendemain.

Le jour suivant, *antimonium crudum* X,viii, répété au bout de deux jours ; le troisième jour, *mezereum* VI,viii ; le second jour, *sulphur* II,iii ; le troisième jour, *sepia* X,viii ; le quatrième jour, *graphites* X,viii.

L'asthme a disparu et la digestion se fait bien. Plus tard, cependant, M. B... s'est remis entre les mains des allopathes.

QUINZIÈME OBSERVATION. — Mademoiselle M..., âgée de trente ans, atteinte depuis quelques années de spasmes de la poitrine, d'embarras gastrique, parfois d'une toux sèche, fut traitée par de fréquentes saignées, des sangsues, des purgatifs, des frictions mercurielles qui aggravèrent au plus haut degré les souffrances. Elle devint d'une pâleur et d'une maigreur extrêmes.

Tableau de la maladie. — Corps bien conformé ; visage pâle ; amaigrissement général ; toux chronique avec expectoration de crachats visqueux, albumineux ; inappétence ; pesanteurs d'estomac après le moindre repas ; selles dures et rares ; pouls petit et fréquent ; langue chargée d'un enduit blanc ; insomnie causée par une agitation continuelle. Une éruption pustuleuse que j'observai chez le père et le frère de la malade me porta à admettre chez elle la présence d'une dyscrasie psorique.

Traitement. — Pour calmer les douleurs et relever les forces de la malade, je lui fais prendre matin et soir le remède le plus souvent employé contre les pertes fréquentes d'humeurs, *china* IV,VI.

Au bout de quatre jours, la malade devient plus gaie et recouvre un peu d'appétit.

Belladona X,IV, le matin ; ensuite, deux jours après, le matin, *bryonia*, et deux jours plus tard, le matin, *staphisagria* X,VI.

L'amélioration avait fait assez de progrès pour me permettre de commencer le traitement antipsorique.

Sulphur II,VIII, le matin ; au bout de trois jours, le matin, *graphites* ; et, à quatre jours d'intervalle, le matin, *sepia, carbo vegetabilis* X,VIII, *aurum* IV,VIII.

Les bons effets de cette médication ne se firent pas attendre ; mademoiselle M... partit pour la campagne et revint au bout de cinq mois avec une santé florissante. Cet état se maintint presque sans interruption pendant cinq ans, sauf quelques légères incommodités dues à un refroidissement, à une indigestion, etc., accidents qui, suivant les circonstances, cédèrent promptement à l'emploi d'*aconitum*, *pulsatilla*, *antimonium crudum*, *ignatia*.

Ce fut pendant mon absence de Milan qu'elle fut atteinte d'une fièvre catarrhale pour laquelle elle fit appeler un allopathe. Tout ce que je sais sur son compte, c'est qu'aujourd'hui elle est redevenue excessivement pâle et maigre.

SEIZIÈME OBSERVATION. — Le comte S..., âgé de soixante

29

et quelques années, d'une constitution robuste, d'un tempérament bilieux, avait depuis plusieurs mois un diabète. Un jeune homœopathe aux soins duquel il s'était confié ne réussit pas à le soulager ; au contraire, les symptômes s'aggravèrent.

Tableau de la maladie. — Corps amaigri, cependant encore assez fort ; imagination très vive ; appétit régulier ; digestion normale ; écoulement fréquent de l'urine en petite quantité, accompagné de douleurs dans les reins et d'insomnie ; urines roses, épaisses, grasses, laissant déposer un sédiment rouge-brique ; ardeur brûlante dans l'urètre ; douleur dans la cuisse gauche après l'émission de l'urine.

Traitement. — *Cannabis* X,ɪᴠ, matin et soir ; deux doses de *calcarea carbonica* X,ᴠɪ, tous les deux jours, le matin ; *ammonium carbonicum* VI,ᴠɪ, le matin ; deux jours après, *graphites* X,ᴠɪ.

Les urines sont moins colorées ; l'écoulement est plus rare, mais plus abondant ; elles sont en outre plus claires et renferment une petite quantité de sang.

Le malade continue l'usage de *calcarea carbonica*, *ammonium carbonicum* et *graphites*.

Les nuits sont plus calmes ; les douleurs dans les reins et l'ardeur brûlante dans l'urètre au moment de la sortie des urines ont cessé ; seulement la douleur dans la cuisse gauche après l'émission des urines persiste.

Après une absence forcée de quinze jours, j'appris que la famille du malade avait usé de toute son influence pour le déterminer à renoncer au traitement homœopathique.

Les antiphlogistiques avec tout leur cortége, puis l'application sur la plante des pieds de l'herbe fraîche de la renoncule scélérate contre la prétendue sciatique que la sagacité des médecins était parvenue à reconnaître dans ce cas; enfin, l'usage immodéré du sulfate de quinine, conduisirent rapidement le malade au tombeau.

Dix-septième observation. — Madame B..., femme robuste de trente et quelques années, était atteinte d'un mal de gorge chronique qui finit par menacer ses jours. Des symptômes inflammatoires violents se renouvelèrent de plus en plus sous l'influence d'un traitement antiphlogistique.

Tableau de la maladie. — Pâleur; amaigrissement; fièvre violente avec soif vive; peau sèche; face rouge; pouls plein et dur; respiration gênée; déglutition difficile; palais rouge, voile du palais gonflé, amygdales tuméfiées et dures; langue épaisse, recouverte d'un enduit blanc.

Traitement. — Eau distillée 90 gram., *aconitum* VI, gtt. 1, une cuillerée toutes les six heures; ensuite quatre doses de *mercurius solubilis* IV,vi, une toutes les douze heures.

La fièvre cesse, l'inflammation disparaît, la déglutition est moins difficile; la malade se sent mieux, et l'appétit revient ainsi que le sommeil. Le gonflement des amygdales, qui étaient grosses comme une noix, me fit remonter à la cause des récidives de l'inflammation de la gorge.

Je prescris *sulphur* II,vi, *aurum* IV, *acidum nitri*, *iodium*, *graphites* X,vi, *petroleum* IV,vi, à prendre successivement tous les quatre jours contre l'inflammation chronique, et *aconitum* VI,vi , *nux vomica* X,iv, contre l'irritation inflammatoire.

Le résultat est très favorable ; les amygdales diminuèrent en volume , et la santé de la malade se remit bientôt.

Cet état se continua pendant tout le temps de la grossesse, qui se passa heureusement, sauf quelques congestions sanguines qui cédèrent promptement à quelques globules d'*aconitum* VI,vi.

La délivrance se fit bien , et les couches eurent lieu sans accidents. Dès lors, madame B... jouissait d'une bonne santé. Quelque temps après, elle devint de nouveau enceinte ; la grossesse fut également heureuse, à part quelques douleurs dont elle se plaignait souvent dans le côté droit, vers l'ovaire. L'enfant vint à terme, mais la délivrance fut précipitée , et au moment du passage du fœtus à travers le détroit inférieur et le vagin, la mère éprouva une douleur lancinante vive dans le vagin , et ensuite des douleurs brûlantes dans les parties génitales externes. Des fomentations chaudes d'un mélange d'eau commune 500 gram., *arnica* gtt. 60 , dissipèrent bientôt les douleurs ; la malade se trouva bien et éprouva un appétit auquel elle ne put résister.

Quarante-huit heures après la délivrance, les seins devinrent durs et le pouls plein : c'était la fièvre de lait.

Aconitum VI,iv, toutes les six heures.

Après la quatrième dose, la fièvre disparut, la dureté des seins diminua.

Je suspends le remède, en prescrivant une diète absolue. Mais de nombreux écarts, et l'exposition à une
température froide, provoquèrent, le neuvième jour,
un frisson violent, accompagné de douleurs utérines
s'étendant à gauche vers l'ovaire.

J'administre, suivant les symptômes, *aconitum*, *dul-*
camara VI,IV, *phosphori acidum* VI,VI, *belladona* X,IV ;
mais, à la suite du même genre de vie et de l'abus du
vin, la fièvre se déclara tous les jours, le soir ; toutefois les nuits étaient calmes. Les excès de table déterminèrent un état gastrique.

Un accoucheur qu'on avait fait appeler trouva l'utérus augmenté de trois fois son volume ; il pratiqua,
dans l'espace de deux jours, trois saignées et administra
de fortes doses d'huile de ricin. Les antiphlogistiques
furent aussi mis en usage ; mais, grâce à sa constitution
robuste, la malade entra en convalescence le troisième
mois.

DIX-HUITIÈME OBSERVATION. — Madame F..., veuve,
âgée de vingt-trois ans, avait perdu son époux deux ans
auparavant, et éprouvait depuis cette époque de la
toux, de la dyspnée, de la fièvre le soir avec sueurs
nocturnes, des nausées, des pesanteurs d'estomac
après chaque repas. Les saignées, les purgatifs, etc.,
ne firent qu'aggraver le mal et forcèrent la malade à
garder le lit.

Tableau de la maladie. — Corps bien conformé, amaigri ; affaiblissement général et pâleur ; respiration difficile avec toux sèche continuelle ; langue rouge, sèche ;
soif vive ; pouls petit, fréquent ; selles tous les trois ou
quatre jours ; urines claires, aqueuses ; fièvre le soir ;

sueurs nocturnes abondantes ; inappétence ; pesanteur d'estomac après le repas ; sérénité de l'esprit;
gaieté.

Traitement. — *China* IV,vi, soir et matin, pendant
trois jours, suivi d'*antimonium crudum* X,vi, le matin,
et, deux jours après, de *spiritus sulphuratus* X,vi, le matin ; trois jours après, *senega* IV, le matin, et, tous les
trois jours, le matin, *calcarea carbonica* VI, *sepia* X,iii.

Il y a du mieux, la fièvre du soir diminue, mais les
sueurs matutinales continuent à être abondantes.

Sambucus IV, gtt. 1/2, à prendre le soir pendant
deux jours.

Les sueurs diminuent, la malade reprend des forces
et peut rester levée pendant quelques heures.

Elle se plaint de douleurs utérines et de flueurs
blanches abondantes auxquelles elle avait déjà été sujette
avant et pendant son mariage.

Elle prend successivement tous les deux jours, *sabina,
crocus, secale cornutum* IV,vi.

Ces remèdes procurent un grand soulagement. L'état
est assez satisfaisant, l'appétit même est revenu, et la
digestion se fait bien ; plus de fièvre ni de sueur le
matin, la toux seule persiste ; enfin, tout fait espérer
une guérison prochaine.

Malgré ce résultat produit au bout de six semaines de
traitement, elle y renonça pour se mettre entre les
mains d'un allopathe. Elle mourut au bout de trois semaines.

Dix-neuvième observation. — Madame B..., âgée de
trente et quelques années, mère de deux enfants, était
sujette à de la dyspnée, à des rétentions d'urine, etc.

L'allopathie n'avait pu trouver aucun remède contre ces affections.

Tableau de la maladie. — Corps bien conformé , mais amaigri ; pâleur, faiblesse ; pusillanimité ; humeur pleureuse ; agitation la nuit ; gêne de la respiration avec pression dans la région des reins ; palpitations ; pression à l'utérus ; leucorrhée ; inappétence ; ballonnement du ventre ; selles rares et dures ; urines aqueuses, pâles ; pouls petit, faible ; fièvre le soir, avec sueurs abondantes vers le matin.

Traitement. — *Bryonia* X,vi, *veratrum, clematis erecta, china , sabina , acidum hydrocyanicum* IV,vi, *stramonium* X,vi , sont administrés successivement ; enfin , *sulphur* II,vi, *sepia* X,vi.

Il y a de l'amélioration : l'appétit se rétablit un peu ; la fièvre du soir et les sueurs matutinales diminuent, ainsi que l'écoulement leucorrhéique ; la respiration devient plus libre et l'agitation est un peu calmée ; mais la faiblesse, la pression dans la région rénale et les palpitations persistent au même degré.

La malade suivait ce traitement depuis six semaines, lorsqu'un allopathe fut appelé à mon insu. Il diagnostiqua aussitôt une inflammation chronique et mit en œuvre toutes les ressources de la méthode antiphlogistique. La malade ne tarda pas à succomber, dans l'espace de quelques semaines, au milieu de souffrances atroces.

VINGTIÈME OBSERVATION. — Madame S..., âgée de cinquante et quelques années , veuve et mère d'un fils adulte, était affectée depuis quelques années de spasmes de la poitrine et du bas-ventre. L'allopathie avait complétement échoué dans le traitement de cette maladie qui allait toujours en s'aggravant. Je fus appelé pendant un accès.

Tableau de la maladie. — Amaigrissement ; ballonnement du ventre avec pression violente dans le côté gauche ; dureté de l'estomac avec contraction de cet organe ; battements forts de l'artère cœliaque ; constriction de la poitrine et de la gorge ; respiration difficile, impossibilité de parler ; pouls fréquent et petit ; face rouge ; grande angoisse ; froid des mains et des pieds.

Traitement. — *Spiritus camphoratus* tous les quarts d'heure, pendant deux jours, jusqu'à rémission des spasmes ; ensuite *bryonia* X,vi, *chamomilla*, *ignatia* IV,viii, successivement, contre l'excessive faiblesse. Ces remèdes obtinrent un succès prononcé.

Madame S... s'était toujours bien portée jusqu'à la mort de son mari, qui l'avait vivement affectée. A l'âge de quarante-huit ans, le flux menstruel était devenu irrégulier, il paraissait tous les trois ou quatre mois, avec plus ou moins d'abondance ; les spasmes se déclarèrent en même temps. Malgré son âge avancé, elle ressentait dans l'utérus de l'irritation, avec écoulement d'une petite quantité de sang, suivi bientôt après d'une pression à la rate avec spasmes violents.

Elle prit successivement, pendant quatre jours, *platina* II,viii, *phosphorus*, *sepia* X,vi, *argentum* IV,viii.

Elle se remit bientôt ; mais les spasmes se reproduisirent, comme par le passé, au bout de trois, quatre ou six mois, et cédèrent promptement à l'action des remèdes sus-énumérés,

Il se passa ainsi quatre années ; enfin, on s'adressa à un jeune allopathe qui, voyant dans cet état une apoplexie, pratiqua sept saignées abondantes, etc. Les spasmes, en effet, cessèrent, mais bientôt arriva la prostration des forces, et la malade succomba.

VINGT ET UNIÈME OBSERVATION. — Monsieur B..., âgé de soixante ans, d'une bonne constitution, célibataire, vivant dans l'aisance, s'étant livré pendant toute sa vie à des excès de toute sorte, ressentit enfin du malaise, des dérangements dans la digestion, de la pression au foie, etc. Après avoir suivi pendant longtemps un traitement allopathique, il vint se confier à mes soins.

Tableau de la maladie. — Tremblement des mains ; marche chancelante ; faiblesse de la mémoire ; respiration courte ; pression au foie, qui est volumineux et dur au toucher ; langue chargée d'un enduit jaunâtre ; inappétence ; selles dures et rares ; urines aqueuses et peu abondantes ; pouls plein, dur et lent ; insomnie.

Traitement. — Je recommande un régime sévère qui me semble indispensable dans ce cas.

Nux vomica X, VIII, le soir, répété le deuxième jour, provoque deux selles copieuses, suivies d'un grand soulagement.

Deux jours après, le matin, *magnesia muriatica* VI, gtt. 1/2 ; au bout de deux jours, le matin, *baryta carbonica* VI, gtt. 1/2 ; trois jours après, le matin, *silicea* X, VI.

L'amélioration est sensible, seulement la pression au foie persiste. Malgré mes avertissements, le malade reprend son ancien genre de vie et se livre à des excès. Six mois après, les mêmes symptômes se reproduisirent ; ils cédèrent au même traitement. Cet état se prolongea pendant quatre ans ; le traitement homœopathique parvenait toujours à dissiper les accidents qui se remontraient. Mais les forces finirent par s'épuiser, et le bas-ventre devint le siége d'un gonflement hydropique.

Rheum IV,vi, *colocynthis, cannabis* X,viii, *china, helleborus niger* IV,viii, *nux vomica, euphorbium* X,viii, à des intervalles de vingt-quatre heures, déterminèrent un écoulement abondant d'urines ; le ventre s'affaissa, et l'on ne sentit plus aucune fluctuation ; mais la faiblesse générale devenait de plus en plus grande.

Ce fut alors qu'on appela deux allopathes qui, croyant avoir affaire à une inflammation chronique, firent si bien, que le malade mourut après un traitement rationnel de six semaines.

Vingt-deuxième observation. — Monsieur F..., âgé de quarante et quelques années, sujet depuis longtemps à des troubles des fonctions digestives, n'avait pu être guéri par l'ancienne médecine.

Tableau de la maladie. — Corps grêle, émacié ; poitrine étroite ; face pâle, affaissée ; petite toux sèche ; humeur hypochondriaque ; inappétence ; pesanteur d'estomac après chaque repas ; selles dures, peu abondantes ; faiblesse générale ; pouls lent, petit ; nuits agitées.

Traitement. — *Bryonia* X,vi, *hyoscyamus* IV,viii, *sulphur* II,viii, *spigelia* X,viii, *calcarea carbonica* VI, *graphites*, X,viii, à des intervalles d'un , de deux ou de trois jours, amènent de l'amélioration : la gaieté et l'appétit reparaissent, les nuits sont tranquilles, les forces reprennent.

M. F..., se croyant guéri, cessa le traitement pendant plusieurs mois; enfin les accidents se renouvelèrent et cédèrent aussi promptement que précédemment aux mêmes remèdes, seulement je lui fis prendre
quelques doses d'*aconitum* VI,vi, exigées par les symptômes.

Après l'avoir perdu de vue pendant trois ans, j'appris de lui que l'homœopathie ne pouvait être d'aucun
secours; mais que, pour lui il se portait bien depuis
que je lui avais donné mes soins, et qu'il n'avait qu'à
prendre un purgatif chaque fois qu'il se sentait indisposé.

VINGT-TROISIÈME OBSERVATION. — Monsieur P..., âgé
de quarante ans, instituteur, souffrait depuis plusieurs
années d'un dérangement dans le bas-ventre qui augmenta sous l'influence du traitement allopathique.

Tableau de la maladie. — Maigreur; pâleur; tempérament vif; pression à la région stomacale; affaissement du ventre; alternative de diarrhée et de constipation; peu d'appétit; nuits assez calmes; pouls dur et
régulier; langue chargée d'un enduit blanc; soif médiocre.

Traitement. — *Antimonium crudum* X,vi, à des intervalles de deux à quatre jours.

L'amélioration est notable; les fonctions digestives
s'accomplissent régulièrement, le malade part pour la
campagne.

Quelques mois après, il fut, dit-on, atteint d'une
inflammation (?) qu'on traita, comme d'habitude,
d'après la méthode antiphlogistique; aussi se termina-
t-elle rapidement d'une manière fatale.

Vingt-quatrième observation.—Monsieur T...,âgé de soixante et quelques années, était atteint depuis plusieurs années d'une rétention d'urine et de fortes congestions vers la tête. Il avait suivi pendant tout ce temps, sans résultat durable, le traitement de l'ancienne école.

Tableau de la maladie. — Corps robuste; embonpoint; faiblesse de mémoire; répugnance pour les exercices du corps; congestions violentes vers la tête; appétit bon; digestion faible; difficulté d'uriner; urines épaisses, déposant un sédiment briqueté; ventre ballonné; pouls dur, lent.

Traitement. — *Aconitum* VI, matin et soir, pendant deux jours; le lendemain matin, *cannabis* X, gtt. 1/2; le deuxième jour, le matin, *euphorbium* X, VIII; trois jours après, *ammonium carbonicum* VI, gtt. 1/2, le matin.

Cette médication amène de bons résultats; les urines coulent avec plus de facilité et sont plus claires; les congestions cessent.

Pourtant, le malade ne croyant pas à l'efficacité des doses infiniment petites, bien que je continue à traiter sa femme et ses enfants, est revenu à l'allopathie. Les rétentions d'urine sont devenues beaucoup plus fréquentes; la sonde introduite dans le canal lui apporte seule quelque soulagement; tous les autres moyens au contraire ont complétement échoué, et l'amaigrissement fait chaque jour des progrès.

Vingt-cinquième observation. — Monsieur R..., âgé de soixante ans, célibataire, bien constitué et bien portant du reste, était sujet de temps à autre à des maux de tête ordinairement accompagnés d'un érysipèle de la face, et surtout à des ophthalmies. Les différents traitements, employés avec plus ou moins de succès, ne purent guérir la maladie.

Tableau de la maladie. — Céphalalgie; pression violente; érysipèle à la face, surtout au côté gauche; œil gauche très rouge; tumeur molle dans l'angle interne de cet œil; pouls dur, fréquent; soif ardente; inappétence; selles rares, dures; urines épaisses, rouges.

Traitement. — *Aconitum* VI, gtt. 1/2, le soir, répété le lendemain matin.

Les maux de tête diminuent, le pouls est moins dur et plus lent, les urines plus décolorées; tous les autres symptômes persistent.

Belladona X,vi, administrée le lendemain matin et répétée le soir, amène quelque changement.

China IV, gtt. 1/2, pendant deux jours le matin, achève la guérison.

Un an après, les mêmes symptômes se reproduisirent à la suite d'un refroidissement. Un allopathe auquel M. R... eut recours diagnostiqua une inflammation du cerveau, et pratiqua, dans l'espace de six jours, huit saignées, etc. Le malade succomba le neuvième jour.

VINGT-SIXIÈME OBSERVATION. — Le comte R... (1), traité pendant trois ans par l'homœopathie, avait pu pendant ce temps faire des voyages et vaquer à ses travaux habituels. Il éprouvait de temps en temps des vertiges, de l'oppression de poitrine, de la faiblesse de la digestion. Tous ces accidents étaient dus à l'abus du vin.

Aconitum VI,viii, et *nux vomica* X,vi, suffisaient toujours pour les dissiper promptement.

(1) *Voyez* 1, observation treizième.

Au commencement de l'année 1843, ces symptômes se renouvelèrent. Il renonça à l'homœopathie, et suivit pendant onze mois un traitement allopathique. Il fut saigné, pendant ce temps, trente-deux fois, et mourut d'hydropisie.

VINGT-SEPTIÈME OBSERVATION. — Madame D..., âgée de vingt et quelques années, veuve, ayant éprouvé de vives contrariétés, fut atteinte d'une affection de poitrine que les médecins de la vieille école prirent pour une inflammation chronique des muqueuses bronchiques. Tout l'appareil antiphlogistique ayant fonctionné pendant plusieurs mois, les symptômes prirent un haut degré de gravité.

Tableau de la maladie. — Tempérament fort ; pâleur et faiblesse extrêmes ; humeur gaie ; toux continuelle avec expectoration abondante de crachats purulents ; respiration difficile ; fièvre nocturne avec sueurs le matin ; appétit régulier, mais chaque repas est suivi de pesanteur d'estomac ; alternative de diarrhée et de constipation ; aménorrhée depuis plusieurs mois ; en un mot, phthisie purulente.

Traitement. — *Calcarea carbonica* IV,VI, matin et soir, pendant deux jours ; ensuite *antimonium crudum* X,VI, matin et soir, contre les pesanteurs d'estomac ; puis *china* IV,VI, matin et soir, pendant trois jours ; enfin, *sepia* X,VIII, le matin.

L'état s'amende : les crachats purulents sont moins abondants, mais la toux persiste toujours ; la fièvre et les sueurs sont moins fortes, les pesanteurs d'estomac ont cessé et la malade peut manger ; les selles sont régulières.

Malgré ce résultat favorable, on fit venir un allopathe qui, au moyen de l'acide cyanhydrique, des saignées, etc., la mit au tombeau au bout de dix jours.

VINGT-HUITIÈME OBSERVATION. — La princesse Z..., âgée de trente-huit ans, maigre, pâle, était sujette depuis plusieurs années à des accidents hystériques.

Tableau de la maladie. — Emaciation; pâleur; ballonnement du ventre; douleurs utérines; leucorrhée abondante; céphalalgie continue; inappétence et douleurs d'estomac après avoir pris la moindre nourriture; selles rares, dures; pouls fréquent, dur; sueurs vers le matin; agitation continuelle dans tous les membres; grande irritation nerveuse qui augmente à la moindre impression.

Traitement. — *Sabina* IV, VI, trois fois par jour, pendant deux jours, suivie de *stramonium* IX, VI, matin et soir; puis *phosphori acidum* III, VI, matin et soir; *bryonia* X, VI, le matin, répétée le lendemain; ensuite *secale cornutum*, le matin; *vinca minor* IV, le matin; *sepia* X, VI, deux jours après, le matin.

Il y eut un mieux sensible; toutes les fonctions du corps s'accomplissaient d'une manière plus régulière, et elle put entreprendre un voyage. Revenue à Milan quelques mois après, elle consulta d'autres médecins, et mourut en peu de temps.

VINGT-NEUVIÈME OBSERVATION.—M. S..., âgé de trente et quelques années, professeur de mathématiques, éprouvait fréquemment dans la poitrine des symptômes morbides qu'un traitement allopathique avait empirés.

Tableau de la maladie. — Poitrine étroite, déprimée;

voix faible; toux fréquente, suivie d'une expectoration
de mucosités visqueuses; faiblesse de la digestion;
frissonnement continuel par tout le corps; lassitude;
sommeil agité ; pouls petit, fréquent ; peau très
sèche.

Traitement. — *Antimonium crudum* X,vi, matin et
soir; deux jours après, *china*, soir et matin; le lendemain matin, *mezereum* IV,vi, répété le deuxième jour
le matin; puis *carbo vegetabilis* X,vi, le matin.

Malgré le soulagement qui survint à la suite du traitement homœopathique, le malade revint à l'allopathie,
et mourut après quelques semaines.

TRENTIÈME OBSERVATION. — Monsieur S..., officier,
âgé de quarante et un ans, d'une constitution robuste,
mais amaigri par de longues souffrances, d'un aspect
de santé parfaite, d'humeur gaie, suivit pendant longtemps sans succès un traitement allopathique.

Tableau de la maladie. — Condylomes d'un demi-
pouce de longueur, disposés en cercle autour de la couronne du gland; prépuce rétracté; parfois écoulement
de mucosités de l'urètre, sans douleur, avant et après
l'émission des urines, qui se fait du reste sans difficulté; douleurs déchirantes dans tous les membres,
surtout la nuit; exostoses aux tibias; grosses varices
aux cuisses et aux jambes, surtout à droite; parfois
forte pesanteur passagère à la poitrine; respiration facile; timbre de la voix ordinaire. Pendant les intervalles libres, humeur gaie.

Voici les commémoratifs :

Le malade avait eu plusieurs gonorrhées qui furent
guéries par des médicaments internes et par des in-

jections; puis ces excroissances s'étaient montrées sur le gland.

L'usage des pilules mercurielles à l'intérieur, et des frictions avec l'onguent napolitain n'ayant pas suffi pour les guérir, on administra le sublimé corrosif. L'écoulement urétral devint moins fort, mais les excroissances au gland augmentèrent en volume. Enfin, depuis ce dernier traitement, l'oppression de poitrine et les douleurs ostéocopes s'accrurent; elles n'ont pas diminué depuis.

C'était là évidemment une sycose profondément enracinée, aggravée par l'abus des mercuriaux et leurs suites. Le pronostic était très douloureux.

Traitement. — Régime sévère; successivement tous les trois jours, *aurum* IV, gtt. 1/2, *acidum nitri* X, gtt. 1, *thuya* X, gtt. 1.

Au bout de quinze jours, l'effet produit par ces médicaments se fit sentir; les douleurs ostéocopes disparurent, les condylomes desséchèrent, l'écoulement urétral cessa entièrement; l'oppression de poitrine, les exostoses et les varices ne changèrent pas. Cependant le malade était content de son état, et le traitement que nous venons d'indiquer fut continué pendant quatre semaines.

A part l'oppression de poitrine qui se fait encore sentir parfois, la santé est relativement bonne; les varices persistent, mais n'occasionnent pas de douleur; les exostoses ne laissent plus la moindre trace.

Je suspends le traitement. M. S... se trouve bien et reprend son service. Les fatigues, les refroidissements, les écarts de régime occasionnent de temps à autre

30

quelques légères incommodités, qui cèdent toujours très vite à l'emploi d'*aconitum*, *nux vomica*, *pulsatilla*, *antimonium crudum*, etc.

La guérison paraissait complète ; cependant l'oppression de poitrine se faisait sentir encore quelquefois sans que le malade y fît la moindre attention ; deux ou trois doses de *thuya*, *acidum nitri*, suffirent toujours pour combattre ce symptôme.

Un verre de vin de Porto provoqua immédiatement une toux forte avec expectoration sanguinolente.

Pendant un voyage, le malade éprouva trois fois de l'oppression de poitrine, mais *thuya* et *acidum nitri* y remédièrent promptement.

Pendant dix ans il jouit d'un bien-être relatif.

Au printemps de 1843, des affections de poitrine, favorisées par une température humide, faisaient à Milan de grands ravages. M. S... tomba malade et présenta les symptômes suivants :

Oppression de poitrine avec toux, sans expectoration d'abord, puis suivie de l'évacuation de crachats striés de sang ; fièvre le soir ; sueurs nocturnes fortes ; constipation, inappétence.

Aconitum, *hepar sulphuris*, *spongia*, *thuya*, *acidum nitri*, *china*, produisirent de bons effets et permirent à M. S... de se lever et de prendre de l'exercice au grand air ; l'appétit revint, les nuits furent calmes ; seulement l'oppression de poitrine persista sans difficulté de respirer.

Il partit pour la campagne, afin d'y passer l'été ; mais il revint au bout de huit jours dans un état alarmant : l'oppression de poitrine avait atteint un haut point d'intensité; son humeur était triste et morose. Cédant aux sollicitations de ses amis, il se fit traiter par un allopathe, et mourut, au bout de dix-neuf jours, d'une paralysie des poumons, comme le démontra l'autopsie (1).

TRENTE ET UNIÈME OBSERVATION. — Madame M..., âgée de trente-six ans, mère de deux enfants, d'une constitution forte, mais d'une sensibilité exaltée par de vives contrariétés, éprouvait depuis quelques années des douleurs dans la région du foie, des pesanteurs d'estomac et du bas-ventre, des douleurs utérines avec leucorrhée, une grande anxiété et de l'abattement.

Bryonia, aconitum, magnesia muriatica, secale cornutum, sabina, stramonium, aurum, hyoscyamus, belladona, administrés suivant les exigences des symptômes, dissipèrent toujours très vite les souffrances et ramenèrent la gaieté. Mais, sous l'influence de la même cause occasionnelle, tous les symptômes se reproduisirent avec plus ou moins de gravité pendant dix ans, en cédant toutefois aussitôt aux moyens employés contre eux.

Enfin les douleurs du foie s'accrurent, mais elles

---

(1) L'expérience m'a appris que l'homœopathie guérit la sycose avec promptitude et facilité (comme j'ai pu m'en convaincre bien des fois), mais sans le mercure. Employé scientifiquement, rationnellement, le mercure guérit d'une manière spécifique la syphilis, les ulcères vénériens; dans la sycose, au contraire, il détermine les suites les plus fâcheuses, telles que douleurs lancinantes, pression très forte à la partie supérieure de la tête, douleurs expansives au front, cécité, grosses excroissances fongueuses, douleur pressive à la poitrine, lancinations dans la rate, pression dans les reins, brûlement dans l'urètre avec écoulement d'urines aqueuses ou muqueuses épaisses, rétention d'urine, douleurs déchirantes dans tous les membres, avec gonflement des articulations, émaciation générale.

furent éloignées au bout de quelques jours par *aconitum,* *bryonia, magnesia muriatica.*

A la suite d'un refroidissement, auquel la malade s'était exposée dans une promenade, il survint une fièvre violente, des maux de tête, de la toux avec oppression de poitrine, et des selles bilieuses fréquentes.

Aconitum gtt. 1/2, soir et matin ; *dulcamara* VI,viii, matin et soir.

La fièvre diminue, les selles bilieuses cessent; il reste une toux sèche, violente, accompagnée d'oppression de poitrine.

Acidum hydrocyanicum IV,vi, toutes les six heures, pendant deux jours.

L'oppression et la toux disparaissent, la fièvre n'a pas cessé, mais elle ne provoque que peu de chaleur; les nerfs sont vivement affectés ; on observe des soubresauts des tendons, et la maladie semble avoir revêtu un caractère nerveux.

Eau distillée 90 gram., *bryonia* X, gtt. 1, une cuillerée toutes les trois heures.

Le lendemain, sixième jour de la maladie, il n'y a plus de fièvre, le pouls est fréquent, mais mou.

Malgré tous les signes d'une guérison prochaine, la famille engagea la malade à renoncer au traitement homœopathique. Les allopathes, chose incroyable, crurent reconnaître dans ce cas une miliaire latente, et pour en prévenir les suites fâcheuses, ils eurent recours à des émissions sanguines et à des laxatifs.

La mort arriva le troisième jour du traitement.

TRENTE-DEUXIÈME OBSERVATION. — Mademoiselle Ch..., âgée de vingt-sept ans, institutrice française, présentait souvent une éruption pustuleuse à la face (psore), ainsi que sa mère et sa sœur. Grâce à un traitement antipsorique, elles furent promptement rétablies. Mademoiselle Ch... jouissait depuis deux ans d'une bonne santé, lorsqu'elle fut atteinte d'une affection catarrho-rhumatismale qui sévissait à Milan pendant l'hiver. Elle eut de la toux, de l'oppression de poitrine, des douleurs dans les membres avec fièvre. Comme dans le cas précédent, les allopathes diagnostiquèrent une miliaire latente; pour en favoriser l'éruption, ils pratiquèrent treize saignées abondantes, appliquèrent cinquante-quatre sangsues sur la poitrine et trois grands vésicatoires, et administrèrent des purgatifs, etc.

Tableau de la maladie. — Délire; perte de l'ouïe; balbutiement; voix très faible; regard fixe; tête chaude; face pâle; nez froid; respiration très courte; de temps à autre toux suivie de l'expectoration de crachats sanguinolents; pouls petit, fréquent, tremblotant, à peine perceptible; sueurs générales abondantes, très fétides; urines pâles; selles molles, sanguinolentes, involontaires; poitrine recouverte de taches noires de la largeur d'un centime, occasionnées par les piqûres des sangsues; paralysie des pieds et des mains; impossibilité de prendre la moindre nourriture, pas même une cuillerée d'eau ou de potage, sans provoquer des vomissements.

Traitement. — Tout espoir de guérison était abandonné; ce ne fut que pour ménager les douleurs de la famille que j'administrai *ipecacuanha* IV,vi, toutes les trois heures.

Après la troisième dose, les vomissements cessèrent, la malade put prendre quelques cuillerées de potage; les autres symptômes n'éprouvèrent aucun changement.

Trois doses de *china* IV,ɪv, une toutes les trois heures.

Le pouls semblait se relever, mais il retombait bien vite.

Deux doses de *moschus* IV,ɪv, une par heure, produisirent des convulsions dans les membres.

Magnetismus animalis calmait les souffrances, mais seulement d'une manière passagère.

Quatre doses de *camphora* IV,ɪv, une par heure, semblaient donner au visage une expression plus animée, et relever le pouls; mais la durée de leur action ne fut que de quelques heures.

Bryonia X,ɪv, suscitait une grande agitation et augmentait l'oppression de poitrine.

Acidum muriaticum IV,ɪv, toutes les quatre heures, calmait la malade et lui procurait un sommeil assez tranquille.

Mais il était trop tard; mademoiselle Ch... mourut le troisième jour.

Trente-troisième observation. — Madame M..., âgée de quarante ans, d'une constitution scrofuleuse, mère d'un enfant, éprouvait de temps à autre des gonflements glandulaires (scrofules) et de fortes douleurs utérines, surtout pendant le flux menstruel qui apparaissait cependant avec régularité. Elle avait suivi pendant longtemps un traitement allopathique, sans en retirer d'avantage durable.

Tableau de la maladie. — Pâleur; flaccidité des

muscles; gonflement des glandes inguinales; induration considérable au corps de la matrice; tumeurs hémorrhoïdales; sommeil tantôt calme, tantôt agité, avec jactitation; appétit assez bon, digestions laborieuses; selles rares et dures; humeur tantôt gaie, tantôt triste.

Diagnostic : affection scrofuleuse.

Traitement. — Dans un âge aussi avancé, il n'y avait pas lieu d'espérer une guérison radicale; il importait donc principalement d'opposer des palliatifs aux symptômes graves qui se manifestaient. Les remèdes choisis d'après la similitude des symptômes furent discontinués dès qu'un bien-être relatif se fit sentir. Après cinq années passées de la sorte, la malade ressentit du malaise; les hémorrhoïdes étaient fluentes; des douleurs vives se déclaraient dans les lombes et dans les cuisses; la digestion était difficile, et cependant l'appétit n'était nullement changé; les glandes inguinales étaient gonflées et indurées, et toute la surface du bas-ventre était recouverte de duretés appréciables au toucher. L'utérus surtout présentait une induration de la grosseur d'une tête de fœtus, qui faisait saillie au-dessus de l'arcade pubienne, et était très douloureuse au toucher.

Belladona X, VIII, *conium maculatum* X, gtt. 1/2, *hepar sulphuris*, *pulsatilla*, *ignatia*, *aurum* IV, gtt. 1/2, *cicuta virosa*, *carbo animalis*, *sepia*, *iodium* X, gtt. 1/2; en même temps, à l'extérieur, des frictions avec la même dilution, 3 gouttes, dans de l'eau distillée. Je laissai chaque remède exercer son action pendant deux, trois ou quatre jours, selon que j'avais obtenu un résultat plus ou moins avantageux; mais souvent l'in-

somnie, les douleurs dans les lombes, les cuisses, la
constipation me forçaient d'administrer le soir un intercurrent, tel que *hyoscyamus* IV, *nux vomica* X,ıv,
sabina, crocus IV,ıv; d'autres fois des lavements d'eau et
de lait, parties égales.

Après deux mois de traitement, les duretés du bas-
ventre avaient presque entièrement disparu; les glandes
inguinales avaient diminué de volume; la tuméfaction
de l'utérus ne présentait plus qu'un diamètre de deux
pouces; mais les douleurs dans les lombes et les cuisses
persistaient et alternaient avec l'agitation nocturne et
l'insomnie; les tumeurs hémorrhoïdales étaient dures
et constamment sorties. La malade put se lever tous les
jours, se promener et manger avec appétit. Je commençai à espérer une guérison radicale, lorsque des amis
complaisants suggérèrent à la malade la malheureuse
idée de renoncer à une méthode curative qui ne dispose
que de doses infiniment petites, et de se remettre entre
les mains des allopathes qui procèdent *lege artis.* Après
six mois de traitement, madame M... succomba au milieu de douleurs et de souffrances inouïes.

III. — Malades soumis, dès le début, au traitement homoeopathique.

Première observation. — La comtesse B... fut atteinte à Gênes d'une angine rhumatismale, accompagnée de fièvre violente, de toux, de maux de tête. Malgré la gravité des symptômes, elle se fit transporter à
Milan, où elle arriva au bout de deux jours.

Tableau de la maladie. — Tête brûlante dans la région du front, avec douleurs lancinantes vives; sécheresse du nez; déglutition difficile par suite de l'inflammation de la gorge et du gonflement des amygdales; toux sèche, violente, avec douleur dans la poitrine; ventre souple; constipation depuis trois jours; urines rares et d'un rouge foncé; langue chargée d'un enduit blanc; soif vive; pouls fréquent, dur; chaleur et sécheresse de la peau; agitation continuelle; insomnie.

Traitement. — *Aconitum* VI, gtt. 1, dans 90 gram. d'eau distillée, à prendre par cuillerée toutes les deux heures.

Deuxième jour. La fièvre, la chaleur du corps, la céphalalgie ont diminué, ainsi que la soif, mais la toux est toujours sèche et la déglutition très difficile.

Même prescription.

Troisième jour, le matin. La malade a passé une bonne nuit, bien que le sommeil ait été un peu troublé par la toux; le pouls et la chaleur de la peau sont réguliers; les maux de tête ont diminué; il y a une évacuation de matières stercorales solides; les urines sont moins colorées; le corps est dans un état de moiteur; seulement la toux persiste, et la gorge est encore le siége de douleurs; cependant la malade avale un peu de potage.

Belladona X,III, trois fois par jour.

Quatrième jour. Toux plus humide, déglutition facile, appétit; toutes les autres fonctions sont régulières.

Pas de prescription.

Cinquième jour. Nuit calme; une sueur abondante

a affaibli la malade, qui n'éprouve du reste aucune incommodité; la toux diminue de plus en plus, et la déglutition se fait sans difficulté.

China IV,VI, administré pendant deux jours, matin
et soir, achève la guérison.

La comtesse étant au troisième mois de sa grossesse,
des palpitations violentes se déclarèrent au bout de
quelques semaines.

Trois doses de *aconitum* VI,VI, une toutes les six heures, suffirent pour les arrêter complétement.

Divers autres accidents qui survinrent dans le cours
de la grossesse cédèrent facilement à quelques doses
de *bryonia* X,IV, et de *sabina* IV,VI.

Madame B... accoucha heureusement et jouit depuis
d'une bonne santé.

DEUXIÈME OBSERVATION. — Mademoiselle B..., âgée
de douze ans, fut atteinte, à la suite d'un refroidissement, d'une fièvre violente, accompagnée de maux de
gorge qui l'empêchaient d'avaler.

Tableau de la maladie. — Face rouge, bouffie; fièvre
avec forte chaleur du corps; respiration courte; déglutition douloureuse; soif vive; pouls dur, fréquent.

Traitement. — *Aconitum* VI, gtt. 1/2, soir et matin.

Le lendemain, la fièvre a cessé, mais des douleurs
vives se font ressentir à la gorge; les amygdales sont
gonflées, le palais est rouge.

Mercurius solubilis Hahnemanni IV,VI, à midi et le soir.

Le lendemain matin, l'inflammation du palais est
moins vive, mais l'état des amygdales n'a pas changé.

Même prescription.

Le jour suivant, le matin, après une bonne nuit, la

difficulté de la déglutition avait presque entièrement cessé.

Acidum sulphuricum **IV,vi**, soir et matin.

La guérison arriva sans qu'il fût nécessaire d'employer d'autres médicaments ; l'enfant se leva le troisième jour. Depuis près d'un an sa santé ne laisse rien à désirer.

Troisième observation. — Le capitaine A..., âgé de trente et quelques années, d'un tempérament sanguin, fut saisi, à la suite d'un refroidissement, d'une angine violente.

Tableau de la maladie. —Chaleur sèche, brûlante, du corps ; agitation ; maux de tête très violents ; langue rouge, sèche ; déglutition impossible ; soif vive ; pouls dur, fréquent.

Traitement. — Trois doses de *aconitum* **VI**, gtt. 1/2, toutes les trois heures.

Le lendemain, les maux de tête et la chaleur sèche ont diminué ; la langue est humide et moins rouge ; le pouls toujours fréquent, mais plus mou ; les amygdales sont rouges et gonflées.

Mercurius solubilis Hahnemanni **IV,viii**, toutes les six heures.

Diminution de tous les symptômes ; les amygdales ont également diminué de volume, mais elles sont encore enflammées, et la déglutition continue à être difficile.

Mercurius solubilis est répété toutes les douze heures.

Le lendemain plus de fièvre ; la déglutition est facile, les amygdales reprennent leur volume normal ; en un mot, la guérison est parfaite.

QUATRIÈME OBSERVATION. — Une dame d'un certain âge, ayant beaucoup d'embonpoint, fut blessée à la suite d'un accident de voiture. Elle ne perdit pas connaissance, mais elle fut prise de tremblement et de convulsions. L'os frontal gauche au pourtour des bosses frontales offre une forte contusion autour de l'orbite, de même qu'à l'arcade zygomatique du même côté, et une forte lésion au bord inférieur du maxillaire inférieur. Une assez grande quantité de sang s'écoule goutte à goutte des oreilles; les yeux sont bouchés avec du sang caillé, et le sang coule également par goutte de l'angle interne. Luxation incomplète de la mâchoire inférieure à gauche et en avant, gonflement considérable du pouce de la main droite, et de l'articulation de l'avant-bras; pouls petit et fréquent.

Traitement. — *Arnica* IV,VIII, toutes les quatre heures; à l'extérieur, fomentations, *arnica* IV, 4 gram. dans 90 gram. d'alcool et 2 kilogr. d'eau, sur la tête et la main; repos absolu.

Le lendemain matin, maux de tête violents, forts bourdonnements d'oreilles, douleurs dans l'articulation temporo-maxillaire droite et dans le pouce; les autres symptômes n'ont subi aucun changement.

Même traitement.

Le soir, même état.

Le lendemain matin, la malade est un peu plus gaie; elle a eu quelques heures de sommeil; les maux de tête ont diminué, mais les bourdonnements d'oreilles sont toujours forts, et l'écoulement de sang ne cesse pas. Les yeux ont toujours une teinte foncée et laissent écouler des gouttes de sang des angles internes; la faculté visuelle est affaiblie; les objets apparaissent à la vue dans une situation inclinée, parfois ils paraissent doubles; l'articulation temporo-maxillaire est moins douloureuse, la mâchoire commence à être mobile; l'articulation du pouce est toujours très gonflée, mais moins douloureuse; le pouls s'est relevé.

Même traitement.

Le soir, pas de changement.

Le lendemain matin, quatrième jour, humeur assez gaie; l'écoulement de sang des oreilles a diminué, les bourdonnements persistent au contraire au même degré; les yeux sont plus pâles, le sang ne sort plus de l'angle interne, la faculté visuelle s'est améliorée, l'articulation temporo-maxillaire et la mâchoire inférieure ne sont plus luxées, les contusions sont en voie de guérison; le gonflement du pouls a diminué, le pouls est normal. La malade se plaint seulement d'une sensation de pression à la base du crâne.

Même traitement.

Le soir, pas de changement; il en est de même le cinquième jour.

Sixième jour. Les maux de tête ont disparu; la pression à la base du crâne continue à se faire sentir, ainsi que les bourdonnements d'oreilles; l'écoulement de sang a cessé et est remplacé par un écoulement séreux; les yeux ne sont plus injectés; tous les autres symptômes morbides ont disparu; le pouce peut se mouvoir sans difficulté; le gonflement n'existe plus.

Je suspends toute médication.

Septième jour, le matin. La malade se lève; les bourdonnements et la pression n'ont pas encore cessé.

Je discontinue les fomentations , et je donne , matin et soir, *rhus* X, IV.

Huitième jour, le matin. L'amélioration a fait des progrès notables ; la malade prend alternativement tous les deux jours, matin et soir, *rhus* à la même dose, et *bryonia* X, IV.

L'état s'amende de plus en plus ; les bourdonnements et l'écoulement de sérosité ont cessé, la pression à la base du crâne a diminué.

La guérison radicale fut ainsi obtenue au bout de douze jours.

CINQUIÈME OBSERVATION. — Un monsieur qui se trouvait dans la même voiture se plaint de douleurs vives dans la poitrine avec dyspnée, de douleurs dans la région inguinale droite , surtout vers l'anneau inguinal ; gonflement douloureux et ecchymose dans l'aine.

Traitement. — A l'intérieur, *arnica* IV, VIII ; à l'extérieur, fomentations comme dans le cas précédent.

Le lendemain, les douleurs dans la région inguinale droite sont toujours très vives ; j'aperçois une hernie inguinale formant une tumeur d'environ un pouce de hauteur.

Arnica est continué à l'intérieur et à l'extérieur.

Le lendemain matin, la pression à la poitrine est moins forte, le gonflement à la région inguinale a considérablement diminué, la hernie n'a subi aucun changement et occasionne de vives douleurs.

Même traitement.

Le soir, même état.

Le lendemain, quatrième jour, le malade se porte

assez bien ; les douleurs empêchent d'opérer la réduction de la hernie.

Le soir, mêmes symptômes.

Le cinquième jour, le matin, le malade est assez bien ; la hernie n'a éprouvé aucun changement depuis la veille.

Je cesse les applications ; je prescris deux doses d'*aurum* IV, gtt. 1/2, soir et matin.

Septième jour, le matin. La tumeur herniaire a un peu diminué de volume et est moins douloureuse.

Pas de médicament.

Huitième jour, le matin. *Aurum*, matin et soir, tous les deux jours. Après la quatrième dose, la hernie était rentrée et la guérison fut complète. Depuis il n'y a point eu de récidive.

SIXIÈME OBSERVATION. — Monsieur F..., âgé de dix-huit ans , d'une constitution faible , d'une poitrine étroite, fut atteint d'une angine, à la suite d'un refroidissement.

Tableau de la maladie. — Céphalalgie lancinante ; respiration suspirieuse ; grande chaleur du corps avec soif ardente ; déglutition très difficile ; pouls fréquent et dur ; urine rouge foncé ; amygdales gonflées et enflammées.

Traitement. — *Aconitum* VI,vi, toutes les quatre heures, répété quatre fois le lendemain.

La fièvre a diminué, la déglutition est toujours difficile.

Mercurius solubilis IV,vi, toutes les six heures.

Le lendemain, les amygdales ont repris leur volume normal.

Septième observation. — Monsieur R..., âgé de vingt ans, bien conformé, exposé par son état aux fortes émanations de la soie, fut pris de maux de tête violents à droite, surtout la nuit. Toutes les fonctions du corps étaient régulières.

Traitement. — *Dulcamara* IV, gtt. 1/2, demeura sans effet, de même que *taraxacum* II, gtt. 1/2.

Rhus X,viii, enleva toutes les douleurs; elles ne se sont pas reproduites depuis.

Huitième observation. — Une servante âgée de vingt et quelques années, d'une constitution robuste, fut, à la suite d'un refroidissement, atteinte d'une angine avec difficulté de la déglutition, maux de tête pressifs, pouls plein, dur.

Traitement. — *Aconitum* IV, gtt. 1/2, soir et matin, procura de l'amélioration.

Mercurius solubilis IV,vi, le soir.

Le lendemain, mieux sensible.

Acidum sulphuricum IV,viii, soir et matin, amena la guérison.

Neuvième observation. — Un garçon de douze ans fut pris, sans cause appréciable, d'une angine violente avec péril de suffocation; pouls à peine perceptible; corps froid.

Traitement. — *Aconitum* IV,vi, toutes les trois heures.

Le pouls se relève, le corps reprend de la chaleur; une sueur abondante se déclare et le danger de suffocation n'est plus aussi grand.

Mercurius solubilis IV,iv, toutes les six heures.

L'amélioration fait des progrès rapides.

Belladona X,vi, soir et matin, achève la guérison.

DIXIÈME OBSERVATION. — Un garçon de dix ans, bien fait, tomba malade à la suite d'un refroidissement et d'écarts de régime.

Tableau de la maladie. — Face pâle; front brûlant; maux de tête violents, lancinants, par tout le vertex; yeux ternes; nez allongé, avec mouvements violents des ailes du nez; lèvres desséchées; bords rouge foncé de la langue, qui est chargée d'un enduit blanc jaune; respiration courte, suspirieuse, avec mouvements à peine perceptibles de la poitrine; ventre ballonné; urines rouges, rares; constipation depuis trois jours; soif vive; pouls fréquent et dur.

Traitement. — *Aconitum* IV,vi, toutes les trois heures.

Le lendemain, tous les symptômes ont considérablement diminué.

Antimonium crudum X,viii, soir et matin.

La nuit a été calme; le matin il se fait une évacuation alvine en bouillie, qui procure beaucoup de soulagement.

Pulsatilla, bryonia, mezereum, china IV, toutes les vingt-quatre heures, amènent la guérison au bout de sept jours.

ONZIÈME OBSERVATION. — Mademoiselle L..., âgée de quinze ans, d'un aspect florissant, bien réglée depuis une année, éprouva subitement des douleurs pressives violentes dans l'estomac après les repas, sans fièvre ni autres symptômes morbides; la langue était nette, les selles peu abondantes. Après chaque repas, l'estomac devenait dur et présentait la forme d'une tumeur sphérique très dure au toucher; mais trois heures après, il devenait plus souple et prenait son volume normal. La diète amenait de l'émaciation.

Traitement. — *Antimonium crudum* X,VIII, soir et matin, demeure sans effet.

Pulsatilla, le matin, aggrave les symptômes.

Hyoscyamus, le matin, reste sans action.

China IV,VI, le matin, procure quelque soulagement.

Gratiola X,VIII, le matin, répétée pendant trois jours, amène la guérison.

DOUZIÈME OBSERVATION. — Un garçon de dix ans, après avoir pris en trop grande quantité une nourriture grasse, etc., éprouva de vives douleurs au bas-ventre.

Tableau de la maladie. — Estomac dur et douloureux; ventre dur et distendu; urines et selles supprimées; langue épaisse, chargée d'un enduit blanc; pouls fréquent et dur; agitation continuelle; respiration courte par suite de la pression ressentie dans le bas-ventre.

Traitement. — *Pulsatilla* IV,VI, répétée après six heures, procure quelque soulagement.

Rheum IV, *gratiola* X,VI, à douze heures d'intervalle, achèvent la guérison.

TREIZIÈME OBSERVATION. — Monsieur A..., âgé de cinquante ans, d'une constitution apoplectique, voyageant pour les affaires du gouvernement, arriva malade à Milan.

Tableau de la maladie. — Bas-ventre ballonné, dur, avec douleurs lancinantes continuelles; envies fréquentes d'uriner avec impossibilité d'uriner; langue chargée; soif vive; pouls plein, dur; peau sèche; agitation très grande; idée fixe d'une mort imminente par apoplexie.

Traitement. — *Aconitum* VI,vi, toutes les trois heures.

Nuit fort agitée; bas-ventre plein, dur et plus volumineux; ni selles ni urines; l'idée fixe préoccupe toujours le malade.

Cannabis X, gtt. 1/2, toutes les quatre heures.

Nuit plus calme; émission fréquente d'urines pâles; bas-ventre plus souple, mais pas de selles.

Nux vomica X, gtt. 1/2, le soir.

Le matin, il y a une selle copieuse molle et un écoulement abondant d'urines décolorées; la dureté a disparu et le volume du bas-ventre a diminué; la langue est nette, l'humeur calme.

Mezereum IV, gtt. 1/2, et *trifolium* IV, gtt. 1/2, achèvent la guérison.

Depuis ce temps, M. A... s'est toujours bien porté.

QUATORZIÈME OBSERVATION. — Monsieur P..., âgé d'environ cinquante ans, d'une constitution robuste, était sujet depuis plusieurs années à des digestions laborieuses avec douleurs lancinantes dans le foie. La guérison apparente, obtenue par l'usage des laxatifs et des émissions sanguines, laissa néanmoins après elle une sensibilité excessive, et chaque émotion morale vive rappelait ces souffrances avec une nouvelle intensité. Cet état s'était maintenu pendant des années, lorsqu'un nouvel accès d'une violence extrême détermina le malade à réclamer mes soins.

Tableau de la maladie. — Céphalalgie violente; front brûlant; teinte jaune de la peau et de la sclérotique; yeux entourés d'un cercle brun foncé, de la largeur d'un doigt; langue sèche et épaisse, chargée d'un enduit jaune; soif vive; amertume de la bouche; poitrine libre; ventre dur et ballonné; foie proéminent et dur; humeur calme, mais pusillanime.

Traitement. — *Aconitum* VI,VIII, matin et soir; le lendemain, *chamomilla* IV, gtt. 1/2, soir et matin.

La tête est dégagée, la langue devient nette, le bas-ventre souple, et les selles se montrent; l'urine est encore jaune, moins épaisse; le pouls encore large, mais moins dur; le foie est toujours saillant et dur, et l'amertume de la bouche persiste.

Le lendemain, *chamomilla* est répétée; le malade prend ensuite, à vingt-quatre heures d'intervalle, *aurum* IV, gtt. 1/2, et deux doses de *calcarea carbonica* X, gtt. 1/2.

La guérison est parfaite, et il n'y a pas eu de nouvel accès pendant les cinq années suivantes.

QUINZIÈME OBSERVATION. — L'intendant d'une maison ducale, âgé de quarante et quelques années, fut atteint d'une affection de poitrine.

Tableau de la maladie. — Douleurs vives dans la poitrine avec dyspnée et toux sèche persistant jour et nuit; douleur pressive au front; yeux ternes; teinte jaune de la sclérotique; langue sèche, chargée d'un enduit jaune; soif vive; bas-ventre tympanisé; douleurs violentes dans la région du foie; constipation; écoulement fréquent d'urines; pouls plein, dur.

Traitement. — *Aconitum* VI,VI, toutes les trois heures.

Le pouls est moins dur, les maux de tête diminuent, la respiration se fait facilement.

Tous les autres symptômes n'ont subi aucun changement.

Sambucus IV, gtt. 1, le soir.

Le pouls revient à l'état normal, la respiration est plus libre, les maux de tête ont cessé, le ventre est souple et les évacuations alvines se font régulièrement; seulement les urines restent jaunes, la langue épaisse et chargée d'un enduit jaune; le foie est très douloureux et dur, et le malade ne peut rester couché que sur le côté; les yeux prennent une teinte jaune, et la photophobie finit par se déclarer.

Chamomilla IV, gtt. 1/2, toutes les quatre heures.

Après la seconde dose, le malade ressent un mieux sensible, il peut se coucher sur le côté droit; il est pris d'une toux légère et expectore près d'une demi-livre de crachats jaunes, purulents, fétides qu'il sent provenir du foie. Cette expectoration lui procure un grand soulagement, mais elle épuise en même temps ses forces.

Il prend *china* IV, vi, toutes les six heures, pendant quatre jours, avec un avantage marqué.

Magnesia muriatica IV, viii, gtt. 1/2, et, deux jours après, *aurum* IV, gtt. 1/2, amènent une guérison parfaite.

Seizième observation. — Monsieur S..., âgé de quarante et quelques années, robuste, très pâle.

Tableau de la maladie. — Céphalalgie lancinante violente, surtout au front; paupières rouges; sécheresse du nez; langue recouverte d'un enduit blanc; soif

inextinguible ; pesanteur à l'estomac ; peau sèche ;
pouls très fréquent, dur ; urines rouges ; constipation
depuis trois jours ; agitation ; jactitation continuelle.

Traitement. — *Aconitum* VI, gtt. 1/2, soir et matin,
apporte du soulagement.

Répété matin et soir, ce remède fait disparaître tous
les symptômes, sauf celui de la langue.

Antimonium crudum X, viii, soir et matin.

La langue devient nette, et la constipation cesse.

La santé de M. S... n'a subi aucune altération pendant les six années suivantes.

Dix-septième observation. — Madame C..., âgée de
près de quarante ans, de petite taille, mais bien proportionnée, avait donné le jour à sept enfants. Deux
jours après son huitième accouchement, le bas-ventre
devint ballonné et très douloureux.

Tableau de la maladie. — Céphalalgie lancinante violente ; visage rouge ; langue sèche ; soif vive ; bas-
ventre dur et ballonné, très douloureux au toucher,
surtout dans la région utérine ; suppression des urines,
des selles et des lochies ; chaleur forte par tout le
corps ; pouls fréquent, très petit ; peau sèche ; irritabilité excessive.

Traitement. — *Aconitum* VI, vi, toutes les trois
heures.

Le lendemain, pas de changement, seulement le bas-
ventre est un peu plus souple et moins douloureux.

Aconitum répété toutes les trois heures.

Le lendemain, céphalalgie moins intense ; langue
nette ; bas-ventre souple et indolore au toucher ; émission fréquente d'urines ; membrane muqueuse du vagin

humide ; écoulement de lochies peu abondantes et
pâles ; humeur calme ; peau moite.

Bryonia X, VI, soir et matin , suivie de *china* IV, VIII,
matin et soir, pendant trois jours.

La guérison fut parfaite.

Madame C... est accouchée de nouveau depuis ce
temps , sans avoir éprouvé les moindres suites fâcheuses.

DIX-HUITIÈME OBSERVATION. — Un collégien de treize
ans, d'une constitution délicate , est atteint d'une affection de poitrine.

Tableau de la maladie. — Toux sèche ; pesanteur à la
poitrine qui rend la respiration difficile ; face pâle ;
langue sèche, recouverte d'un enduit blanc ; goût insipide dans la bouche ; soif vive ; urines pâles ; constipation depuis trois jours ; grand abattement ; fièvre le
soir ; agitation nocturne ; sueurs vers le matin ; pouls
très fréquent, tendu.

Pronostic grave.

Traitement. — *Aconitum* VI, VI, matin et soir.

Le lendemain, l'agitation a diminué.

Bryonia X, IV, soir et matin ; *hepar sulphuris* IV, VIII,
soir et matin ; *belladona* X, VI, le matin.

Fièvre le soir, sueurs le matin , toux moins forte ,
langue nette, selles, retour de la gaieté.

Antimonium crudum X, VI, *mezereum*, *china* IV, VIII, ce
dernier répété trois fois.

La guérison est durable.

DIX-NEUVIÈME OBSERVATION. — Un jeune homme de
vingt ans, dont la croissance s'était faite très rapidement.

Tableau de la maladie. — Face rouge, bouffie ; céphal-algie lancinante, surtout au front ; sécheresse du nez ; langue sèche, chargée d'un enduit jaune ; respiration courte, suspirieuse, avec toux sèche ; pouls plein, dur ; peau brûlante, sèche ; soif vive.

Traitement. — *Aconitum* VI,vi, toutes les trois heures, produit un effet surprenant. Le lendemain, tous les symptômes ont perdu de leur intensité.

Bryonia X,vi, *pulsatilla*, *china* IV,vi, achèvent la guérison au bout de vingt-quatre heures.

Vingtième observation. — Le docteur D..., âgé de trente et quelques années, fut attaqué d'un mal de gorge.

Tableau de la maladie. — Maux de tête ; difficulté d'avaler par suite d'une inflammation et d'un gonfle-ment des amygdales ; fièvre avec ardeur générale ; pouls fréquent, dur.

Traitement. — *Aconitum* VI, gtt. 1/2, soir et matin, puis *mercurius solubilis Hahnemanni* IV,vi, soir et ma-tin, pendant deux jours, amènent une guérison durable.

Vingt et unième observation.— Le général W..., âgé de quarante et quelques années, d'un tempérament flegmatique, bien constitué du reste, fut subitement pris de vertige.

Tableau de la maladie. — Vertige continuel, le ma-lade craint constamment de tomber à la renverse ; pas de douleur ; pression à l'anus ; crainte d'une mort su-bite, et de là agitation et angoisse profondes ; pouls petit, mais dur ; chaleur normale de la peau.

Traitement. — *Aconitum* VI, gtt. 1, soir et matin, soulage le malade.

Ignatia IV, gtt. 1/2, matin et soir, *ammonium carbonicum* VI, gtt. 1, administrés le lendemain, déterminent un faible flux hémorrhoïdal qui, après avoir duré trois jours, est suivi d'une guérison complète.

VINGT-DEUXIÈME OBSERVATION. — M. S..., âgé de dix-sept ans, s'attira, à la suite d'un refroidissement, une angine accompagnée d'un gonflement des amygdales.

Tableau de la maladie. — Face rouge ; peau sèche et chaude ; maux de tête ; petite toux sèche ; inappétence ; langue chargée d'un enduit blanc ; déglutition rendue difficile par le gonflement et l'inflammation des amygdales ; pouls très fréquent et dur.

Traitement. — Quatre doses d'*aconitum* VI,vi, une toutes les trois heures ; le lendemain, *mercurius solubilis Hahnemanni* IV,vi, matin et soir.

Le malade se rétablit promptement.

VINGT-TROISIÈME OBSERVATION. — Mademoiselle S..., âgée de dix-huit ans.

Tableau de la maladie. — Maux de tête violents, chaleur brûlante du corps ; soif vive ; pouls très fréquent ; urines rouges, peu abondantes, etc.

Traitement. — *Aconitum* VI, gtt. 1/2, soir et matin.

Le lendemain matin, diminution considérable des maux de tête et de la chaleur générale ; pouls toujours fréquent, mais mou. La malade se plaint d'une sensation de chaleur dans la peau, suivie bientôt d'une éruption miliaire.

Pulsatilla IV,vi, soir et matin.

Après vingt-quatre heures, l'éruption fut moins rouge ; elle disparut le troisième jour.

La guérison se fit sans qu'il fût nécessaire d'administrer un autre médicament.

VINGT-QUATRIÈME OBSERVATION. — Une petite fille de huit ans, atteinte de scrofules qui se manifestaient par de nombreuses glandes indurées de la grosseur d'un pois ou d'une fève, au cou et à la région inguinale, avait joui jusqu'alors d'une santé relativement bonne.

Tableau de la maladie. — Fièvre avec forte chaleur du corps ; soif ; maux de tête ; surtout inflammation des yeux avec larmoiement abondant ; gonflement des ailes du nez. Le globe de l'œil était injecté, la cornée recouverte de mucosités blanches épaisses, la pupille s'était effacée ; l'enfant se plaignait de douleurs vives au moindre contact, et cachait la tête dans son lit pour éviter la lumière.

Traitement. — Quatre doses d'*aconitum* VI,vi, une toutes les quatre heures.

La fièvre cesse ; les yeux restent dans le même état.

Belladona X,iv, matin et soir.

Il y a du mieux ; les yeux sont moins sensibles, mais la cornée est toujours recouverte de mucosités.

Belladona répétée deux fois ; le lendemain, *hepar sulphuris* IV,vi, le matin, *euphrasia* IV,vi, le matin ; deux jours après, *conium maculatum* X,vi ; deux jours après, *calcarea carbonica* X,vi, répétée au bout de deux jours, amenèrent un prompt rétablissement. Les yeux ont recouvré toutes leurs facultés, et les gonflements glandulaires ont entièrement disparu.

VINGT-CINQUIÈME OBSERVATION. — Un garçon de onze ans, ayant eu jusqu'alors une santé florissante.

Tableau de la maladie. — Fièvre violente, avec forte chaleur ; maux de tête ; maux de gorge ; pouls très fréquent et dur ; soif vive ; langue sèche ; urines rouges ; maux de ventre.

Traitement. — *Aconitum* IV,VI, toutes les six heures.

Le lendemain, même état ; seulement toute la surface du corps est recouverte d'une éruption miliaire.

Pulsatilla IV,VI, matin et soir.

La fièvre cesse, l'éruption persiste.

Pulsatilla IV,VI, répétée soir et matin.

L'éruption est moins rouge et disparaît le troisième jour.

Le malade est bien portant, sauf une toux sèche.

Hepar sulphuris IV,VI, matin et soir, dissipe la toux.

La guérison est complète le sixième jour.

VINGT-SIXIÈME OBSERVATION. — Un enfant de dix-huit mois, d'une constitution faible, éprouva, par suite de la dentition, de fortes convulsions.

Tableau de la maladie. — Resserrement des mâchoires ; difficulté de respirer ; toux sèche ; constipation ; insomnie avec jactitation et hauts cris ; corps chaud au toucher ; pouls accéléré au point qu'il est impossible de compter les pulsations

Traitement. — *Belladona* X,II, trois fois par jour, pendant trois jours , dissipe ces symptômes.

VINGT-SEPTIÈME OBSERVATION. — Un garçon de onze ans fut pris de maux de tête, de toux, d'une chaleur élevée du corps avec pouls fréquent, dur ; soif vive.

Traitement. — *Aconitum* VI,VIII, soir et matin.

Le lendemain, éruption miliaire.

Aconitum répété trois fois par jour et le lendemain.

Le troisième jour, la fièvre et l'éruption ont disparu, l'appétit s'est rétabli et la guérison s'est faite.

VINGT-HUITIÈME OBSERVATION. — Une petite fille de dix ans s'était fracturé le cubitus à deux pouces au-dessous du coude.

Traitement. — Je réduis les fragments, j'applique un bandage compressif, je fais faire sur le membre fracturé des applications tièdes de *tinctura arnica*, 4 grammes pour 250 grammes d'eau, et je prescris à l'intérieur *arnica* IV, VIII, soir et matin.

Les douleurs diminuent, il ne se déclare pas de fièvre.

La guérison s'obtint au bout de dix jours.

VINGT-NEUVIÈME OBSERVATION. — M. L..., âgé de vingt-deux ans, d'une stature élevée, robuste, d'une heureuse conformation, issu de parents sains, était sujet parfois à des digestions laborieuses, occasionnées par des écarts de régime, et guéries à plusieurs reprises par l'homœopathie et par l'allopathie.

Au printemps de l'année 1840, M. L... fut atteint d'une fièvre rhumatismale qui sévissait alors à Milan et qui prit promptement un caractère nerveux. Les médecins lui avaient donné le nom de *typhus abdominal* (?).

Tableau de la maladie. — Tête entreprise ; pas de douleur ; pesanteurs dans les membres ; faiblesse excessive ; somnolence ; taciturnité ; inappétence ; sécheresse de la bouche ; langue chargée d'un enduit blanc ; soif presque nulle ; petite toux sèche sans douleur de poitrine, mais compliquée d'une légère dyspnée ; météorisme ; légères pesanteurs d'estomac ; urines peu abondantes et décolorées ; selles rares et dures ; peau chaude, mais sèche; pouls petit, tendu et fréquent.

Traitement. — Dans les cas nombreux qui se présentaient à mon observation, j'avais obtenu une foule de
guérisons avec *acidum muriaticum* IV,viii, *belladona*,
bryonia X,vi, *phosphori acidum* III, *hyoscyamus* IV, *china*
IV,vi, *nux vomica* X,viii, *pulsatilla*, *clematis erecta*,
mezereum, *gratiola* IV,viii, *tartarus stibiatus* II, eu égard
à l'âge, à la constitution, au tempérament et au genre
de vie du malade.

La convalescence commença ordinairement le septième, neuvième et quatorzième jour, avec des sueurs
générales abondantes, qui duraient douze heures, et
même plus.

Les médicaments employés dans le cas présent déterminèrent à plusieurs reprises différentes la rémission de tous les symptômes; le pouls devint mou et
presque normal, la peau moite, mais les sueurs ne se
déclaraient jamais.

Le lendemain, je trouvai toujours la peau sèche, le
bas-ventre météorisé, la tête entreprise, le pouls petit,
fréquent et dur. J'administrai alors, suivant l'indication fournie par les symptômes, *helleborus niger*, IV,vi,
prunus spinosa IV,viii.

Cet état se prolongea pendant vingt-six jours; le
vingt-septième jour, enfin, le pouls devint mou, la tête
libre, la peau se recouvrit de gouttes de sueurs, symptômes qui annonçaient le commencement de la convalescence. Mais le lendemain, à ma grande surprise, le
malade avait perdu connaissance; le pouls était imperceptible, la respiration suspirieuse, les mains et les
pieds froids, la peau rude et sèche, le ventre météorisé

outre mesure : la mort survint dans le courant de la journée.

J'appris plus tard que, malgré ma défense formelle, le malade, après chaque transpiration, avait changé de linge, et même plusieurs fois de lit, et qu'il avait marché nu-pieds sur un parquet carrelé après la dernière sueur critique. C'est à cette seule cause que j'attribue la terminaison fatale.

TRENTIÈME OBSERVATION. — Comte C..., âgé de près de quarante ans, d'une constitution robuste.

Tableau de la maladie. — Face très rouge ; yeux larmoyants et saillants hors des orbites ; sécheresse du nez et de la bouche ; langue sèche, chargée d'un enduit blanc, épais ; céphalalgie lancinante à la région du front ; douleurs lancinantes à la gorge en avalant ; petite toux avec oppression de poitrine ; pesanteurs d'estomac ; souplesse du bas-ventre ; urines peu abondantes et d'un rouge vif ; constipation depuis deux jours ; chaleur générale ; peau sèche ; pouls fréquent et dur ; soif vive ; inappétence. Diagnostic : fièvre gastrique inflammatoire.

Traitement. — *Aconitum* VI, gtt. 1/2, matin et soir.

Le lendemain, pas de changement.

Aconitum est répété.

Le lendemain, la chaleur, la soif, en général les symptômes inflammatoires, ont considérablement diminué, sauf le symptôme de la langue, les pesanteurs d'estomac, et la céphalalgie, qui est devenue pressive.

Le matin, *antimonium crudum*, X, gtt. 1/2, répété le soir.

La nuit a été bonne, la langue est un peu plus nette,

les pesanteurs d'estomac et les maux de tête persistent ; selle difficile ; les urines coulent avec plus d'abondance.

Je suspends toute médication.

Le soir, même état.

Le lendemain matin, *nux vomica* X,VIII.

La nuit a été calme, il y a eu une selle ; les maux de tête n'ont pas cessé, pas plus que les pesanteurs d'estomac, qui s'étendent même jusqu'à l'ombilic.

Même état le soir ; le malade ne prend pas de médicament.

Le lendemain matin, le malade a bien dormi, les maux de tête ont diminué, la pression persiste toujours au bas-ventre, ainsi que l'enduit blanc de la langue ; toutes les autres fonctions s'opèrent avec régularité.

Le malade avait beaucoup souffert antérieurement d'une affection vermineuse ; il prétend éprouver actuellement dans le bas-ventre la même sensation qu'alors.

Filix mas IV, gtt. 1/2, matin et soir.

Le jour suivant, la pesanteur au bas-ventre a disparu ; la langue est nette ; selle accompagnée de mucosités abondantes, sans la moindre trace de vers ; l'appétit même est revenu.

Le lendemain, le malade est gai et bien portant, si ce n'est un malaise qui se fait sentir dans le bas-ventre.

Sepia X, gtt. 1/2, achève la guérison.

Trente et unième observation.—Un jeune homme de quinze ans se plaint d'une chaleur excessive du corps, de céphalalgie violente, de toux.

Tableau de la maladie. — Face rouge ; ardeur générale ; maux de tête et de gorge ; toux sèche ; respiration courte; pouls dur et fréquent; soif vive; urines rouges; constipation.

Traitement. — *Aconitum* VI,viii, trois doses, une toutes les six heures.

Le lendemain, pas de changement; des taches rouges apparaissent sur la peau.

Même prescription.

Le jour suivant, la céphalalgie, les maux de gorge et la fièvre ont diminué d'intensité; une éruption morbilleuse recouvre tout le corps.

Pulsatilla IV,iii, matin et soir.

Le lendemain, l'éruption a pris une teinte rouge vif; le malade est bien portant, du reste.

Le jour suivant, les taches sont moins rouges.

La guérison arrive le sixième jour.

Trente-deuxième observation. — Monsieur V..., âgé de dix-sept ans, bien conformé.

Tableau de la maladie. — Affaiblissement général; face pâle; yeux ternes; bouche et langue sèches, celle-ci recouverte d'un enduit blanc; respiration courte; pesanteur à l'estomac; ventre rétracté et dur; urines et selles supprimées; peau sèche; mains et pieds froids.

Pronostic grave.

Traitement. — *Bryonia* X,vi, soir et matin, reste sans effet.

Le lendemain, *acidum muriaticum* IV, gtt. 1/2, matin et soir.

Le jour suivant, la pesanteur à l'estomac est moindre; les mains et les pieds ne sont plus froids; selle dure; urines pâles; peau toujours sèche.

Même prescription.

Le lendemain, amélioration surprenante; la peau est moite, le bas-ventre souple, les yeux plus brillants, la langue humide, seulement recouverte de mucosités visqueuses; la respiration est libre, le pouls s'est relevé, il est moins dur; évacuation alvine; les urines sont encore pâles.

Pas de médicament.

Le lendemain matin, le malade est gai, il a de l'appétit.

L'après-midi, légers frissons suivis de chaleur et d'une grande faiblesse.

China IV,vi, soir et matin.

Le matin, amélioration : le malade est gai, il a de l'appétit et toutes les fonctions se font régulièrement. Cet état se maintient pendant trois jours.

Le quatrième jour, l'après-midi, retour des frissons suivis de chaleur, nuit agitée.

Trois doses de *china* IV, une toutes les six heures, amènent une amélioration qui dure deux jours; mais le lendemain l'état a complétement changé : face décomposée, nez allongé, yeux ternes, lèvres décolorées, corps froid, pouls imperceptible, bas-ventre météorisé et dur. J'attribuai la cause de ces symptômes à la masturbation à laquelle le sujet s'était livré la veille et pour laquelle il avait, depuis quelques années, un penchant irrésistible.

China IV,iv, est répété de trois heures en trois heures, tous les deux jours.

Platina VIII, pris le soir et alterné tous les deux jours avec *china* IV,iv, le matin, produit la guérison au bout de douze jours. Il ne reste que le penchant à la masturbation ; je conseille au malade de prendre *platina* chaque fois que l'excitation se fait trop vivement sentir. — Guérison.

TRENTE-TROISIÈME OBSERVATION. — Jeune fille de neuf ans, d'une constitution scrofuleuse, atteinte d'ophthalmie.

Tableau de la maladie.—Paupières gonflées, rouges sur les bords, fermées ; photophobie ; globe de l'œil rouge ; cornée recouverte de mucosités ; larmoiement abondant ; nez gonflé ; ailes du nez dures ; lèvre supérieure tuméfiée ; glandes dures au cou, de la grosseur d'une fève ; respiration libre avec petite toux ; bas-ventre météorisé, dur ; urines décolorées ; selles rares, difficiles ; peau sèche ; pouls très fréquent et petit ; peu de soif ; inappétence ; agitation et anxiété.

Traitement. — *Belladona* X,IV. matin et soir, répétée le lendemain.

Deux jours après, *hepar sulphuris* IV,VI, matin et soir.

Deux jours après, *sulphur* II,VI, le matin.

Deux jours après, *calcarea carbonica* X,VIII, répété au bout de trois jours.

Quatre jours après, *sepia*.

Quatre jours après, *graphites* X,IV.

L'amélioration fait des progrès sensibles : l'ophthalmie était guérie dans l'espace de vingt-quatre heures, et les glandes indurées étaient à peine perceptibles au toucher. L'enfant se rétablit, et la maladie n'a pas récidivé depuis quatre ans.

TRENTE-QUATRIÈME OBSERVATION. — La baronne H...., âgée de près de quarante ans, mère de trois enfants, d'une constitution faible et d'un tempérament nerveux, après avoir souffert antérieurement de maux de nerfs, fut prise de douleurs violentes dans le côté droit de la face, et les supporta pendant trois jours.

Traitement. — Le quatrième jour, *taraxacum* II, gtt. 1/2, à midi et le soir.

Le lendemain, la gaieté était revenue et toute espèce de douleur avait disparu.

Je donnai une nouvelle dose de *taraxacum*.

Plusieurs mois se sont écoulés depuis, sans que la maladie ait récidivé. Madame H... est bien portante, et les règles ne sont plus accompagnées, comme avant la guérison, de maux de tête violents.

TRENTE - CINQUIÈME OBSERVATION. — Monsieur B..., jeune homme de dix-sept ans, d'une heureuse conformation, né d'une mère saine, mais d'un père scrofuleux, s'était toujours bien porté lorsqu'il tomba malade subitement.

Tableau de la maladie. — Grande faiblesse; face rouge; tête chaude, ainsi que le corps, qui est recouvert de gouttes de sueur; yeux brillants, impossibilité de distinguer les objets; sécheresse du nez, de la langue et de la bouche; respiration courte, thorax immobile; rétraction du bas-ventre; constipation; urines rares et épaisses, ressemblant à de la levure; pouls fréquent et très dur; pesanteur au foie et à l'estomac.

Traitement. — *Aconitum* VI, VIII, toutes les six heures.

La nuit a été mauvaise; pas de changement le jour suivant.

Même prescription.

Le lendemain, face plus pâle, langue et bouche plus

humides, pouls moins dur et moins fréquent, respiration plus profonde, urines plus fréquentes et plus
claires; une selle. Le malade se plaint de douleurs
brûlantes vives à la gorge; le palais et les amygdales
sont le siége d'une forte inflammation.

Mercurius solubilis IV,vi, soir et matin, pendant deux
jours.

Rémission de tous les symptômes; l'agitation a cessé,
toutes les fonctions se font avec régularité.

Le jeune homme se porte bien; il se lève et discontinue l'usage du médicament.

Quatre jours après, les maux de tête se déclarent de
nouveau, le pouls est fébrile, toute la peau est rouge,
comme si une éruption allait se déclarer.

Pulsatilla IV.

Le jour suivant tous les symptômes ont disparu et
la guérison ne tarde pas à se faire.

TRENTE - SIXIÈME OBSERVATION. — Monsieur F..., âgé
de dix-huit ans, d'une stature élevée, avec une poitrine
étroite et déprimée, bien portant du reste, avait ressenti
quelques années auparavant des douleurs de poitrine,
et notamment un point de côté violent à gauche. Bien
que des applications réitérées de sangsues sur le point
malade l'eussent guéri, il ne pouvait pas rester couché
sur ce côté. Les douleurs de poitrine s'étaient reproduites avec une grande intensité.

Tableau de la maladie. — Face rouge; front brûlant;
yeux brillants et proéminents; nez sec; langue chargée
d'un enduit blanc jaunâtre, épais; lèvres tuméfiées,
rouges et gercées; déglutition difficile; respiration
très courte, suspirieuse et gémissante; petite toux

sèche ; douleur lancinante dans le côté gauche de la poitrine ; douleur pressive dans le côté droit, s'étendant jusqu'à l'estomac ; bas-ventre non augmenté de volume, mais dur et douloureux au toucher ; décubitus dorsal avec tête très basse ; sueur chaude, visqueuse, sur toute la surface du corps ; pouls fréquent et dur ; soif vive ; constipation ; urines rares, épaisses, ressemblant à une infusion de rhubarbe ou à de la levure, et déposant un sédiment abondant. Le malade ne peut même pas avaler un potage.

Diagnostic : Inflammation des poumons et du foie, compliquée d'un état gastrique.

Pronostic grave.

Traitement. — Limonade pour boisson. *Aconitum* VI, gtt. 1, dans eau distillée 90 gram., une cuillerée toutes les trois heures.

Le lendemain, pas de changement.

Même prescription.

Le troisième jour, tous les symptômes persistent au même degré, seulement le pouls est un peu moins dur.

Même prescription.

Le soir, lavement composé de lait et d'eau, parties égales. Une selle jaunâtre avant minuit.

Le quatrième jour, même état ; le pouls est petit et fréquent.

Pour prévenir le passage à l'état nerveux, je prescris *bryonia* X, gtt. 1/2, dans eau distillée 60 gram., à prendre par cuillerée toutes les six heures.

La première dose produit beaucoup d'excitation ; la respiration devient plus difficile, les lancinations dans

le côté gauche et la pression dans le côté droit sont
insupportables.

Mercurius solubilis IV, gtt. 1, dans eau distillée
90 gram., une cuillerée toutes les trois heures.

Le cinquième jour, le matin, le malade éprouve un
certain bien-être ; le pouls est normal, la peau moite
sans sueur visqueuse ; il y a une selle pendant la nuit.
Il prend avec plaisir un potage ; les urines sont encore
jaunes, mais claires ; la langue est encore un peu recouverte de mucosités ; la pesanteur à la poitrine et à
l'estomac a disparu ; toux violente accompagnée de
l'expectoration de mucosités sanguinolentes, difficile
à cause du point de côté.

Applications tièdes d'une infusion de *feuilles de guimauve* et de *bouillon-blanc* sur l'endroit affecté ; *mercurius solubilis* est répété.

Sixième jour, le matin. Le malade a passé une bonne
nuit ; il se trouve bien et prend un potage. La toux persiste, ainsi que le point de côté.

Je fais répéter les fomentations et *mercurius solubilis.*

Septième jour, le matin. Nuit tranquille ; toux sans
douleur de temps à autre ; une selle ; urines claires,
jaune pâle, sans sédiment ; appétit ; état général satisfaisant.

Pas de prescription ; alimentation légère.

Huitième jour. L'amélioration a fait des progrès notables : le malade peut rester levé pendant quelques
heures ; toutefois il se sent très faible.

China IV, matin et soir, administré pendant quatre
jours, achève la guérison.

TRENTE-SEPTIÈME OBSERVATION. — Madame L..., âgée

de quarante et quelques années, d'une constitution robuste, d'un tempérament sanguin, mère de plusieurs
enfants.

Tableau de la maladie. — Céphalalgie ; langue chargée d'un enduit blanc ; inappétence ; soif vive ; pression
obtuse dans la région du foie ; selles rares, dures ;
urines jaunes ; fièvre le soir avec agitation nocturne et
sueurs vers le matin ; grande lassitude ; pouls dur,
plein.

Traitement. — *Bryonia* X,VIII, le matin, répétée le
lendemain, puis *magnesia muriatica* VI, gtt. 1/2 ; le surlendemain, le matin, *aurum* IV, gtt. 1/2, répété pendant
deux jours.

Guérison complète ; point de récidive.

TRENTE-HUITIÈME OBSERVATION. — Garçon de six ans,
robuste et bien portant jusqu'alors.

Tableau de la maladie. — Chaleur générale ; pouls fréquent, dur ; lassitude ; soif intense, et surtout douleur
au genou gauche, qui est rouge et gonflé.

Traitement. — *Aconitum* VI,VI, matin et soir, suivi
de *belladona* X, le matin pendant trois jours, détermine
une guérison rapide.

TRENTE - NEUVIÈME OBSERVATION. — Servante âgée de
vingt et quelques années, bien constituée.

Tableau de la maladie. — Face rouge ; céphalalgie
lancinante vive ; sécheresse du nez et de la bouche ;
langue chargée d'un enduit blanc ; mal de gorge ; toux
sèche ; chaleur par tout le corps ; peau recouverte de
sueur un peu chaude ; pouls fréquent et dur ; soif vive ;
urines rouges ; constipation depuis trois jours.

Traitement. — *Aconitum* VI, gtt. 1/2, matin et soir.

Une forte sueur se déclare la nuit; le matin, rémission de tous les symptômes.

Même prescription.

Le jour et la nuit suivants, sueurs abondantes; le lendemain matin, pas de fièvre; les urines de la nuit précédente sont décolorées; une selle. La malade se lève et se trouve bien.

Guérison durable.

QUARANTIÈME OBSERVATION. — Garçon de sept ans, grêle, faible.

Tableau de la maladie. — Face pâle; respiration courte avec une petite toux sèche; quelques glandes indurées au cou; bas-ventre ballonné et dur; urines fréquentes, pâles; selles dures, en morceaux légèrement recouverts de mucosités blanches; température basse du corps; nausées et envies de vomir; pouls petit, plus de 100 pulsations par minute.

Traitement. — *China* IV, VIII, matin et soir, procure un peu de calme pour la nuit, mais le lendemain il n'y a pas de changement.

Même prescription.

Le lendemain, teinte plus naturelle de la peau; toux moindre; bas-ventre souple; urines jaunâtres; deux selles molles, sans mucosités; température élevée du corps; plus de nausées ni d'envies de vomir; pouls relevé, ne donnant plus que 90 pulsations par minute.

Pas de prescription.

Le lendemain, le malade se trouve bien, seulement les glandes restent indurées.

Mercurius solubilis IV; le jour suivant, *belladona*, et, au bout du même temps, *conium maculatum* X; quarante-huit heures après, *sulphur* II,v111, et, dans le même intervalle, *calcarea carbonica* X,v111, dissipent ce symptôme, et le rétablissement ne se fait pas attendre.

QUARANTE ET UNIÈME OBSERVATION.—Jeune homme de quatorze ans, d'une constitution faible et d'une humeur gaie.

Tableau de la maladie. — Face pâle, portant l'expression de la gaieté; pas de fièvre; faiblesse générale; appétit bon, mais toutes les vingt-quatre heures dix à douze selles aqueuses mêlées d'aliments non digérés, et précédées chaque fois de légères tranchées.

Traitement. — *Rheum* IV,v111, toutes les six heures, répété quatre fois, reste sans effet.

Le second jour, *colocynthis* X,vi, matin et soir, ne produit aucun résultat.

Le troisième jour, *calcarea acetica* II, gtt. 1/2, matin et soir, arrête la diarrhée et amène la guérison.

QUARANTE-DEUXIÈME OBSERVATION. — Mademoiselle B..., âgée de vingt-quatre ans.

Tableau de la maladie. —Affaiblissement général; face pâle; température basse du corps; pouls petit et très fréquent; indifférence pour toute chose; disposition à pleurer; crainte de la mort; inappétence; urines aqueuses; selles régulières; menstruation peu abondante, paraissant à des époques indéterminées et ne durant que vingt-quatre heures.

Traitement. — *Belladona* X,v111, le matin, répétée le lendemain.

Le pouls se ranime, le corps devient plus chaud, le moral se relève, l'appétit revient.

Argentum foliatum, *china* IV,VIII, pris à vingt-quatre heures d'intervalle, pendant huit jours, le matin, complètent la guérison. Mademoiselle B... a perdu son teint pâle, et les règles sont régulières depuis ce temps.

QUARANTE - TROISIÈME OBSERVATION. — Madame R..., âgée de vingt et quelques années, venait d'accoucher de son troisième enfant.

Tableau de la maladie. — Ventre ballonné, douloureux au toucher; lochies supprimées; mains et pieds froids; pouls à peine perceptible; défaillances avec perte complète de connaissance; ardeur brûlante du ventre.

Traitement. — *Aconitum* VI, gtt. 1, dans 90 grammes d'eau distillée, une cuillerée toutes les deux heures.

Après la troisième dose, le pouls est perceptible, les mains et les pieds sont chauds.

Même prescription.

Une sueur abondante se déclare la nuit; le lendemain, il n'y a plus ni défaillances ni perte de connaissance, le ventre est plus souple, les urines sont rouges, mais elles coulent avec abondance.

Aconitum est répété toutes les six heures.

Le lendemain, la malade a eu quelques heures de sommeil; le ventre est souple et moins douloureux, les sueurs copieuses ont persisté toute la nuit, les lochies ont reparu.

Pulsatilla IV, le matin.

Le lendemain, le ventre est très souple, les selles et les lochies se sont rétablies.

Pas de médicament.

Le jour suivant, pouls grand et dur, oppression de poitrine, gonflement des seins.

Aconitum VI, gtt. 1/2, matin et soir.

Le lendemain, le pouls est normal, les seins sont moins durs, il en sort une grande quantité de lait.

Guérison parfaite et durable au bout de peu de temps, sans le secours d'autres remèdes.

QUARANTE-QUATRIÈME OBSERVATION. — Madame G..., jeune femme nouvellement mariée, d'une constitution forte, fut prise d'un mal de gorge à la suite d'un refroidissement.

Tableau de la maladie. —Face rouge; yeux larmoyants; douleurs pongitives à la gorge; palais rouge; amygdales et glandes sus-maxillaires gonflées; déglutition impossible; peau sèche; pouls fréquent et dur. Pas d'accidents spasmodiques.

Traitement. — *Aconitum* VI, gtt. 1/2, matin et soir.

Le second jour, déglutition moins difficile; la malade peut prendre un potage.

Mercurius solubilis IV, vi, matin et soir.

Troisième jour. La nuit a été calme; le pouls est moins fréquent, la déglutition plus facile.

Mercurius est répété matin et soir.

Quatrième jour. La malade se porte bien, elle peut se lever.

Pas de médicament.

Cinquième jour. Tous les phénomènes morbides ont disparu, sauf une légère gêne de la déglutition; provenant de l'abaissement de la luette et d'un gonflement des amygdales, toutefois sans inflammation.

Kali carbonicum IV, viii, administré le matin, pendant deux jours, achève la guérison.

QUARANTE - CINQUIÈME OBSERVATION. — La baronne
C..., âgée de vingt-six ans, robuste, ayant constamment joui d'une bonne santé, mère d'un enfant,
éprouva, à la suite d'un refroidissement, des maux de
tête violents et des maux de gorge.

Tableau de la maladie. — Grande agitation ; jactitation ; face rouge ; yeux brillants et saillants hors des
orbites ; céphalalgie lancinante vive ; sécheresse du nez,
des lèvres et de la langue, celle-ci recouverte d'un enduit blanc ; soif vive avec difficulté d'avaler ; respiration courte ; urines rouges et abondantes ; constipation
depuis deux jours ; peau brûlante, sèche ; pouls très
fréquent et très dur.

Traitement. — *Aconitum* VI, gtt. 1/2, matin et soir.

Deuxième jour. La nuit a été agitée ; même état.

Troisième jour. Nuit plus calme ; sueurs abondantes ;
mieux notable, mais la déglutition continue à être difficile. La malade prend un potage avec plaisir.

Mercurius solubilis IV,VI, matin et soir.

Quatrième jour. La gaieté et l'appétit sont revenus ;
la malade se lève et la guérison est complète.

QUARANTE-SIXIÈME OBSERVATION. — Un enfant dont la
mère était hystérique et le père atteint d'une affection
herpétique, vint au monde avec une tête volumineuse.
Il se porta bien pendant plusieurs mois, mais le volume de la tête augmentait toujours, la poitrine était
portée en avant, la respiration courte, les digestions
bonnes ; enfin, dans le courant du sixième mois, il survint une toux sèche avec péril de suffocation.

Quatre doses de *spongia* X,III, une toutes les six
heures, écartèrent bientôt ce symptôme ; la toux revint

plusieurs fois les mois suivants, et céda toujours très vite à ce remède.

Cependant les fontanelles ne se fermaient pas, et la grosseur de la tête augmenta ; il survint un gonflement des vertèbres dorsales et des extrémités des os du bras et du pied.

A l'âge de huit mois, le travail de la dentition commença et se compliqua de convulsions violentes.

Belladona X,ıı, matin et soir, détermina l'éruption des dents incisives.

Successivement, *conium maculatum* X,vı, le matin ; au bout de trois jours, *hepar sulphuris* IV,vı, le matin ; après deux jours, *belladona* X,ıv, le matin ; après trois jours, *assa fœtida* IV,vı, le matin ; après trois jours, *calcarea carbonica* X,vı, le matin ; après six jours, *belladona*, le matin ; après six jours, *conium maculatum*, le matin ; après six jours, *silicea* X,vı, le matin.

Les bons effets produits par ces médicaments me déterminèrent à en cesser l'usage ; les fontanelles s'étaient fermées, la tête avait repris son volume normal, le gonflement des vertèbres et des os du bras et du pied avait disparu ; les autres dents percèrent sans douleur. Une toux qui survint à plusieurs reprises fut dissipée avec beaucoup de facilité et de promptitude par deux ou trois doses d'*aconitum* VI. L'enfant devint fort et bien portant.

A l'âge de trois ans, il fut atteint du croup, qui sévissait à cette époque dans le pays ; je fus appelé trop tard, il succomba le quatrième jour de la maladie.

QUARANTE-SEPTIÈME OBSERVATION. — Jeune homme de dix-sept ans.

Tableau de la maladie. — Grande pâleur ; corps bien conformé ; cou gros ; gonflement et induration de la glande thyroïde ; difficulté de respirer ; perte de la voix et palpitations très fortes.

Traitement. — *Aconitum, sulphur, clematis, hepar sulphuris, belladona, conium maculatum* X, à la dose de quelques globules, n'agirent que comme palliatifs ; la glande indurée augmenta en étendue, les palpitations devinrent plus vives, perceptibles à l'ouïe et à la vue.

Spiritus sulphuratus X,vi, administré matin et soir pendant trois semaines, amena une guérison complète.

QUARANTE-HUITIÈME OBSERVATION. — Jeune demoiselle.

Tableau de la maladie. — Toux accompagnée de fièvre, face rouge ainsi que toute la surface du corps ; maux de tête à la région frontale ; soif ardente.

Traitement. — *Aconitum* VI,vi, à midi, le soir et le matin.

Le lendemain, la malade est gaie, la peau moins rouge ; pas de fièvre ; la langue reste chargée d'un enduit blanc.

Le second jour, une dose de *pulsatilla* IV,viii, remédie à cet état et détermine la guérison.

QUARANTE-NEUVIÈME OBSERVATION. — Mademoiselle S..., âgée de vingt ans.

Tableau de la maladie. — Toux ; oppression de poitrine ; fièvre ; soif vive ; teinte rouge de la peau.

Traitement. — Trois doses d'*aconitum* VI, gtt. 1/2, suivies le lendemain de *pulsatilla* IV,viii, font disparaître complétement ces symptômes.

CINQUANTIÈME OBSERVATION. — Le duc L..., âgé de vingt-deux ans, était sujet à un gonflement héréditaire de la rate avec humeur hypochondriaque, pour lequel il avait déjà suivi, à plusieurs reprises, et avec succès, le traitement homœopathique. Étant à la campagne, il éprouva des maux de tête, de l'oppression de poitrine, de la toux; il revint à Milan pour me consulter.

Tableau de la maladie. — Fièvre; pouls très dur; tête chaude au toucher; peau sèche; langue chargée d'un enduit blanc; constipation; urines rouges, peu abondantes; lassitudes.

Traitement. — *Aconitum* VI, gtt. 1/2, le soir.

La nuit a été agitée; le lendemain, la peau est moite; les paupières sont gonflées et difficiles à écarter; les joues et toute la face rouges et gonflées; tout le corps recouvert d'une éruption urticaire.

Pulsatilla IV, VIII, matin et soir.

La nuit a été plus tranquille; il se fait une selle le lendemain; les urines sont abondantes, mais rouges et épaisses; l'éruption est d'un rouge vif.

Pulsatilla répétée matin et soir.

Troisième jour. L'éruption est moins rouge, toutes les fonctions sont régulières.

Quatrième jour. État satisfaisant; l'éruption a presque entièrement disparu; la desquamation de la peau se fait dans plusieurs endroits.

Cinquième jour. Guérison parfaite.

CINQUANTE ET UNIÈME OBSERVATION. — Le comte B..., âgé de dix-huit ans, d'une constitution faible, d'une taille bien proportionnée.

Tableau de la maladie. — Toux ; oppression de poitrine ; maux de tête ; forte chaleur du corps ; pouls très
fréquent ; soif vive ; constipation ; urines peu abondantes et rouges ; langue chargée d'un enduit blanc ;
peau rouge, couverte d'une éruption miliaire.

Traitement. — Quatre doses d'*aconitum* VI,viii, une
toutes les six heures.

Deuxième jour, *pulsatilla* IV, matin et soir, répétée
le troisième jour.

La peau devient pâle, la langue nette, l'appétit revient.

Cinquième jour. Guérison.

Cinquante-deuxième observation. — Madame P...,
âgée de trente et quelques années, robuste, bien portante, mère de deux enfants, fut prise tout à coup, le
soir, de chaleur, de maux de tête, de lassitude générale ;
la nuit fut très agitée.

Tableau de la maladie. — Forte chaleur de la peau ;
douleurs de tête brûlantes, vives ; langue chargée d'un
enduit blanc ; pouls dur, très fréquent ; éruption miliaire sur tout le corps.

Traitement. — Quatre doses d'*aconitum* VI,viii, une
toutes les six heures.

Le lendemain, *pulsatilla* IV,viii, matin et soir.

Quatrième jour. Guérison.

Cinquante-troisième observation. — Madame F...,
âgée de trente et quelques années, d'une forte taille,
bien réglée, n'ayant jamais eu d'enfant, avait plusieurs
fois ressenti au foie des douleurs qui avaient disparu
promptement. Elle jouissait depuis d'une santé parfaite, sauf une attaque de choléra asiatique dont elle

avait été guérie dans l'espace de trois jours par la méthode homœopathique.

Au printemps de 1841, elle me consulta pour un gonflement considérable du sein droit. Elle en attribuait la cause à un coup qu'elle s'était donné contre une chaise, sans toutefois en avoir éprouvé de douleur. Il s'était formé au-dessus du mamelon une tumeur dure, inégale, d'environ quatre pouces de circonférence, qui devint le siége de douleurs semblables à celles que provoquerait une épingle enfoncée dans les chairs ; les glandes axillaires se gonflèrent, la face prit une teinte jaune paille ; enfin une saillie verruciforme, rugueuse, très douloureuse et légèrement suintante, se développa sur cette tumeur. Le squirrhe allait évidemment passer à l'état de carcinôme.

La fièvre qui se déclara le soir, la crainte, l'abattement, augmentèrent les souffrances à un haut degré.

Traitement. — Diète absolue. *Hepar sulphuris* IV, gtt. 1/2, matin et soir, discontinué pendant deux jours.

Conium maculatum IV, gtt. 1/2, matin et soir.

Les douleurs lancinantes diminuent, la tumeur s'aplatit, le gonflement des glandes axillaires est moindre.

Conium maculatum, répété tous les trois jours le matin, produit des effets surprenants ; la gaieté revient, la face reprend sa teinte normale, et le squirrhe a disparu.

Madame F... n'a pas cessé de se bien porter pendant les quatre mois suivants.

CINQUANTE-QUATRIÈME OBSERVATION. — Le baron G..., âgé de trente ans, jouissant d'une excellente santé, éprouva subitement, après un déjeuner copieux, de l'oppression de poitrine avec lancinations violentes dans le côté droit.

Tableau de la maladie. — Vertige; visage vultueux; respiration courte et accélérée; élancements vifs dans le côté droit de la poitrine au-dessous des deuxième, troisième et quatrième côtes; pouls à peine perceptible; mains et pieds froids; immobilité complète.

Traitement. — *Aconitum* VI, gtt. 1, dans 90 grammes d'eau distillée, une cuillerée toutes les deux heures.

Deux heures après, le pouls est plus fort, les mains et les pieds sont légèrement chauds.

Même médicament toutes les heures.

Au bout de trois heures, la face est plus pâle, le vertige a diminué, le pouls s'est relevé, les mains et les pieds sont réchauffés.

Même médicament toutes les deux heures.

Le lendemain matin, les élancements dans le côté droit de la poitrine ont tout à fait cessé; le malade peut faire quelques mouvements et se coucher sur l'un et l'autre côté; seulement le pouls est toujours accéléré et tendu; la langue est blanche, chargée d'un enduit blanc, épais; l'appétit nul.

Pulsatilla IV, viii, remédie à ces symptômes.

Le jour suivant, la langue est nette, le pouls régulier, l'appétit bon, et le malade se trouve guéri.

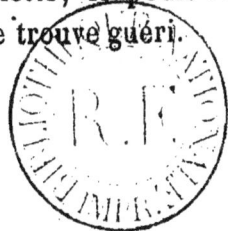

FIN.

TABLE DES MATIÈRES.

OPUSCULES DE HAHNEMANN.

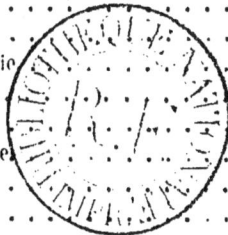

ÉTUDES CLINIQUES PAR LE DOCTEUR HARTUNG.

FIN DE LA TABLE DES MATIÈRES.

www.ingramcontent.com/pod-product-compliance
Lightning Source LLC
Chambersburg PA
CBHW060916220326
41599CB00020B/2988